体外诊断产品研发与评价
专家共识Ⅲ

总主编　丛玉隆　童明庆
主　编　董志宁　等

科学出版社
北　京

内 容 简 介

本书系“体外诊断产品研发与评价专家共识”的第三个分册，内容包括“体外诊断试验的干扰与干扰物质”“体外诊断试验的参考区间与医学决定水平”“体外诊断试剂的稳定性评价”“体外诊断产品的临床试验及其结果评价”四部分；结合国内外的相关法规和文献，系统介绍了体外诊断产品研发和评价的相关理论与实践，具有多维度的行业指导性。

本共识由多年奋战在检验医学临床一线的资深专家和来自企业研发一线的专家及年轻学者共同编写，内容系统、翔实、实用性强，适用于体外诊断产品领域产、学、研、用、评的各个方面。

图书在版编目（CIP）数据

体外诊断产品研发与评价专家共识. Ⅲ/ 丛玉隆，童明庆主编. —北京：科学出版社，2020.7

ISBN 978-7-03-065487-8

Ⅰ. ①体… Ⅱ. ①丛… ②童… Ⅲ. ①诊断剂-研制 Ⅳ. ①R981

中国版本图书馆 CIP 数据核字（2020）第 099797 号

责任编辑：马晓伟 沈红芬 / 责任校对：张小霞
责任印制：赵 博 / 封面设计：黄华斌

科 学 出 版 社 出版
北京东黄城根北街 16 号
邮政编码：100717
http://www.sciencep.com
固安县铭成印刷有限公司印刷
科学出版社发行 各地新华书店经销
*
2020 年 7 月第 一 版 开本：720×1000 1/16
2025 年 1 月第 七 次印刷 印张：19 3/4
字数：375 000
定价：75.00 元
（如有印装质量问题，我社负责调换）

编 委 会

序　言

《体外诊断产品研发与评价专家共识》的出版是我国体外诊断（in vitro diagnosis）产业和检验医学领域的一件大事，可喜可贺！

该共识的总主编是我国检验医学界的资深专家丛玉隆教授和童明庆教授，他们曾经是中国医学装备协会检验医学分会的首届主任委员和副主任委员，是全国医用临床检验实验室和体外诊断系统标准化技术委员会（TC136）的主任委员和顾问。在学会组织的有关体外诊断产品研发与评价的学术研讨中，在TC136组织的有关体外诊断产品国家标准、行业标准的制定和审评中，他们深切体会到虽然有许多与体外诊断产品相关的规范性法规、标准、规范和指南，但由于发布这些文件的主体不同，发布时间和适用对象也不同，如何进行正确解读，避免误解和误用，是我国体外诊断产业和检验医学界一个亟待解决的问题。

2017年初，他们就开始酝酿并着手编写该共识，以期对上述问题的解决有所帮助。丛玉隆教授在《体外诊断产品研发与评价专家共识》的编写启动会上对编写工作提出了“四个一”和“六个要”：编写一部精品，发现一批人才，培养一支队伍，建立一种文化；要标准，要规范，要经典，要包容，要实用，要前瞻。共识的内容从体外诊断产品的研发立项开始，涵盖研发的过程管理，性能参数的设计与确立，质量审评与应用评价，以及上市后的再评价，囊括了体外诊断产品生命周期中的几乎所有问题。在编写过程中，他们组织检验医学领域产、学、研、用、评的各方面专家和学会的委员，开展了一系列的学习文献、领会内涵、研讨问题、达成共识的学术活动，参加的专业人员在百人以上，阅读的文献数以百计，并召开了多次大型审评会和专题研讨会。终于，他们用辛勤劳动与汗水换来的成果——《体外诊断产品研发与评价专家共识》和大家见面了，这是我国体外诊断产业迅猛发展的产物，是我国检验医学领域的一个里程碑！

希望该共识的出版能够进一步促进体外诊断产品的研发与创新，进一步促进检验医学事业的高水平发展！

中国医学装备协会理事长

赵自林

2020年4月

前　言

近十几年来，随着现代生物医学理论和技术水平的提高，我国的检验医学也获得了迅速发展。而作为检验医学赖以发展的重要基础之一，体外诊断（in vitro diagnosis，IVD）设备和试剂，也兴起了一股自主研发和生产的产业热潮。如何充分发挥国产 IVD 产品在临床诊疗中的作用，提高国产 IVD 产品的质量，使之达到国际一流水平，已经成为业内（检验系统研发人员、医学实验室工作者、临床医生、国家监管人员）普遍关注的热点问题。

要提高 IVD 产品的质量和临床效益，首先要有产品生产、使用和评价的标准、规范和指南。为此，国家药品监督管理局、卫生健康委员会及标准化管理委员会等部门均积极组织各方面的专家编写了许多有关 IVD 产品生产、使用和评价的国家标准、行业标准、规范和指南等，以期从不同角度提高 IVD 产品的质量及其在临床诊疗中的价值。同时，国际上也有许多关于 IVD 的标准和规范性文献，如国际标准化委员会（ISO）、美国临床实验室标准化协会（CLSI）及欧盟等发布的有关 IVD 的文件。这些文件或文献由于发布主体和发布时间等不同，侧重点和具体规定可能不尽相同，甚至偶尔还有不一致的情况发生。如何全面正确地解读这些文件，根据工作需要正确选择和应用有关文件，特别是防止误解和误用，是 IVD 产品研发、生产、评价和应用者迫切期望解决的实际问题。

中国医学装备协会检验医学分会是由 IVD 产品的产、学、研、用、评等各方面专家组成的学术平台，有责任在提高 IVD 产品质量和效益的工作中发挥应有的积极作用。2017 年初，检验医学分会即开始酝酿并决定组织产、学、研、用、评等各方面的专家，根据政府上述管理部门所发布的各种国家标准、行业标准、规范和指南等文件，结合 ISO、CLSI 及欧盟关于 IVD 的相关规定等文件或文献，融入工作中的经验和体会，编写一套内容完整的“体外诊断产品研发与评价专家共识”。编写组在查阅大量文献的基础上，通过学习、交流和反复研讨，力图阐明 IVD 产品研发、生产、评价和应用各个环节中的原则要求及其相关理论与实践，以期为我国 IVD 产品跻身国际一流水平添砖加瓦，为我国检验医学的发展助力加油！

本共识内容包括：IVD 产品立项与研发的过程管理，IVD 产品的各种性能参数，如准确度、精密度、线性、可报告区间、检出限、定量限、稳定性等，标准物质的制备与量值溯源（包括不确定度的计算），参考区间与决定水平，定性和定量试剂的临床试验与评价，即时即地检验（POCT），微生物检验产品的研发与评价，IVD 产品上市后的再评价等十几个部分。根据各部分的具体内容，合并为几个分册，陆续出版。将 IVD 产品研发和评价的所有相关理论与实践问题进行完整、系统的阐述，这在国内外均属首次尝试，这种尝试是伴随着我国 IVD 产业和检验医学迅速发展应运而生的。

本共识大部分的主要内容包括：共识部分、编写说明、应用实例和参考文献；共识部分根据使用者的不同而分别表述，如对于研发生产者、检验者、审评者、验证和临床使用者等均有不同要求。因此，本共识是一个多维度的共识，适用于 IVD 领域产、学、研、用、评的各个方面。

参与本共识编写的人员有多年奋战在检验医学临床一线的资深专家，也有许多知识渊博而又经验丰富的年轻学者，特别是许多来自企业研发一线的专家，他们对于 IVD 产品性能参数的设计与建立具有丰富的实战经验，他们的加盟使得本共识不仅理论叙述详尽，而且内容翔实丰满，具有鲜活的生命力和实战性。希望本共识的问世能够对我国 IVD 产业的发展和产品的临床应用有所裨益。

在本共识编写和审定过程中，检验医学分会，有关高校、医院、IVD 检验和审评部门，以及产业界的专家均给予了大力支持和指导，特别是三位统计学专家，于浩教授、赵楠博士和刘玉秀教授，他们在百忙之中对本共识中所用的统计学方法、公式和符号均逐一进行了审核和查验，在此一并表示由衷的感谢！本共识适合从事 IVD 产品研发、检验、验证、评价和使用的相关人员阅读。由于时间仓促、编者水平所限，书中错误与不足在所难免，欢迎各位同道批评指正！

丛玉隆　童明庆

2020 年 4 月

目　录

第七部分　体外诊断试验的干扰与干扰物质

1　概述……3
　1.1　目的与意义……3
　1.2　适用范围、术语及定义……3
　1.3　干扰的背景……4
　1.4　干扰物质特性……5
2　干扰的影响机制与实验判断标准……8
　2.1　干扰的影响……8
　2.2　干扰机制……8
　2.3　干扰实验的判断标准……9
3　干扰物质筛选……11
　3.1　干扰物质筛选流程……11
　3.2　实验浓度的确定……12
　3.3　干扰筛选实验……13
　3.4　干扰物质筛选的影响因素……16
4　干扰的评估方法……17
　4.1　剂量效应评价实验……17
　4.2　患者样品评价实验……20
　4.3　分析与讨论……22
　4.4　干扰消除方法……22
　4.5　干扰声明……22
5　编写说明……24
6　应用实例……25
　6.1　孕酮定量检测试剂盒（磁微粒化学发光法）……25

6.2 人类免疫缺陷病毒抗体检测试剂盒（化学发光法）……31
6.3 乙型肝炎病毒核酸检测试剂盒（荧光 PCR 法）……34
6.4 人胰岛素定量检测试剂盒（磁微粒化学发光法）……38
6.5 肌酐检测试剂盒（肌氨酸氧化酶法）……39
参考文献……43
附录……45
附录 1 常见分析物的建议实验浓度……45
附录 2 常见内源性干扰物的建议实验浓度……47
附录 3 常见药物干扰……49
附录 4 常规生化项目质量指标……51
附录 5 行业干扰标准……53

第八部分 体外诊断试验的参考区间与医学决定水平

1 概述……59
1.1 范围……60
1.2 规范性引用文件……60
1.3 术语（缩略语）的定义与解释……60
2 建立参考区间……63
2.1 总则……63
2.2 参考人群与参考个体的选择……64
2.3 样品的采集与检测……65
2.4 参考区间分析……66
2.5 参考区间报告……71
2.6 转移参考区间……72
2.7 验证参考区间……73
2.8 参考区间数据处理（举例）……75
3 确定医学决定水平……82
3.1 总则……83
3.2 确定医学决定水平研究方案需考虑的因素……83
3.3 医学决定水平研究对象选择及样本分析……84

3.4 样品采集与分析系统要求 …… 86
3.5 样品检测与数据处理 …… 87
3.6 不同方法的比较与评价 …… 93
3.7 评估医学决定水平 …… 93
4 编写说明 …… 95
4.1 编写背景与过程 …… 95
4.2 主要内容与依据 …… 95
4.3 共识与以往标准和文献的差异及其原因或依据，争议问题的讨论和建议 …… 96
5 应用实例 …… 107
5.1 间接取样法确定参考区间（适用于制造商）：糖类抗原 CA242 检测试剂盒（磁微粒化学发光法）参考区间确定 …… 107
5.2 正态分布法建立参考区间（适用于制造商）：胱抑抑素 C 检测试剂盒（胶体金法）参考区间研究报告 …… 127
5.3 大样本量参考区间转移（适用于制造商）：前列腺特异性抗原测定试剂盒（化学发光法）正常参考值确定 …… 132
5.4 参考区间验证（适用于临床实验室）：三碘甲状腺原氨酸定量检测试剂盒（磁微粒化学发光法）参考区间验证 …… 138
5.5 定量产品医学决定水平确定：ROC 曲线法确定新型糖化血红蛋白检测产品医学决定水平 …… 140
参考文献 …… 143
附录 …… 146
采样调查问卷（通用） …… 146

第九部分　体外诊断试剂的稳定性评价

1 目的 …… 151
2 范围 …… 152
3 术语与定义 …… 153
4 总则 …… 156
4.1 稳定性研究目的 …… 156
4.2 稳定性研究类型 …… 157

4.3 检测要求 …… 161
4.4 验收标准 …… 161
4.5 稳定性研究设计的选择 …… 161
4.6 研究依据 …… 163
5 研究方案 …… 164
5.1 实时稳定性研究方案 …… 164
5.2 使用稳定性研究方案 …… 167
5.3 运输稳定性研究方案 …… 169
5.4 加速稳定性研究方案 …… 170
6 应用实例 …… 175
6.1 保存期稳定性：血清淀粉样蛋白 A 检测试剂盒 …… 175
6.2 使用稳定性 …… 212
6.3 实时稳定性：抗甲状腺过氧化物酶抗体检测试剂盒（化学发光免疫分析法） …… 219
6.4 运输稳定性：生化试剂模拟运输试验 …… 223
6.5 加速稳定性：乙型肝炎病毒核酸定量检测试剂盒（PCR-荧光法） …… 226
参考文献 …… 229

第十部分　体外诊断产品的临床试验及其结果评价

1 目的 …… 233
2 范围 …… 234
3 规范性引用文件 …… 235
4 术语与定义 …… 236
5 共识 …… 242
5.1 基本原则 …… 242
5.2 临床试验设计 …… 243
5.3 临床试验质量管理 …… 256
5.4 临床试验的统计学分析 …… 262
6 编写说明与讨论 …… 277
6.1 编写说明 …… 277

6.2　讨论 …………………………………………………………………………… 278
7　应用实例 ……………………………………………………………………… 280
7.1　已有同类产品上市的临床试验数据统计分析（定量分析）………… 280
7.2　与参考方法的比较研究临床试验数据统计分析（定量分析）……… 288
7.3　与临床参考标准的比较研究临床试验数据统计分析（定性分析）… 293
参考文献 …………………………………………………………………………… 295
附录 ………………………………………………………………………………… 297
附录 1　临床试验方案的内容要求…………………………………………… 297
附录 2　临床试验小结的内容要求…………………………………………… 297
附录 3　临床试验报告的格式和内容要求…………………………………… 298

第七部分

体外诊断试验的干扰与干扰物质

1

概　述

1.1 目的与意义

干扰物质是体外诊断（in vitro diagnosis，IVD）检测系统应用过程中造成测量误差的一个主要原因，干扰实验是通过实验查找出对体外诊断测量结果产生影响的物质的过程。对临床检验中的干扰进行评估不仅是临床实验室的要求，更是对患者负责。目前，国际和国内法规及标准中明确要求，医疗器械产品说明书中关于检验程序的局限性需阐明“已知临床相关干扰物质”。生产厂商对产品的性能评价应包括干扰评价，临床实验室更需要了解产品的干扰情况。

尽管临床实验室的检测技术手段发展迅速，减弱或消除干扰物的技术也层出不穷，但假阴性或假阳性结果依旧存在，给患者的治疗带来了不利影响。同时随着分析技术发展而出现新的干扰物，如近年发现的生物素干扰，以及检测样品组分的复杂性，分析物与干扰物分离技术的有限性等因素，导致建立评估干扰的方法及标准具有很大的挑战性。因此，形成一套干扰及干扰物质的专家共识文件是国内生产厂商的迫切需求，也是对国内标准化的一次提升。

抗干扰性能是临床实验室测量程序的功能性性能特征，是评价 IVD 产品质量的一个重要性能指标，该指标在很大程度上体现了 IVD 测量程序的检测结果的准确性。目前，国内对于该项指标并没有达成完整的标准和体系上的共识。为适应国内 IVD 行业发展的需要，我们参考美国临床实验室标准化协会（CLSI）发布的 EP7-A2 文件《临床生化干扰测试：批准指南》标准文件，结合国家标准和相关行业标准，以及公开发表的论文，附以企业的具体实施案例撰写出本部分。

1.2 适用范围、术语及定义

1.2.1 适用范围

（1）本部分适用对象为体外诊断试剂制造商、检测机构和临床实验室。

（2）本部分适用于临床体外诊断测量程序干扰物质的筛选及确定。

1.2.2 术语和定义

下列术语和定义适用于本部分。

干扰（interference）：由一个影响引起的测量的系统效应，该影响量自身不在测量系统中产生信号，但它会引起示值的增加或减少。[GB/T 29791.1-2013]

干扰物（interferent）：不是被测量但会影响测量结果的量。[GB/T 29791.1-2013]

内源性干扰物（endogenous interferent）：样品中的一些生理性物质（如胆红素或者血红蛋白），可干扰其他物质的检测。[CLSI EP7-A3]

外源性干扰物（exogenous interferent）：样品中来自于体外的可干扰其他物质检测的物质（如药物或其代谢物、样品防腐剂或样品污染物）。[CLSI EP7-A3]

干扰标准（interference criteria）：被测物浓度与其真值间可产生的最大允许干扰偏差，此偏差可能影响医生的医疗决定。[WS/T 416-2013]

干扰声明（interference claim）：描述一种物质影响一种分析方法结果的效应的声明。[CLSI EP7-A3]

注：干扰声明通常包含在产品标签的“方法局限性”之中。

干扰筛选（interference screen）：分析系统的评价中，利用高浓度样品进行的一系列能鉴别有可能发生干扰的物质的试验。[CLSI EP7-A3]

偏倚（bias）：系统测量误差的估计值。[GB/T 29791.1-2013]

注：偏倚的估计值是一系列测量值的平均值减去参考测量值。

1.3 干扰的背景

在临床实验分析中，干扰被定义为样品中存在的能改变结果正确值的物质的影响，干扰物质被定义为不是分析物，但对分析物测量有影响的物质。干扰物是造成临床实验室误差的一个重要因素，会给患者的有效治疗带来一定程度的危害。常规临床检验的精密度由室内质控进行监控，准确性则通过第三方试剂进行对比验证，但临床实验室不容易检测到干扰物引起的误差，因此体外诊断开发商在试剂研发阶段就要对潜在干扰物质进行评估。

IVD 试剂主要分为生化诊断试剂、免疫诊断试剂、分子诊断试剂等，这些诊断试剂均受到干扰物不同程度的影响。在常规的生化检验中，样品储存不当，体内的内源性代谢物或药物，以及溶血、脂血、黄疸样品和患者的疾病临床状态等均能引起结果偏差。而免疫分析在受上述干扰的同时，还应特别注意分析过程中可能存在的交叉反应或者抗体（例如，自身抗体、嗜异性抗体）和其他分析物的亲和性。分子诊断容易受到各类抑制剂的干扰：临床样品和试剂的各种成分（例如，血红蛋白、尿素和肝素），食物成分（例如，有机物和酚类化合物、糖原和脂肪）和环境化合物（例如，酚类化合物、腐殖酸和重金属）等。

1.4　干扰物质特性

临床实验分析中存在的潜在干扰物包括异常样品、特殊抗体、药物及其代谢物、处理样品的添加剂等，可能由内在和外在的因素引起，种类繁多，影响不明确，消除困难。

1.4.1　异常样品干扰

临床实验室经常会遇到显著溶血、黄疸和脂血的异常样品，这些样品的成分复杂，如果实验室没有设置合理的干扰范围，溶血、黄疸和脂血样品中的待分析物准确定量的价值是有限的。

溶血通过改变样品中分析物浓度和干扰分析物的测量来影响检测结果。红细胞内的物质释放会改变细胞内某些分析物的浓度（如钾、天冬氨酸转氨酶和乳酸脱氢酶、神经元特异性烯醇化酶）。血红蛋白或其他细胞内成分的释放也可能导致样品中分析物的降解，例如，具有过氧化酶活性作用的血红蛋白能降解胆红素。血红蛋白还能非特异性吸附在抗原包被的固相载体上，催化底物使发光值增高而出现假阳性结果。血红蛋白在波长 415nm 附近有最大吸收峰，并且波长 320～450nm 和 540～580nm 处具有显著吸收峰。因此，使用一个或多个这些范围内波长的比色测定易受血红蛋白的干扰，如铁、脂肪酶、白蛋白和 γ 谷氨酰转移酶等物质的测定。碱性磷酸酶测定容易受到血红蛋白的干扰，血红蛋白的碱性变性可能导致吸光度读数为负值。溶血释放的酶可能参与分析反应，如腺苷酸环化酶会对肌酸激酶测定产生阳性干扰。

黄疸是由于样品胆红素增加而产生黄色，主要影响分光光度法和化学试验。胆红素吸收光波长在 400nm～540nm，吸收峰大约在 460nm，比色测定用这些波长进行吸光度测量时可能受到影响，如磷酸盐和肌酸酐测定。在碱性条件下，胆红素被氧化成胆绿素，通过降低样品在 500nm 处的吸光度引起干扰。胆固醇、甘油三酯、尿酸和酶促肌酸酐检测过程中容易受到黄疸干扰，因为胆红素能与其中间体过氧化氢发生反应。胆红素的非共轭和共轭形式可能对某些分析产生不良影响，已发现共轭胆红素会对大多数检测产生很大的干扰，并且在某些分析情况下，这两种形式的胆红素会带来相反方向的干扰。

高脂血症中的高浓度脂蛋白颗粒的光散射效应会影响样品浊度。高脂血症是门诊人群中最常见的疾病之一，发生率高达 7.4%。高脂血症通过各种机制干扰生物化学检测结果，如光的散射、分析物在样品极性和非极性中的分配微量差异，以及脂蛋白颗粒与测定试剂的相互作用等。脂血可以引起整个可见光谱（300～700nm）的光散射，因此会严重干扰透射比浊法和散射比浊法的测定。假性低钠血症是由保留在样品水相中的钠引起的干扰。脂血中的乳糜微粒密度比较低，倾向于浮在样品的顶部，由此引起的差异分配也可能导致错误的结果。乳糜微粒会携带极性分析物，如类固醇激素和疏水性药物，所以这些极性分析物的测试结果会随着生化分析仪吸样头探入液面的水平而不同。此外，脂蛋白颗粒可能通过吸附疏水性试剂或反应物引起干扰，也会通过非特异结合抗原-抗体干扰免疫测定。

1.4.2　抗体干扰

免疫分析中抗体的多样性和不可预测性都会带来一定的干扰，其中较为常见的是嗜异性抗体干扰和人抗动物抗体（human anti-animal antibodies，HAAA）干扰。

嗜异性抗体由天然抗体和自身免疫抗体组成，健康人的嗜异性抗体主要是天然特异性和独特型抗体。在患病或过敏者中，自身多特异性抗体或类风湿因子可能更为常见。嗜异性抗体通过非竞争性机制对免疫分析进行干扰。它们都是很弱的抗体，可以和各种各样的化学试剂、动物免疫蛋白和自身物质发生反应。嗜异性抗体能够与人和动物免疫球蛋白 Fab 及 Fc 表位结合而产生干扰。嗜异性抗体组成见表 7.1.1。

表 7.1.1　嗜异性抗体组成

天然抗体			自身免疫抗体		
天然多特异性抗体	天然独特型抗体	天然类风湿因子	自身多特异性抗体	自身独特型抗体	自身类风湿因子

与嗜异性抗体相反，HAAA 是针对特定动物免疫球蛋白的高亲和力抗体。当个体受到外源异种蛋白（如鼠、牛、羊、兔、马等动物蛋白）等抗原刺激，触发机体免疫反应，即可导致人体产生抗动物免疫球蛋白抗体。HAAA 在一般人群中的含量差别很大，并且具有多特异性特点。抗小鼠抗体（HAMA）的干扰最常见。样品中的 HAMA 通过在标记抗体和捕获抗体之间桥接来干扰临床测定，导致假阳性结果；HAMA 通过与标记抗体和捕获抗体反应，阻止它们与分析物的反应，导致假阴性结果。为了降低 HAAA 干扰，可以使用人源化抗体或抗体的 Fab 片段。添加动物血清等样品预处理方法或重新设计分析方法也可以消除此类抗体干扰。

目前已经有酶免疫测定法、免疫放射测定法、免疫荧光法等可以检测 HAMA 和其他抗动物抗体。

1.4.3 药物及其代谢物干扰

很多药物能干扰分析物的测定。通过各种途径（如静脉、口服、皮下）给予患者的药物均可能干扰分析测量结果，如具有生物活性的高剂量药物被用于治疗时，可能与分析物或试剂直接反应而影响测定结果。药物代谢物也可能带来干扰。药物代谢大多数发生在肝微粒体中，由氧化，还原，酯和酰胺水解，与葡糖苷酸、甘氨酸或硫酸酯偶联，乙酰化等基本反应组成。例如，苯妥英及其主要代谢产物5-（对羟基苯基）-5-苯基乙内酰脲在巴比妥酸盐的检测中会产生假阳性反应。环孢菌素 G 的羟基化和去甲基化代谢物显示出母体药物活性的 5%～100%。

1.4.4 其他干扰

患者在治疗过程中的饮食也有可能带来干扰。胆红素作为十二指肠-食管反流检测的标志物，会受到强烈色素食物的干扰，而导致出现错误的高胆红素吸光度读数。过去二十多年里，生物素作为一种维生素类膳食补充剂，同时在临床免疫测定领域发挥了重要作用，目前许多免疫测定方法中引入了“生物素-亲和素”系统。使用高剂量生物素补充剂的受试者在临床上遭遇分析错误的风险大大增加。加之患者认为生物素不是药物，不值得向医生报告，会引起误诊和潜在的不适当治疗。生物素可以干扰多种常规免疫分析，包括甲状腺、类固醇、多肽激素、肿瘤标志物、维生素和传染病血清学分析等。

血液采集装置也会对实验室测试结果的准确性产生不利影响。血管通路装置中的导管和针头，在血液流动期间施加剪切力，有可能导致细胞溶解。采血管中的成分，如塞子、润滑剂、表面活性剂和隔离凝胶可浸入样品中或吸附样品中的分析物；某些采血管中的特殊添加剂也有可能改变分析物的稳定性。因此血液采集装置是实验室测试中分析前干扰的潜在来源。

2

干扰的影响机制与实验判断标准

2.1 干扰的影响

干扰物产生的影响主要是改变测量结果的正确性，通常以被测物的浓度或活性形式表现。干扰可分为分析物依赖型干扰和分析物无关型干扰。分析物依赖型干扰是指直接影响某一物质检测过程的所有因素，有一定的“特异性”；分析物无关型干扰是指在没有分析物的情况下，产生信号或直接抑制试剂反应，可以理解为“非特异性的”。干扰可能来源于物质、测定程序、试剂和样品的收集/处理等。检测反应对干扰物质的敏感性可以引起系统误差和随机误差，干扰的存在会改变测量结果的正确性，导致观察值和实际值不同。

2.2 干扰机制

干扰物对生化分析过程的影响机制：①化学干扰。干扰物参与化学反应，如胆红素具有较强的还原性，会对胆固醇、甘油三酯、葡萄糖等以偶联终点比色法反应（氧化反应）为原理的测定产生干扰。②物理干扰。干扰物可具有与被测物相近的性质，如荧光、颜色、光散射、洗脱位置或检测时的电极反应等。

干扰物对免疫分析过程的影响机制：①特异性干扰。当存在与分析物结构相似的内源性物质，或分析物的代谢产物与分析物有共同的交叉反应表位时均可导致交叉反应，相当于增加了标本中分析物的含量，可导致假阳性。②非特异性干扰。在免疫反应中，干扰物通过掩蔽被测物的表位，结合捕获抗体或与分析物解离而改变分析物浓度，从而导致反应信号的升高或降低，包括自身抗体、副蛋白、结合蛋白等；有些如溶血、黄疸、脂血及溶菌酶等可桥联捕获抗体及检测抗体引起假阳性。

其他干扰影响机制：①酶的抑制。干扰物结合到酶的催化表位或氧化关键巯基，改变酶的活性；在以酶为基础的反应中，干扰物可能竞争关键的酶作用物，如肌苷酸激酶和肌酸激酶竞争腺苷二磷酸（ADP），会导致肌酸激酶检测出现假阳性。②测定程序由加样顺序导致的交叉干扰和携带干扰。③样品收集和处理。不正确的样品处理程序导致血细胞非特异性分析物的释放，样品中不溶性沉淀物引起的高浊度，样品保存过程受到污染等均会对测定结果造成干扰。

2.3 干扰实验的判断标准

在建立一项干扰评估实验之前，必须先确定可接受性标准，以确保客观性。评估者必须决定什么程度的分析效应会对检测结果的临床使用造成干扰，多大程度的偏差会被认为临床显著。而在建立可接受性标准时，必须区分临床显著性和统计显著性，两者在建立可用的标准时都很重要。在评价实验之前，可以依据医学指南、共识、公开发表的论文、国家标准和行业标准中记载的潜在的干扰物质名录，系统性地确定候选干扰物质。

2.3.1 临床可接受标准

对干扰引起的误差的可容许程度显然取决于检测结果的医学用途。一些待分析物的允许总误差（TEa）临床已有明确的准确性要求，主要包含方法学偏差、不精密度及干扰成分。对于此类分析物，可从允许总误差中减去方法学偏差、不精密度及相应生物学变异，所得差值即为干扰成分。对于无明确准确性要求的分析物，可采用下述标准确定允许总误差，包括基于生物学变异（BV）的标准，源于临床经验的标准，基于被分析物变异的标准，基于法规和室间质量评价的质量规范（读者可自行查询相关法规和标准）。

2.3.1.1 基于生物学变异的标准

分析误差应小于待分析物的自然生物学变异。不同待分析物均有其固有的个体内生物学变异（CV_I）及个体间生物学变异（CV_G）。待分析物的理想质量指标为结果偏倚 $B_A < 0.25\sqrt{CV_I^2 + CV_G^2}$，$TEa < 1.65(0.50CV_I) + 0.25\sqrt{CV_I^2 + CV_G^2}$。对因方法学或技术能力无法满足上述要求的分析项目，可使用最低质量规范 $TEa < 1.65(0.75CV_I) + 0.375\sqrt{CV_I^2 + CV_G^2}$。

2.3.1.2 源于临床经验的标准

临床专家和专业协会或组织的专业建议指南或共识经常用于建立准确度要求。从他们的临床经验中，临床专家或组织协会经过讨论给出意见，多大程度的误差会影响他们的诊断或者治疗决定。

2.3.1.3　基于被分析物变异的标准

干扰实验判断标准同样也可从检测方法的长期不精确性得出。如果患者样品中干扰物水平很高，则干扰物会引起总误差的升高，然而相对于分析变异来说，干扰物所引起的误差若小于一个标准差，则其影响很小，这样就会认为该干扰物的作用不太可能影响临床决定，因此不认为这种物质是干扰物。但考虑到现有的检测系统常具有极佳的精密度，这种判断标准会有较大的局限性，因为在用这种方法决定干扰标准时，可能使很多物质的干扰效果放大，超过医学所需的要求。

2.3.2　统计学意义和检验效能

在确定一个物质是否存在干扰前，首先要确定所得到的结果是否具有统计学意义。需要有足够次数的重复实验，才能保证实验中有足够的检验效能能检出临床意义的显著干扰，并且需要在充分的置信水平下，才能识别出临床上非重要偏差的存在。目前干扰实验常用统计学手段称为“假设检验”。首先评估者需要预先确定患者检测结果中多大的偏差会是临床显著的，此可允许偏差的量会被作为干扰界值，或者干扰尺度，具体可参考干扰限或者干扰标准。然后检测不含干扰的空白假设（偏差未超过界限）与含干扰的对照假设（偏差超过界限）。这些统计学检测基于预先设定的统计学幂和置信水平。

2.3.3　分析物测试浓度

干扰应该在两种医学决定浓度下评估，如果考虑成本或者其他一些因素，预实验可以在一种浓度下进行测试，但是要注意有可能漏过在其他分析物浓度水平上有临床意义的干扰。常见分析物的推荐测试浓度已列于附录 2 中，同时也可参考其他文献和指南等中的关键值或决定值。然而某些分析物在缺乏医学共识值时，可以假定待分析物的测试浓度，但不要太随意，应在临床应用的指导下，参考相关干扰标准或声明，选择参考范围的上限或者下限及代谢浓度。

3

干扰物质筛选

干扰物质筛选是评价可疑干扰物质在相对较高浓度下所产生的干扰，筛选出确实能够干扰测量程序的干扰物质。具体过程是将可疑干扰物加入待分析物样品中，与不加可疑干扰物的对照组比较有无偏移。如果干扰筛选可以观察到临床显著性影响，可以认为此种物质为干扰物质。

3.1 干扰物质筛选流程

干扰物质筛选的第一步是参考医学指南、共识、行业标准等文献资料，确定可疑干扰物质的清单；第二步是根据干扰实验的判断标准，进行初步筛查实验，确定是否存在干扰。

3.1.1 分析干扰前的质量保证

在进行一个干扰实验之前，必须要按照厂商的说明书及相关的质量控制指南，保证分析系统处于稳定状态，建立起质量控制程序监控整个测试过程。确保器械已经按照厂商的说明书校准和维修；分析系统在控并且按照所期望的运行；所有操作者都是经过训练并且是很熟练的；按照实验室安全程序执行。

3.1.2 可疑干扰物质清单

干扰物质可能来自内源性物质或外源性物质。常见的可疑干扰物质：

（1）样品中的异常物质：如溶血、黄疸及脂血样品中高浓度的血红蛋白、胆红素、甘油三酯。

（2）药物：常见的处方和非处方药物，患者群体中常见的治疗药物；干扰测量程序的药物（包括代谢物）。

（3）患者群体中异常的生化代谢物。

（4）被测物的结构类似物或同源物质。

（5）文献中报道的与干扰相似测量程序的物质。

（6）样品处理过程中的添加物，如抗凝剂[肝素、乙二胺四乙酸（EDTA）、柠檬酸、草酸盐]，防腐剂（NaF、碘乙酸盐、HCl 等）。

（7）采集和样品处理过程中可能引入的物质，例如，血清分离设备、样品收集容器和塞子、导管及导管冲洗液、皮肤杀菌剂、洗手液和护手霜、玻璃洗涤剂、手套滑石粉等。

（8）饮食：咖啡因、β-胡萝卜素、罂粟籽、食用色素、维生素等。

可认为下列物质遗漏重要干扰物的风险很小。确保当潜在干扰物被排除时，其理论根据被记录下来。

（1）与清单中的物质有必需的特征组成和结构的物质。然而，基于抗体、酶或者其他特异性结合蛋白的亲和力，所有的结构类似物都应该检测一遍。

（2）基于同样的科学规律，已经被确认、不会对检测造成干扰的物质。

（3）基于化学性质的专业知识，不太可能造成干扰的化合物。

（4）基于对检测的了解，处方剂量很小、不会引起干扰的药物。

（5）由于清除或代谢过快，检测时不会处于干扰浓度的药物。

3.2 实验浓度的确定

3.2.1 分析物的实验浓度

选择分析物的 2 个医学决定水平作为干扰实验的分析物浓度，也可以根据临床需要选用参考范围的上限和下限或病理浓度。常见分析物的实验浓度见附录 1。

3.2.2 干扰物的实验浓度

干扰实验中干扰物浓度可以根据表 7.3.1 的原则确定，常见可疑内源性干扰物的实验浓度参考附录 B，药物干扰物的具体实验浓度参考相关文献。

表 7.3.1 干扰物的实验浓度确定原则

可疑干扰物	样品类型	干扰物的实验浓度
药物及其代谢物	血清、血浆和全血	至少 3 倍于治疗药物浓度或最高预期浓度
	尿液	至少 3 倍于 24h 尿清除率；当尿清除率未知时，至少 3 倍于每升尿液中治疗剂量
内源性干扰物	血清、血浆和全血	目标患者群体中预期最高浓度

续表

可疑干扰物	样品类型	干扰物的实验浓度
抗凝剂和防腐剂	血清、血浆和全血	5 倍于添加剂浓度
	尿液	5 倍于 24h 尿清除率
饮食	血清、血浆和全血	3 倍于最大预期浓度
	尿液	5 倍于 24h 尿清除率
样本采集和处理设备	血清、血浆、全血和尿液	样本与设备接触 24h，样本体积应该基于实际使用中的“最坏情况”，需注意防止样本蒸发或不稳定分析物的丢失，同时应该准备一份与实验样本相同的对照样本，此样本除了不与实验设备接触，其余处理过程均与实验样本相同

3.3 干扰筛选实验

3.3.1 样品制备

（1）基础样本：从未服药的健康人群中采集有代表性的新鲜样本（血清、尿液等），混匀制成基础样本。

若新鲜样本难以得到，可选择冷冻或冻干样本，但要考虑到这类样本中含有防腐剂与稳定剂或其他可能会对检测结果造成影响的成分，可能显示不同于人新鲜血清的干扰效应，评价者有责任确认处理过的样本是否与临床样本相同。确定基础样本中分析物浓度，可通过增加纯分析物使样本中分析物浓度达到医学决定水平。

（2）干扰物原液：干扰物多为纯品固体，用适当的溶剂将其溶解，制成干扰物原液。若所用的是药品级制品，应该注意其中含有的赋形剂、防腐剂、杀菌剂、抗氧化剂、着色剂、调味剂、金属氧化物、抗平衡离子和填充物对检测结果的可能影响。

溶剂应该使干扰物能被充分溶解，且不会影响检测结果。常用溶剂有纯化水、盐酸溶液或氢氧化钠溶液、乙醇或甲醇、丙酮、二甲基亚砜、其他有机溶剂等。

原液浓度应选择适当，以减少对基础样本基质的稀释。样本基质稀释倍数最好不超过 5%。应注意防止有机溶剂的挥发并考虑其在水中的溶解度。

（3）实验样本：按照一定比例吸取适当体积的干扰物原液加入到容量瓶中，再用基础样本定容至刻度。

（4）对照样本：与实验样本同体积溶剂（制备原液所用的溶剂）加入到第二个容量瓶中，再用基础样本定容至刻度。

3.3.2　确定重复次数

为排除测量程序的精密度对干扰效果的影响，样品的测定重复次数需根据统计学检验的置信水平与检验效能及测量程序的批内精密度和干扰标准计算得出。

设统计假设Ⅰ类错误的概率为 α，Ⅱ类错误的概率为 β。干扰方向不确定时使用双边检验，公式如下：

$$n = 2[(Z_{1-\alpha/2} + Z_{1-\beta})s / d_{\max}]^2 \tag{3-1}$$

式中：$Z_{1-\alpha/2}$ 为双边检验 100（1–α）%置信水平时正态分布所对应的百分位数，常见置信水平下的 Z 值见表 7.3.2；$Z_{1-\beta}$ 为检验效能 100（1–β）%时正态分布所对应的百分位数，常见检验效能下的 Z 值见表 7.3.2；s 为测量程序的重复性标准差；$d_{\max}$ 为分析物实验浓度下的最大允许干扰（干扰标准）。

干扰方向已经确定时使用单边检验，用 $Z_{1-\alpha}$ 代替公式（3-1）中的 $Z_{1-\alpha/2}$ 即可得到单边检验计算公式，$Z_{1-\alpha}$ 为单边检验 100（1–α）%置信水平时正态分布所对应的百分位数。

为方便使用，表 7.3.2 给出了常见置信水平与检验效能下 Z 值。

表 7.3.2　常见置信水平与检验效能下的 Z 值

置信水平（检验效能）	0.900	0.950	0.975	0.990	0.995
Z	1.282	1.645	1.960	2.326	2.576

为方便使用，表 7.3.3 给出了 95%置信水平与检验效能下不同干扰标准所需要的样品重复测定数。

表 7.3.3　95%置信水平与检验效能下不同干扰标准所需要的样品重复测定数

$d_{\max}/s$	重复测定数	$d_{\max}/s$	重复测定数
0.8	41	1.5	12
1.0	26	1.6	10
1.1	22	1.8	8
1.2	18	2.0	7
1.3	16	2.5	5
1.4	14	3.0	3

注：$d_{\max}/s$ 为干扰标准与重复性标准差的比值。

3.3.3 样本测定

将实验样本（T）和对照样本（C）分别分装 n（n 为按照 3.3.2 确定的重复次数）份。在同一批测定中，交替分析实验和对照样本（C_1，T_1，C_2，T_2，C_3，T_3，…，C_n，T_n）。若检测系统存在携带污染，可在实验中加测对照样本来减少实验样本的可能污染，顺序为 C_1，T_1，C_x，C_x，C_2，T_2，C_x，C_x，C_3，T_3，…，C_x，C_x，C_n，T_n，此处 C_x 为加测的对照样本，其测定结果不参加实验数据分析。

3.3.4 数据处理

（1）干扰效果的计算：干扰效果用实验样本和对照样本测定均值间的偏差（d_{obs}）表示，计算公式如下：

$$d_{obs}=\overline{x}_{test}-\overline{x}_{control} \tag{3-2}$$

式中：$\overline{x}_{test}$ 为实验样本的测定均值；$\overline{x}_{control}$ 为对照样本的测定均值。

（2）甄别值 d_c 的计算：计算甄别值 d_c 以确定哪一种假设检验可被接受。双边检验计算 d_c 的公式如下：

$$d_c=\frac{d_{null}+sZ_{1-\alpha/2}}{\sqrt{n}} \tag{3-3}$$

式中：d_{null} 为无效假设的值，通常为 0；s 为测量程序的重复性标准差；n 为样本重复测定数。单边检验计算 d_c 时，公式中的 $Z_{1-\alpha/2}$ 用 $Z_{1-\alpha}$ 代替。

（3）干扰效果的 95%置信区间根据下面公式计算：

$$\eta=(\overline{x}_{test}-\overline{x}_{control})\pm t_{0.975,n-1}\sqrt{\frac{2s^2}{n}} \tag{3-4}$$

式中：$t_{0.975,\ n-1}$ 为自由度 $n-1$，t 分布的第 97.5%概率密度值。当 $n>30$，$t_{0.975,\ n-1}$ 近似等于 2.0；n 为样本重复测定数；s 为测量程序的批内重复性标准差。

3.3.5 结果分析

当 $d_{obs}\leqslant d_c$，可判断由被评价干扰物所致偏差未超过允许标准，不认为此物质为干扰物；反之，则认为被评价干扰物对测量程序有明显的干扰作用。

3.4 干扰物质筛选的影响因素

3.4.1 实验环境及检测系统的影响

3.4.1.1 对实验人员的要求

实验人员应该熟悉被评价检测系统的性能，熟练掌握操作流程，能够正确处理样品，在确保仪器状态正常的情况下采用适当的校准品对仪器进行校准。

3.4.1.2 对仪器的要求

仪器性能应该满足干扰实验的要求。仪器检测时不应存在明显的携带污染。在实验开始前，分析系统应表现出稳定的运行状态。实验期内应根据统计学质量控制程序对运行状态进行监测。

3.4.1.3 试剂和校准品

应采用有效期内的相同批号试剂和配套的校准品（或经实验验证可用于被评价检测系统的产品）。试剂的贮存与配制及校准品的使用应该严格按照产品说明书进行。仪器校准步骤与间隔应按照实验室内标准操作程序进行。

试剂中反应成分及防腐剂、稳定剂等其他成分对干扰筛选的影响，试剂方法学对干扰物质筛选的影响均需要进行评估。

3.4.2 添加外源干扰物质的影响因素

添加外源干扰物质时，应考虑溶剂、防腐剂、赋形剂等添加剂的干扰，具体操作参照 3.3.1 样品制备中的内容。

3.4.3 评价方法存在的误差

被评价的测量程序与对照程序共同分析两组患者标本（实验组及对照组）。相对于对照标本，存在偏倚的实验标本结果提示有干扰存在。由于干扰筛查存在着明显的局限性，不管筛查实验如何广泛，在患者标本中都可能遇到未考虑到的干扰，所以分析相关患者群体的标本，评价标本间内在的变异性，可以减少这种情况发生。患者标本的测量结果也可用于证实干扰现象。如果已知患者标本包含一种物质，其测量结果本应产生偏倚而实际未观察到，那么应该进行调查以解释相互矛盾的结果。

4

干扰的评估方法

在干扰物质筛选完成后，需要再进行干扰评估实验，进一步测定干扰物浓度与干扰程度的关系。目前有两种干扰的评估方法，每一种方法都有它的优点和局限性。第 1 种方法为将不同浓度水平的干扰物质加入到样品中评价干扰效果，称为剂量效应评价实验。第 2 种方法为测量个别具有代表性的患者样品中的待分析物，与已知不存在干扰的对照测量程序进行比较，计算产生的偏倚，称为患者样品评价实验。

4.1 剂量效应评价实验

剂量效应评价实验通过剂量效应曲线确定不同干扰物浓度下的干扰程度。

4.1.1 实验材料

按照 3.3.1 准备基础样品和干扰物原液。用基础样品稀释干扰物原液，分别配制成含高浓度、低浓度干扰物的样品。将高浓度、低浓度干扰物样品按照一定比例混合，制备成一系列包含中间浓度的干扰物测试样品，通常 5 个浓度即满足要求。可以按照表 7.4.1 配制。

表 7.4.1 含不同浓度干扰物的测试样品

样品号	高、低浓度样品比例
1	纯高浓度样品
2	3：1
3	1：1
4	1：3
5	纯低浓度样品

4.1.2　实验程序

（1）确定合适的待分析物浓度水平：分析物实验浓度应选择 2 个浓度水平。在大多数情况下，可选择医学决定水平、参考范围的上下限或病理浓度。分析物浓度设定可参照附录 A，或根据文献报道和相关资料设定。

（2）确定合适干扰物实验浓度：干扰物浓度应达到病理标本的最高浓度值。干扰物实验浓度设定参照附录 B，或根据文献报道和相关资料设定。

（3）确定每个浓度重复测定次数：一般情况下，做剂量效应曲线时每个测试浓度水平重复测量 3 次。

（4）按测定次数确认每份标本的量。

（5）制备待分析物和干扰物基础样品。

（6）制备干扰物储存液及实验样品（T）。

（7）制备对照样品（C），基础样品中加入同体积的溶解干扰物的溶剂。

检测样品中的待分析物浓度，一般情况下，每个样品重复测量 3 次，计算低浓度样品的平均值，其他各组结果减去该平均值，然后将最终结果进行数据分析，绘制剂量效应曲线。

4.1.3　剂量效应分析

利用合适的统计学软件（如 SPSS），以干扰物浓度为 x 轴，干扰效果（测值）为 y 轴作图，即可得到干扰物剂量效应相关曲线。

（1）线性相关：如果数据随机分布，剂量效应曲线近似为直线，则应用线性最小二乘法进行回归分析，确定其斜率、截距、每个点的标准误，绘制拟合的回归直线。借助 EXCEL 及 SPSS 等统计软件均可计算回归方程和置信区间。

回归方程的斜率表示干扰物每个浓度单位所造成的干扰效果，斜率为正表明干扰物引起正向干扰，反之为负向干扰，截距表示对内源性干扰物浓度的修正。干扰物任意浓度下对测定结果的影响程度可由回归方程计算得出，表 7.4.2 列举了 5 个干扰物浓度水平对测定结果的影响，根据表 7.4.2 的结果拟合的回归方程见图 7.4.1 和图 7.4.2，干扰物浓度与干扰效果呈线性相关。

表 7.4.2　5 个浓度水平的剂量效应线性关系结果（单位：mmol/L）

序号	干扰物浓度	测值		
		1	2	3
1	5.00	4.62	6.85	3.67
2	15.00	7.34	10.21	8.35

续表

序号	干扰物浓度	测值		
		1	2	3
3	25.00	13.68	14.35	12.98
4	35.00	18.12	21.25	16.42
5	45.00	20.61	23.52	25.26

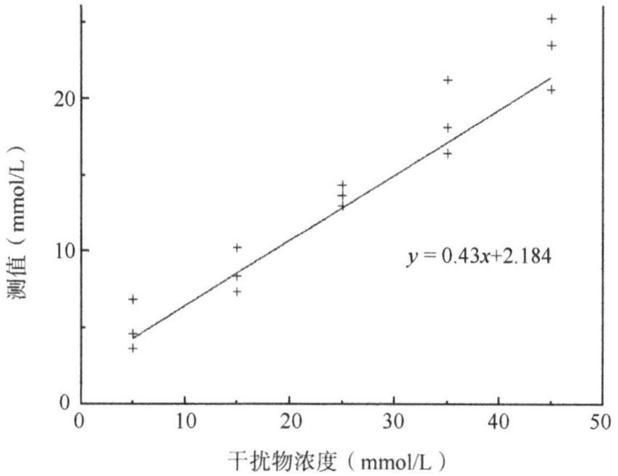

图 7.4.1　剂量效应回归分析

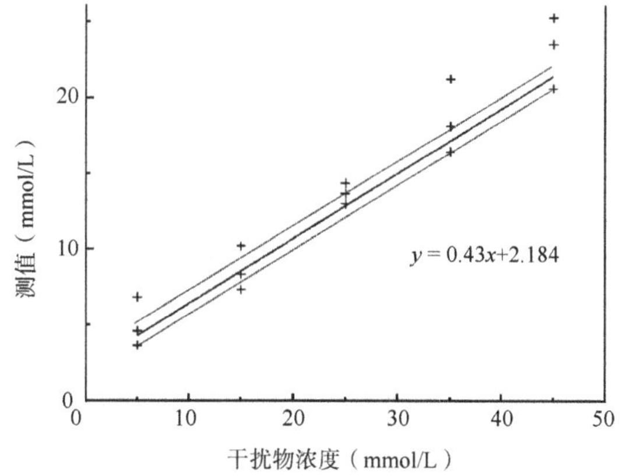

图 7.4.2　线性回归的 95%置信区间

从图 7.4.2 干扰物浓度与置信区间改变大小的函数可以看出，在 95%置信区间内结果最可信的是中间干扰物浓度范围。

（2）非线性相关：如果干扰剂量效应曲线为非线性，可采用非线性回归方程得出相应的最佳拟合曲线与数据模型，置信区间可用适当的非线性回归程序计算。根据得出的最佳数学模型可推断出在评价范围内任意干扰物浓度引起的干扰效果。具体计算方法较为复杂，可以采用统计学软件如 SPSS 进行计算。

回归线斜率代表每单位干扰物的偏移，y 轴上的截距表示内源性干扰物浓度的校正，通过回归方程或者图表，任何干扰物浓度水平的干扰程度都可被估计，表 7.4.3 列举了 5 个干扰物浓度水平对测定结果的影响，根据表 7.4.3 的结果拟合的回归方程见图 7.4.3，干扰物浓度与干扰效果呈非线性相关。

表 7.4.3　5 个浓度水平的剂量效应线性关系结果（单位：mmol/L）

序号	干扰物浓度	测值		
		1	2	3
1	5.00	−1.32	0.68	1.26
2	15.00	8.34	11.21	9.56
3	25.00	12.42	14.74	13.58
4	35.00	16.43	20.57	18.49
5	45.00	20.11	23.26	21.54

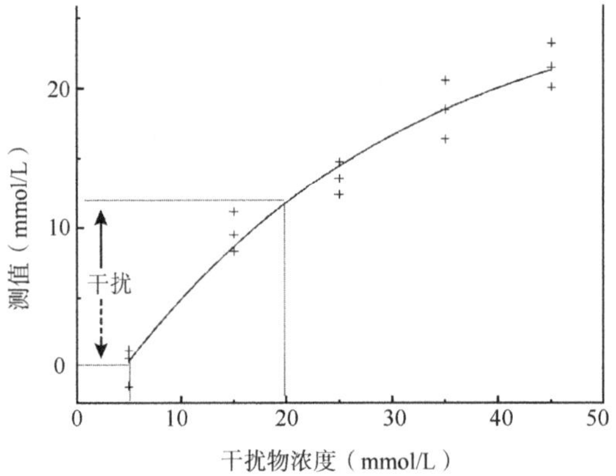

图 7.4.3　非线性剂量效应回归分析

从图 7.4.3 可以看到，任何浓度的干扰物的干扰效果都能够从图中估计得到，当然也能利用回归方程进行计算。

4.2　患者样品评价实验

剂量效应评估干扰的方法存在着局限性，因为在患者的样品中仍可能遇到意料之外的干扰。因而有必要分析来自患者的真实样品以评价真实情况下的干扰，并且这种评估方法可能是评估药物代谢产物干扰的唯一方法。如果某个样品检测到可重复的“离群值”，则说明该样品中有未知的干扰物质存在。

4.2.1　实验设计

实验分析采用两组患者样品，包括测试组样品和不含干扰物的对照组样品，以待评价测量程序及不受干扰的对照测量程序，如行业金标准测量程序，分别对这些样品进行检测。如果两种测量程序的测量结果有明显的偏差，说明有干扰的存在。

4.2.2　实验程序

4.2.2.1　测试样品

测试样品应从相关患者人群中选择，或者从已确诊的患者中选择。可以按照以下标准来选择患者样品：

（1）相关疾病患者的样品。

（2）接受相关药物治疗的患者样品。

（3）体液中积累高浓度内源性代谢物或药物的患者的样品，如尿毒症患者样品。

（4）存在其他干扰的样品，如溶血、脂血、黄疸样品等。

4.2.2.2　对照样品

对照样品中的待分析物浓度要与测试样品接近，对照样品中不含有干扰物质。可以按照以下标准来选择对照样品：

（1）没有使用目标药物的样品。

（2）潜在干扰物质在正常浓度范围之内的样品。

（3）健康人样品。

4.2.2.3　实验方法

对每份样品进行双份重复测定。如果干扰效应大，并且待评价测量程序和对照测量程序的精密度都较好，每组选择 10～20 个样品。测试尽可能在较短的时间内（通常 2h 内）完成，避免待分析物或干扰物因不稳定而浓度发生改变、样品蒸发、基质不稳定等因素影响测试结果。

4.2.2.4　数据分析

分析测试组和对照组的测试结果，评价是否有系统偏差。如果有偏差存在，计算两组结果均值之间的差值，与干扰判断标准进行比较，确定是否存在干扰。

4.3　分析与讨论

采用患者样品的评估方法也存在局限性，这种方法不能确定干扰的原因和作用的关系，它只能说明偏倚和可疑干扰物的相对关系。由于真实患者样品的多样性，针对少量样品的实验可能刚好未纳入存在干扰的临床样品。如果样品不新鲜，将会失去某些不稳定的组分。另外，患者通常使用多种药物，因此难以证实何种药物存在干扰作用。同时，按疾病和用药对患者分类对许多实验而言是非常困难的。因此建议制造商建立干扰评估实验时可以选择第 1 种方法，而有能力收集相关临床样品的临床实验室可选择第 2 种方法。

4.4　干扰消除方法

干扰评估实验完成后，当怀疑实验结果存在干扰时，采用以下方法进行干扰确认：排除分析前干扰问题；使用不同厂商的试剂进行反复分析验证；使用不同基质进行检查，如人绒毛膜促性腺激素（hCG）使用尿液基质；层析柱分析；串联质谱分析等，发现确实存在干扰后，要采取措施进行干扰消除。

本共识推荐几种常见的干扰消除方法，见表 7.4.4。

表 7.4.4　常见干扰消除方法

干扰类型	主要来源	干扰影响	消除干扰方法
免疫分析干扰	嗜异性抗体 类风湿因子 人抗动物抗体	引起假阴或假阳结果	添加阻断剂：被动型阻断剂和主动型阻断剂；IgG 吸附剂；针对 IgM 捕获检测
基质效应	生物体液成分复杂样品的黏性、pH、离子或脂质浓度等物理状态不同引起	引起假阴或假阳结果	保证分析物浓度在检测范围内，对样品进行足够稀释；在稀释液中添加动物血清
脂血	内源性脂血	引起假阴或假阳结果	超速离心、提取、样品稀释，添加甘油三酯来评价
溶血	样品处理不当和内源性溶血	引起假阴或假阳结果	通过添加血红蛋白来评价干扰
黄疸	内源性黄疸	引起假阴或假阳结果	通过添加胆红素来评价干扰

4.5　干扰声明

当分析方法确实受到干扰，且干扰影响不能完全消除时，体外诊断试剂厂家要在试剂说明书中附上干扰声明。干扰声明是体外诊断试剂生产厂家应对试剂盒受干扰物的影响做出的明确说明，不能只阐述已知有影响的干扰物，还要阐述已经证明过没有影响的干扰物。声明中要明确样品要求、干扰物的化学名称、浓度范围等，不能存在笼统、模糊的描述。干扰声明是体外诊断试剂盒重要的一部分，必不可少，关系着临床实验室对试剂盒的质量评价。

4.5.1 干扰声明主要内容

（1）样品要求，对溶血、脂血、黄疸等的可接受程度。

（2）干扰物清单，潜在的干扰物、浓度范围、干扰程度。

（3）用于判定有临床意义的判定标准。

（4）服用特殊药物的患者检测要求。

（5）通过测试，不会产生干扰的物质清单。

（6）处理措施。

4.5.2 干扰声明的陈述方式

（1）陈述干扰物的浓度，高于此水平时产生的偏差超过干扰标准（检验效能=95%）。

（2）陈述干扰物的浓度，低于此水平时就观察不到干扰（置信限=95%）。例如以下干扰声明：

检验方法的局限性

干扰因素：检测结果不受黄疸（胆红素＜428μmol/L 或＜25mg/dL）、溶血（血红蛋白＜0.062mmol/L 或＜0.1g/dL，样品中有明显溶血时可能会干扰）、脂血（脂肪乳剂＜1500mg/dL）和生物素＜82nmol/L 或＜20ng/mL 的影响。

当样品血红蛋白浓度＞0.1g/dL 时，会导致结果假性降低。

标准：当肌钙蛋白 T 的浓度＜100ng/L 或 pg/mL 时，回收率在预期值±20%之内（10%以内，当肌钙蛋白 T 的浓度≥100ng/L 或 pg/mL）。

对于接受高剂量生物素治疗的患者（＞5mg/d），需在末次生物素治疗 8h 后采集样品。

5

编写说明

近年来，体外诊断（IVD）行业的发展非常迅速，为监控检测能力评价的科学性和准确性，建立相应的规范和标准体系非常重要，对于标准与体系急需达成统一规范与共识。

干扰性能是评价IVD产品质量的一个重要性能指标，该指标在很大程度上体现了IVD产品检测能力的稳定性和准确性。本部分主要介绍了干扰背景、相关术语和定义适用范围，干扰物的分类、来源及特性等，干扰的机制及影响，干扰的评估方法等，并结合具体的案例进行分析，给出具体的指导意见。

本共识主要依据相关EP文件（EP07-A1：2002；EP07-A2：2005；EP07-A3：2006）、《干扰实验指南》（WS/T 416-2013）、《体外诊断试剂分析性能评估系列指导原则征求意见稿》（干扰实验）、《临床化学体外诊断试剂（盒）》（GB/T 26124-2011）、《体外诊断医疗器械制造商提供的信息标示》（GB/T 29791.1-2013）（第1部分：术语、定义和通用要求；第2部分：专业用体外诊断试剂）和其他已发表文献，以及发布的关于具体试剂盒的审评指导原则、行业标准和医药标准等。抗干扰或消除干扰的方法，主要依据已发表文献和各参编公司的研究资料。本部分与临床体外诊断准确度、线性范围、定性试剂临床评价等专家共识是相互配套的。本部分是以以往的行业标准为依据，并进行延伸，可为体外诊断试剂厂家在优化试剂时提供指导，目的是提高体外诊断试剂的质量。试剂厂家研发体外诊断试剂时还需要依据相应的指导原则和行业标准，进行相关干扰实验，确定具体对试剂有影响的干扰物。

随着更多的干扰物或药物之间干扰被发现，需要对本共识不断更新和补充，相应的消除干扰的方法也会不断更新。目前的研究对干扰物相互之间的协同或抑制关系尚不明确，本共识也未给出具体结论。基于当前技术水平及编写人员知识水平限制，共识中可能存在遗漏或疏忽之处，请读者指正。希望本共识能为广大IVD行业同仁提供专业性的指导。

6

应用实例

6.1 孕酮定量检测试剂盒（磁微粒化学发光法）

干扰评估实验设计如下：

6.1.1 确定合适的待分析物实验浓度

待分析物实验浓度应选择两个浓度水平。大多数情况下，可选择医学决定水平、参考范围的上下限或病理浓度。分析物浓度设定可参照《干扰实验指南》（WS/T 416-2013）中的附录 A。

6.1.2 确定合适的干扰物实验浓度

干扰物质浓度应达到病理标本的最高浓度值。干扰物实验浓度设定参照《干扰实验指南》（WS/T 416-2013）中的附录 B，或根据文献报道和相关资料设定。本部分主要对胆红素、血红蛋白和甘油三酯进行介绍。

（1）确认胆红素的考察浓度。市场在售试剂盒胆红素浓度最高为 72mg/dL 时无干扰，部分厂家的试剂盒的干扰物浓度为 50mg/dL 以下。而 EP07-A2 文件推荐的胆红素干扰浓度为 20mg/dL。各项目应根据项目特点，合理设定考察浓度，建议考察浓度为 50mg/dL、40mg/dL、25mg/dL、10mg/dL、0mg/dL。

（2）确认血红蛋白的考察浓度。各厂家考察的浓度最高为 3200mg/dL 时无干扰，大部分厂家的试剂盒的干扰物浓度为 1000mg/dL 以下。而 EP07-A2 文件推荐的血红蛋白干扰浓度为 2g/L（即 200mg/dL）。各项目应根据项目特点，合理设定考察浓度，建议考察浓度为 3000mg/dL、1000mg/dL、500mg/dL、250mg/dL、100mg/dL、0mg/dL。

（3）确认甘油三酯的考察浓度。各厂家考察的浓度最高为 5000mg/dL 时无干扰。各项目应根据项目特点，合理设定考察浓度，建议考察浓度为 6000mg/dL、

3000mg/dL、1500mg/dL、500mg/dL、0mg/dL。

6.1.3 确定样品所需的重复数目（*n*）

每个浓度所需的重复测量次数需要通过计算得到，在不同的干扰物浓度下，需要的复孔数也是不同的。一般情况下，做剂量效应曲线时每个测试浓度水平重复测量 3 次足够。每个浓度样品重复 3 次即充分。

6.1.4 制备基础样品

将从一些未服用药物的健康个体获得的新鲜标本，用于配制对照样品和干扰物样品。用冷冻或冻干的标本代替时，应保证实验材料充分接近新鲜临床标本。基础样品的待分析物浓度最好能够达到实验浓度，如果达不到可以添加纯品基础样品，添加的体积应根据加样量、重复次数确定。

6.1.5 制备干扰物储存液及制备实验样品（T）

尽可能小地稀释样品基质，最好不高于 5%，可通过制备至少 20 倍于预期检测浓度的浓缩储存液来实现。选择一种实验物质能充分被溶解的溶剂，同时要避免溶剂带入的干扰。被评估的潜在干扰物质要获得合适的纯品形态或者最接近循环形态溶剂的选择，如纯水、稀释的 HCl 或 NaOH、乙醇或甲醇、二甲基亚砜（DMSO）、其他有机溶剂。

（1）确认胆红素的考察浓度。根据参考资料，本项目考察浓度为 50mg/dL、40mg/dL、25mg/dL、10mg/dL、0mg/dL。

（2）确认血红蛋白的考察浓度。根据参考资料，本项目考察浓度为 3000mg/dL、1000mg/dL、500mg/dL、250mg/dL、100mg/dL、0mg/dL。

（3）确认甘油三酯的考察浓度。根据参考资料，本项目考察浓度为 6000mg/dL、3000mg/dL、1500mg/dL、500mg/dL、0mg/dL。

6.1.6 制备对照样品（C）

基础样品中加入同体积的溶解干扰物的溶剂。本研究中仅涉及胆红素对照标本的制备，其他均认为无相关差异。

6.1.7 测定程序

（1）胆红素（mg/dL）测定程序：在一组实验中，干扰样品和对照样品每个浓度至少重复测定 3 次，按照 0、10、25、40、50，50、40、25、10、0，0、10、25、40、50 顺序进行加样、测量。

（2）血红蛋白（mg/dL）测定程序：在一组实验中，每个浓度至少重复测定 3 次，按照 0、100、250、500、1000、3000，3000、1000、500、250、100、0，0、100、250、500、1000、3000 顺序进行加样、测量。

（3）甘油三酯（mg/dL）测定程序：在一组实验中，每个浓度至少重复测定 3 次，按照 0、500、1500、3000、6000，6000、3000、1500、500、0，0、500、1500、3000、6000 顺序进行加样、测量。

6.1.8 结果分析

对结果绘图，检测到的结果（干扰效果）作为 y 轴，干扰物浓度作为 x 轴，检查剂量响应关系的形状。符合线性回归，采用最小二乘法做线性回归分析 $y=ax+b$，计算任何干扰物浓度下的干扰影响。不符合线性回归，采用二次多项式非线性回归分析，计算任何干扰物浓度下的干扰影响。在线性回归和非线性回归均具有统计学意义，并呈现良好的相关性时，应从拟合曲线的优度和简洁度来考虑，以保证所得到的相关方程具有很好的重复性。

干扰判断：干扰率小于项目所在行标允许的正确度偏倚（行标规定的正确度允许偏差，如无行标可参考一般设定为 10%），即可判断为通过。

干扰率=[（干扰样品浓度–对照样品浓度）–（溶剂样品浓度–对照样品浓度）]/对照样品浓度×100%

（1）胆红素结果分析：考虑样品稀释和溶剂的影响后，若在 50mg/dL 处干扰效应小于 10%，可直接报告为“在 50mg/dL，干扰小于 10%”；若干扰大于 10%则应作剂量反应曲线，求出干扰在 10%时的干扰物浓度。

（2）血红蛋白结果分析：若在 3000mg/dL 处干扰效应小于 10%，可直接报告为“在 3000mg/dL，干扰小于 10%”；若干扰大于 10%则应作剂量反应曲线，求出干扰在 10%时的干扰物浓度。

（3）甘油三酯结果分析：考虑样品稀释的影响后，若在 6000mg/dL 处干扰效应小于 10%，可直接报告为“在 6000mg/dL，干扰小于 10%”；若干扰大于 10%则应作剂量反应曲线，求出干扰在 10%时的干扰物浓度。

6.1.9　具体实验数据

参考以上实验方法，选择两个浓度的待测物（能代表医学决定水平，或参考范围的上下限，病理浓度），分别加入不同浓度的干扰物，评估干扰率。甘油三酯的考核使用有机溶剂溶解的脂肪乳剂（intralipid）。实验结果见表 7.6.1～表 7.6.3，以及图 7.6.1、图 7.6.2。

表 7.6.1　胆红素干扰评估

项目名称	磁微粒孕酮定量检测试剂盒				仪器机型	/		仪器编号		/
基本信息	参考值范围	0.1～20.5ng/mL			医学决定水平	/		线性范围		0.05～120ng/mL
批次/批号	添加浓度（mg/dL）	重复次数	高值样品（28.37ng/mL）				低值样品（6.12ng/mL）			
			对照样品（ng/mL）	干扰样品（ng/mL）	仅添加溶剂（ng/mL）	干扰率（%）	对照样品（ng/mL）	干扰样品（ng/mL）	仅添加溶剂（ng/mL）	干扰率（%）
试剂批号 20160810	50	复孔 1	28.61	33.86	27.92	15.5	6.10	7.03	6.06	20.2
		复孔 2	27.68	32.30	28.12		6.74	7.82	6.43	
		复孔 3	27.50	32.07	29.17		6.02	7.86	6.55	
	40	复孔 1	28.61	31.49	27.92	13.2	6.10	7.27	6.06	17.2
		复孔 2	27.68	32.96	28.12		6.74	7.48	6.43	
		复孔 3	27.50	31.86	29.17		6.02	7.53	6.55	
	25	复孔 1	28.61	30.38	27.92	11.7	6.10	7.03	6.06	12.5
		复孔 2	27.68	31.92	28.12		6.74	7.22	6.43	
		复孔 3	27.50	32.73	29.17		6.02	6.95	6.35	
	10	复孔 1	28.61	29.66	27.92	7.0	6.10	6.54	6.06	7.3
		复孔 2	27.68	30.46	28.12		6.74	7.01	6.43	
		复孔 3	27.50	30.97	29.17		6.02	6.88	6.55	

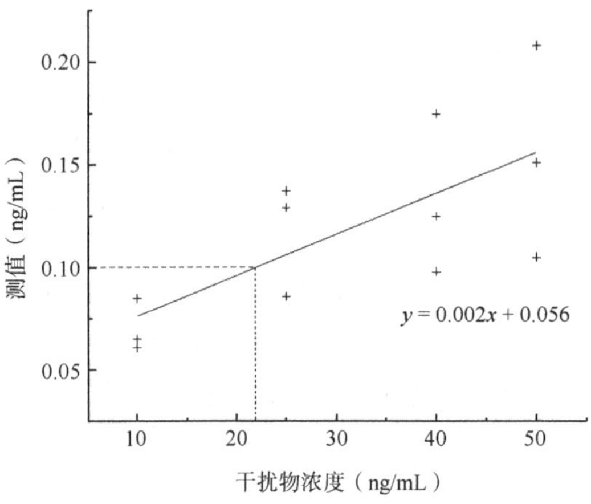

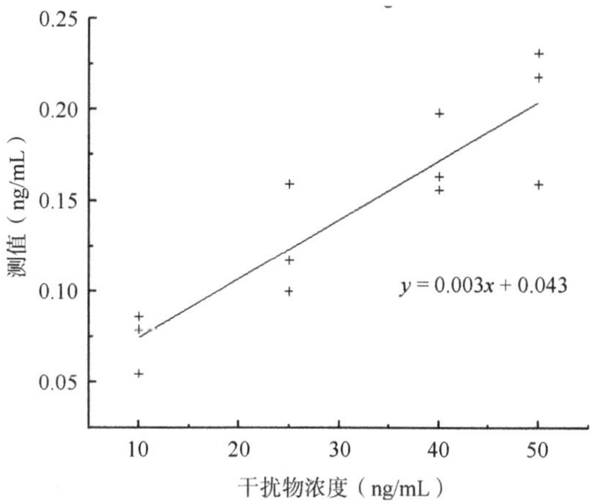

图 7.6.1　高值（上图）和低值（下图）样品在各干扰物浓度下干扰“剂量效应”关系

采用最小二乘法作线性回归分析 $y=ax+b$，高值样品（28.37ng/mL）回归方程为 $y=0.002x+0.056$，低值样品（6.12ng/mL）回归方程为 $y=0.003x+0.043$。计算任何干扰物浓度下的干扰影响，当干扰率≤10%，胆红素浓度≤20mg/dL。

表 7.6.2　血红蛋白干扰评估

项目名称	磁微粒孕酮定量检测试剂盒					仪器机型	/		仪器编号	/
基本信息	参考值范围	0.1～20.5ng/mL		医学决定水平			/		线性范围	0.05～120ng/mL
批次/批号	添加浓度（mg/dL）	重复次数	高值样品（28.37ng/mL）				低值样品（6.12ng/mL）			
			对照样品（ng/mL）	干扰样品（ng/mL）	仅添加溶剂（ng/mL）	干扰率（%）	对照样品（ng/mL）	干扰样品（ng/mL）	仅添加溶剂（ng/mL）	干扰率（%）
试剂批号20160810	3000	复孔 1	28.61	30.41	27.34	9.0	6.10	6.94	6.43	9.35
		复孔 2	27.68	30.24	28.15		6.08	6.74	6.27	
		复孔 3	27.50	30.77	28.38		6.02	6.86	6.14	
	1000	复孔 1	28.61	29.57	27.68	7.4	6.10	6.83	6.74	−3.5
		复孔 2	27.68	30.38	27.25		6.74	6.01	6.45	
		复孔 3	27.50	28.04	26.88		6.02	5.94	6.27	
	500	复孔 1	28.61	29.37	27.95	5.1	6.10	6.28	6.02	1.9
		复孔 2	27.68	28.98	27.88		6.74	6.20	6.45	
		复孔 3	27.50	29.50	27.79		6.02	6.59	6.28	
试剂批号20160810	250	复孔 1	26.61	28.85	27.56	4.7	6.10	6.26	6.32	−3.5
		复孔 2	27.68	28.99	27.28		6.74	6.04	6.58	
		复孔 3	27.50	29.48	28.62		6.02	6.32	6.41	

续表

项目名称	磁微粒孕酮定量检测试剂盒					仪器机型	/		仪器编号	/	
基本信息	参考值范围	0.1～20.5ng/mL		医学决定水平			/		线性范围	0.05～120ng/mL	
批次/批号	添加浓度（mg/dL）	重复次数	高值样品（28.37ng/mL）				低值样品（6.12ng/mL）				
			对照样品（ng/mL）	干扰样品（ng/mL）	仅添加溶剂（ng/mL）	干扰率（%）	对照样品（ng/mL）	干扰样品（ng/mL）	仅添加溶剂（ng/mL）	干扰率（%）	
	100	复孔 1	28.61	30.01	29.03	2.2	6.10	6.21	6.29	−4.0	
		复孔 2	27.68	28.38	27.95		6.74	6.11	6.37		
		复孔 3	27.50	29.13	28.66		6.02	6.01	6.43		

由以上数据可以看出，3000mg/dL 血红蛋白对本试剂盒无明显干扰。

表 7.6.3 甘油三酯干扰评估（实际添加物为脂肪乳剂）

项目名称	磁微粒孕酮定量检测试剂盒			仪器机型			/		仪器编号	/
基本信息	参考值范围	0.1～20.5ng/mL		医学决定水平			/		线性范围	0.05～120ng/mL
批次/批号	添加浓度（mg/dL）	重复次数	高值样品（28.37ng/mL）				低值样品（6.12ng/mL）			
			对照样品（ng/mL）	干扰样品（ng/mL）	仅添加溶剂（ng/mL）	干扰率（%）	对照样品（ng/mL）	干扰样品（ng/mL）	仅添加溶剂（ng/mL）	干扰率（%）
试剂批号 20160810	6000	复孔 1	28.61	21.38	27.32	−16.7	6.10	5.11	6.02	−17.4
		复孔 2	27.68	22.53	27.56		6.74	4.96	5.75	
		复孔 3	27.50	23.47	26.58		6.02	4.73	5.52	
	3000	复孔 1	28.61	23.69	26.65	−8.5	6.10	4.79	5.24	−8.7
		复孔 2	27.68	26.41	28.25		6.74	5.28	5.65	
		复孔 3	27.50	23.50	25.82		6.02	5.33	5.85	
	1500	复孔 1	28.61	26.15	27.65	−5.5	6.10	5.58	5.81	−6.1
		复孔 2	27.68	26.29	27.38		6.74	5.76	6.14	
		复孔 3	27.50	24.56	26.59		6.02	5.43	5.67	
	500	复孔 1	28.61	27.25	28.18	−2.7	6.10	5.56	5.74	−2.3
		复孔 2	27.68	26.15	26.88		6.74	5.91	6.08	
		复孔 3	27.50	27.47	28.09		6.02	5.75	5.86	

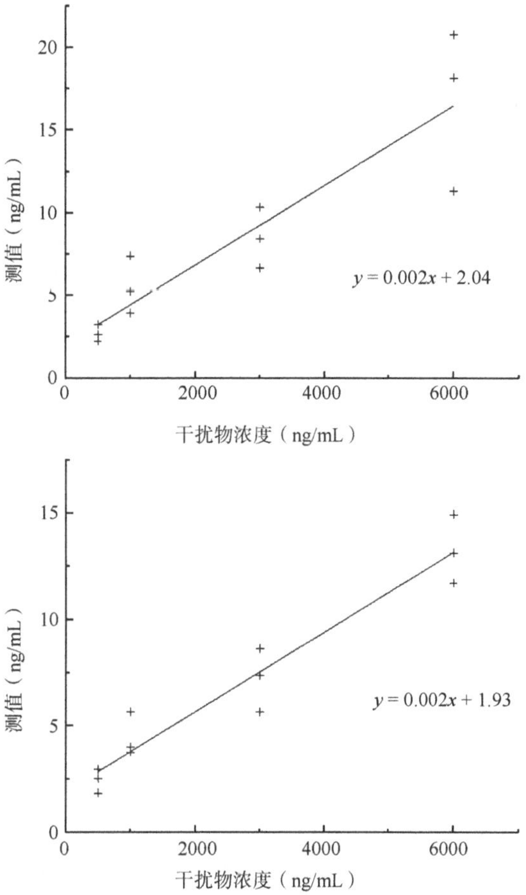

图 7.6.2 高值（上图）和低值（下图）样品在各干扰物浓度下干扰“剂量效应”关系

采用最小二乘法做线性回归分析 $y=ax+b$，高值样品（28.37ng/mL）回归方程为 $y=0.002x+2.04$，低值样品（6.12ng/mL）回归方程为 $y=0.002x+1.93$，计算任何干扰物浓度下的干扰影响。当干扰率≤10%，甘油三酯浓度≤3000mg/dL。

评价结论：20mg/dL 胆红素、3000mg/dL 血红蛋白、3000mg/dL 甘油三酯对检测结果无干扰。

6.2 人类免疫缺陷病毒抗体检测试剂盒（化学发光法）

考核试剂盒批次为 3 批，此处仅显示 1 批的数据。

参考 4.1.2 的实验设计方法，选择两个浓度的待测物（能代表医学决定水平，或参考范围的上下限，病理浓度），分别加入不同浓度的干扰物，评估干扰率。甘油三酯的考核使用有机溶剂溶解的脂肪乳剂。实验结果见表 7.6.4～表 7.6.6。

表 7.6.4 血红蛋白干扰评估

项目名称	人类免疫缺陷病毒抗体检测试剂盒（化学发光法）			仪器机型		/		仪器编号		/
基本信息	参考值范围		S/CO<1	医学决定水平		/		线性范围		/
批次/批号	添加浓度（mg/dL）	重复次数	阳性样品（S/CO）				阴性样品（S/CO）			
			对照样品	干扰样品	仅添加溶剂	干扰率（%）	对照样品	干扰样品	仅添加溶剂	干扰率（%）
20170419	1000	复孔 1	4.18	5.64	3.19	39.2	0.01	0.33	0.03	1668.9
		复孔 2	3.64	4.17	3.37		0.02	0.27	0.02	
		复孔 3	4.01	4.41	3.01		0.01	0.29	0.04	
	500	复孔 1	4.18	5.59	3.86	27.4	0.01	0.14	0.02	766.8
		复孔 2	3.64	4.20	4.30		0.02	0.17	0.02	
		复孔 3	4.01	5.19	3.59		0.01	0.14	0.04	
	250	复孔 1	4.18	3.63	3.82	8.5	0.01	0.04	0.03	123.2
		复孔 2	3.64	4.31	3.74		0.02	0.04	0.02	
		复孔 3	4.01	4.52	3.88		0.01	0.03	0.01	
	100	复孔 1	4.18	4.25	3.25	6.4	0.01	0.02	0.02	24.0
		复孔 2	3.64	3.36	4.16		0.02	0.03	0.02	
		复孔 3	4.01	4.18	3.62		0.01	0.02	0.02	
	50	复孔 1	4.18	4.25	3.72	5.3	0.01	0.02	0.01	12.5
		复孔 2	3.64	4.00	4.04		0.02	0.02	0.02	
		复孔 3	4.01	3.92	3.79		0.01	0.01	0.02	

由以上数据可以看出，250mg/dL 血红蛋白对本试剂盒无明显干扰。

表 7.6.5 甘油三酯干扰评估（实际添加物为脂肪乳剂）

项目名称	人类免疫缺陷病毒抗体检测试剂盒（化学发光法）			仪器机型		/		仪器编号		/
基本信息	参考值范围		S/CO<1	医学决定水平		/		线性范围		/
批次/批号	添加浓度（mg/dL）	重复次数	阳性样品（S/CO）				阴性样品（S/CO）			
			对照样品	干扰样品	仅添加溶剂	干扰率（%）	对照样品	干扰样品	仅添加溶剂	干扰率（%）
20170419	6000	复孔 1	4.66	3.62	/	–21.7	0.04	0.08	/	1.8
		复孔 2	4.14	2.79			0.04	0.03		
		复孔 3	3.93	3.56			0.05	0.03		

续表

项目名称	人类免疫缺陷病毒抗体检测试剂盒（化学发光法）				仪器机型	/	仪器编号			/
基本信息	参考值范围		S/CO<1		医学决定水平	/	线性范围			/
批次/批号	添加浓度（mg/dL）	重复次数	阳性样品（S/CO）				阴性样品（S/CO）			
			对照样品	干扰样品	仅添加溶剂	干扰率（%）	对照样品	干扰样品	仅添加溶剂	干扰率（%）
20170419	3000	复孔 1	4.66	3.90	/	−8.8	0.04	0.06	/	23.4
		复孔 2	4.14	3.00			0.04	0.03		
		复孔 3	3.93	4.72			0.05	0.08		
	1500	复孔 1	4.66	4.18		−2.5	0.04	0.06		46.3
		复孔 2	4.14	4.19			0.04	0.07		
		复孔 3	3.93	4.03			0.05	0.07		
	500	复孔 1	4.66	4.20		−1.1	0.04	0.05		27.9
		复孔 2	4.14	4.22			0.04	0.04		
		复孔 3	3.93	4.17			0.05	0.08		
	100	复孔 1	4.66	4.80		8.5	0.04	0.04		66.2
		复孔 2	4.14	4.70			0.04	0.08		
		复孔 3	3.93	4.31			0.05	0.10		

由以上数据可以看出，3000mg/dL 甘油三酯对本试剂盒无明显干扰。

表 7.6.6　胆红素干扰评估

项目名称	人类免疫缺陷病毒抗体检测试剂盒（化学发光法）				仪器机型	/	仪器编号			/
基本信息	参考值范围		S/CO<1		医学决定水平	/	线性范围			/
批次/批号	添加浓度（mg/dL）	重复次数	阳性样品（S/CO）				阴性样品（S/CO）			
			对照样品	干扰样品	仅添加溶剂	干扰率（%）	对照样品	干扰样品	仅添加溶剂	干扰率（%）
20170419	50	复孔 1	1.62	2.41	2.30	−0.7	0.02	0.01	0.02	−53.2
		复孔 2	1.80	2.38	2.57		0.03	0.01	0.02	
		复孔 3	1.68	2.34	2.29		0.02	0.01	0.02	
	40	复孔 1	1.62	2.58	2.40	2.5	0.02	0.01	0.02	−28.9
		复孔 2	1.80	2.39	2.47		0.03	0.01	0.02	
		复孔 3	1.68	2.41	2.38		0.02	0.01	0.01	

续表

项目名称	人类免疫缺陷病毒抗体检测试剂盒（化学发光法）				仪器机型	/		仪器编号		/
基本信息	参考值范围		S/CO<1		医学决定水平	/		线性范围		/
批次/批号	添加浓度（mg/dL）	重复次数	阳性样品（S/CO）				阴性样品（S/CO）			
			对照样品	干扰样品	仅添加溶剂	干扰率（%）	对照样品	干扰样品	仅添加溶剂	干扰率（%）
20170419	30	复孔 1	1.62	2.06	2.17	−8.5	0.02	0.01	0.01	7.7
		复孔 2	1.80	2.07	2.21		0.03	0.01	0.01	
		复孔 3	1.68	2.26	2.44		0.02	0.02	0.01	
	20	复孔 1	1.62	2.35	2.15	−0.6	0.02	0.01	0.01	−26.6
		复孔 2	1.80	2.25	2.43		0.03	0.01	0.02	
		复孔 3	1.68	2.20	2.24		0.02	0.01	0.01	
	10	复孔 1	1.62	2.41	2.24	0.6	0.02	0.01	0.01	−20.5
		复孔 2	1.80	2.26	2.39		0.03	0.01	0.01	
		复孔 3	1.68	2.25	2.27		0.02	0.01	0.01	

由以上数据可以看出，50mg/dL 胆红素对本试剂盒无明显干扰。

评价结论：50mg/dL 胆红素、250mg/dL 血红蛋白、3000mg/dL 甘油三酯对检测结果无干扰。

6.3　乙型肝炎病毒核酸检测试剂盒（荧光 PCR 法）

乙型肝炎病毒核酸测定试剂盒是指利用实时荧光聚合酶链反应（polymerase chain reaction，PCR）的核酸检测技术，以 HBV 基因序列为检测靶标，对人血清、血浆中的 HBV DNA 进行体外定量检测的试剂。其结果结合临床表现和其他实验室指标，可作为乙型肝炎辅助诊断的指标之一，还可通过对血液中 HBV DNA 浓度的检测用于 HBV 感染的辅助诊断、治疗适应证的选择及抗病毒疗效的判断。

预期用途：用于定量检测人血清、血浆等样品中的 HBV DNA。

6.3.1　潜在干扰物的确定

乙型肝炎病毒核酸测定试剂盒（荧光 PCR 法）所适用的临床样品类型为血清、血浆。离体的血液经不同的方法处理从而得到检测所需的血清或血浆，由于均为从全血中分离获得的,因此血液中的一些物质可能会成为潜在的内源性干扰物(表 7.6.7)。抗凝全血常被用于分离或制备血浆，因此采血管中使用的抗凝剂是血浆样品中较为常见的一类潜在的外源性干扰物。此外，乙型肝炎患者服药后，在一定时间内血液中会存在一定浓度的药物，因此常用的乙型肝炎治疗药物也是主要的外源性干扰物（见表 7.6.7）。

表 7.6.7　潜在的干扰物

类型	物质
内源性干扰物	人白蛋白、胆红素、游离血红蛋白、甘油三酯、抗核抗体、类风湿因子、总 G 型免疫球蛋白（IgG）等
外源性干扰物	普通干扰素 α（2a、2b 和 1b）和聚乙二醇干扰素 α（2a 和 2b）[PegIFNα（2a 和 2b）]、拉米夫定、阿德福韦酯、恩替卡韦、替比夫定等

6.3.2　干扰物的评估

6.3.2.1　乙型肝炎病毒浓度确定

选取乙型肝炎病毒核酸测定试剂盒的检测临界值水平作为干扰实验时的被测量浓度，对每种干扰物的干扰影响进行检测。

6.3.2.2　确定合适的干扰物浓度

干扰物浓度的分布应覆盖人体生理及病理状态下可能出现的物质浓度，在大多数情况下，可选择医学决定水平、参考范围的上限或病理浓度，进行干扰实验时干扰物的浓度可根据表 7.6.8 确定。本部分的研究中只对胆红素、血红蛋白和甘油三酯进行介绍。

表 7.6.8　干扰物浓度确定

可能干扰物	样品类型	干扰物实验浓度
药物	血清、血浆	至少 3 倍于治疗药物浓度或最高预期浓度
内源性干扰物	血清、血浆	目标患者群体中预期最高浓度
抗凝剂	血清、血浆	5 倍于添加浓度

（1）确认胆红素的考察浓度。人体内大部分胆红素为非结合胆红素，因此以非结合胆红素作为研究对象。相关研究推荐的胆红素干扰浓度为 20mg/dL，根据乙型肝炎项目特点，合理设定考察浓度，建议考察浓度为 50mg/dL、20mg/dL、5mg/dL、0mg/dL。

（2）确认血红蛋白的考察浓度。正常人周围血中血红蛋白浓度在 130～200g/L，相关研究推荐的血红蛋白干扰浓度为 2g/L（即 200mg/dL）。因为血清或血浆样品中所含有的血红蛋白浓度应远远低于全血样品，合理设定考察浓度，建议考察浓度为 200mg/dL、100mg/dL、0mg/dL。

（3）确认甘油三酯的考察浓度。人血清中甘油三酯正常值一般低于 150mg/dL，高于 500mg/dL 为明确的高甘油三酯血症，同时结合市面上厂家考察的高浓度值 3000mg/dL，建议考察浓度为 3000mg/dL、500mg/dL、0mg/dL。

6.3.2.3 确定样品所需的重复数目（*n*）

每个浓度所需的重复测量次数需要通过计算得到，在不同干扰物的浓度下，需要的复孔数也是不同的。一般情况下，做剂量效应曲线时每个测试浓度水平重复测量 3 次足够。每个浓度样品重复 3 次即充分。

6.3.3 测定方案

得出实验样品的 *n* 个测定数据和对照样品的 *n* 个测定数据（C_1T_1、C_2T_2、C_3T_3、…、C_nT_n）。

（1）胆红素（mg/dL）测定程序：在一组实验中，干扰样品和对照样品每个浓度至少重复测定 3 次，按照 0、5、20、50，50、20、5、0，0、5、20、50 顺序进行加样、测量。

（2）血红蛋白（mg/dL）测定程序：在一组实验中，每个浓度至少重复测定 3 次，按照 0、100、200，200、100、0，0、100、200 顺序进行加样、测量。

（3）甘油三酯（mg/dL）测定程序：在一组实验中，每个浓度至少重复测定 3 次，按照 0、500、3000，3000、500、0，0、500、3000 顺序进行加样、测量。

6.3.4 结果分析

根据检测结果来判定干扰物是否对试剂盒的检测造成干扰。

干扰判断：以乙型肝炎病毒核酸测定试剂盒的检测临界值的样品作为被检物质，检测结果如为阳性即可判断为通过，如为阴性则证明此浓度的干扰物对试剂盒检测结果有影响。实验结果见表 7.6.9～表 7.6.11。

表 7.6.9 胆红素干扰评估

项目名称	乙型肝炎病毒核酸测定试剂盒		仪器机型	/	仪器编号	/
基本信息	参考值范围	10IU/mL	医学决定水平	/	线性范围	20～10^8IU/mL
批次/批号	添加浓度	重复次数	对照样品		干扰样品	
试剂批号 20160810	1mg/dL	复孔 1	+		+	
		复孔 2	+		+	
		复孔 3	+		+	
试剂批号 20160810	20mg/dL	复孔 1	+		+	
		复孔 2	+		+	
		复孔 3	+		+	
	50mg/dL	复孔 1	+		+	
		复孔 2	+		+	
		复孔 3	+		+	

由表 7.6.9 中结果可以看出，50mg/dL 胆红素对本试剂盒无明显干扰。

表 7.6.10 血红蛋白干扰评估

项目名称	乙型肝炎病毒核酸测定试剂盒		仪器机型	/	仪器编号	/
基本信息	参考值范围	10IU/mL	医学决定水平	/	线性范围	20～10^8IU/mL
批次/批号	添加浓度	重复次数	对照样品		干扰样品	
试剂批号 20160810	100mg/dL	复孔 1	+		+	
		复孔 2	+		+	
		复孔 3	+		+	
	200mg/dL	复孔 1	+		+	
		复孔 2	+		+	
		复孔 3	+		+	

由表 7.6.10 中结果可以看出，200mg/dL 血红蛋白对本试剂盒无明显干扰。

表 7.6.11 甘油三酯干扰评估

项目名称	乙型肝炎病毒核酸测定试剂盒		仪器机型	/	仪器编号	/
基本信息	参考值范围	10IU/mL	医学决定水平	/	线性范围	20～10^8IU/mL
批次/批号	添加浓度	重复次数	对照样品		干扰样品	
试剂批号 20160810	500mg/dL	复孔 1	+		+	
		复孔 2	+		+	
		复孔 3	+		+	

续表

项目名称	乙型肝炎病毒核酸测定试剂盒		仪器机型	/	仪器编号	/
基本信息	参考值范围	10IU/mL	医学决定水平	/	线性范围	20～10^8IU/mL
批次/批号	添加浓度	重复次数	对照样品		干扰样品	
	3000mg/dL	复孔 1	+		+	
		复孔 2	+		+	
		复孔 3	+		+	

由表 7.6.11 中结果可以看出，3000mg/dL 甘油三酯对本试剂盒无明显干扰。

6.3.5　评价结论

50mg/dL 胆红素、200mg/dL 血红蛋白、3000mg/dL 甘油三酯对检测结果无明显干扰。

6.4　人胰岛素定量检测试剂盒（磁微粒化学发光法）

项目简介：人胰岛素是由胰岛 B 细胞分泌的一种多肽类激素，分子量约为 6000Da，包含两条多肽链（α 链含 21 个氨基酸，β 链含 30 个氨基酸），是调节人体内葡萄糖代谢的关键激素，主要通过两种机制发挥作用：一种是抑制脂肪、蛋白质水解，抑制肝糖原分解及糖质新生；另一种是促进葡萄糖的利用、脂质合成。

胰岛素由其前体胰岛素原转化而来，在胰岛素原中 α 链和 β 链由 C 链链接，即 C 肽。在特异性蛋白酶作用下，胰岛素原分解为胰岛素和 C 肽，在胰岛 B 细胞的分泌颗粒中储存并释放。循环中的胰岛素半衰期为 7～15min，超过 50%在肝脏代谢。

胰岛素的分泌分为基础分泌和葡萄糖刺激后的双时相分泌。基础分泌量与体内血糖水平的波动有关。当机体受到葡萄糖刺激（进餐、口服或静脉注射葡萄糖）后，胰岛素会呈双时相分泌。此时，胰岛素的分泌量在血糖升高后的 1～3min 内迅速增加，在 30～45min 出现高峰，称为早时相胰岛素分泌；后时相胰岛素分泌在早时相分泌停止之前已经开始，随血糖升高分泌量逐渐增加，只要血糖未恢复到基础水平，则分泌量始终居高不下。有研究表明，早时相胰岛素分泌对餐后血糖控制有重要意义，可以预测糖耐量受损及 2 型糖尿病的发生。

接受外源性胰岛素治疗的糖尿病患者在检测血清胰岛素时，检测结果易被外源性胰岛素干扰，而 C 肽测定不受影响，从而导致血清胰岛素的测定值与 C 肽值不一致的现象。据相关文献报道，当停用胰岛素药物后，患者的血清胰岛素水平会逐渐下降，达到与C肽相一致的水平。

市场上不同厂家对相关药物的干扰情况有所不同，本部分针对目前市场上常用的9种常见胰岛素药物，包括来得时（甘精胰岛素）、优泌乐（赖脯胰岛素）、诺和锐（门冬胰岛素）、诺和平（地特胰岛素）、诺和灵R（生物合成人胰岛素）、优泌林70/30（30%重组人胰岛素、70%精蛋白锌重组人胰岛素）、诺和灵N（生物合成人胰岛素）、诺和灵30R（30%中性胰岛素、70%低精蛋白锌胰岛素）和胰岛素注射液[胰岛素（猪）无菌水溶液]等的基本信息进行验证。

考核试剂盒批次为3批，此处仅显示1批的数据。

参考以上实验方法，选择一个低浓度的待测物（能代表医学决定水平，或参考范围的上下限，病理浓度），分别加入不同浓度的干扰物，评估干扰率（表7.6.12）。

表7.6.12　添加药物样品测定结果

药物名称	药物添加量			平均干扰率（%）
	1000μIU/mL	200μIU/mL	30μIU/mL	
来得时	544.86	213.02	23.20	33.7
优泌乐	63.60	19.74	2.73	5.8
诺和锐	146.33	51.95	6.68	3.5
诺和平	36.54	16.59	3.95	1.6
诺和灵R	637.78	267.04	39.76	104.6
优泌林70/30	585.45	223.18	30.61	75.4
诺和灵N	629.56	279.26	38.21	81.1
诺和灵30R	611.55	242.22	32.55	82.9
胰岛素注射液	592.29	217.64	25.45	58.6

接受胰岛素药物（外源性胰岛素）治疗的患者，其血清胰岛素检测会受到影响，9种常见的胰岛素药物有不同的交叉率，检测接受过外源性胰岛素治疗患者的血清胰岛素时，不同厂家的试剂可能会得到不同的结果。此时推荐血清C肽检测辅助临床诊断，当遇到检测结果异常的样品时，应结合该患者的用药史进行分析，包括药物名称、剂量、用药时间等。

6.5 肌酐检测试剂盒（肌氨酸氧化酶法）

肌酐是肌肉中磷酸肌酸通过自发和不可逆反应转化而形成的。临床血清中肌酐含量的测定与尿素测定一同进行，用于肾功能的检查。肌酐检测方法主要有碱性苦味酸法和酶法，碱性苦味酸法测定血清肌酐易受内源性物质的干扰，酶法能提高肌酐检测的特异性，目前被广泛应用。

其中碱性苦味酸法检测原理：在碱性条件下，血清中的肌酐与碱性苦味酸反应，生成黄红色的苦味酸肌酐复合物，在 510nm 波长处进行比色测定。酶法检测原理：血清或尿液中肌酐被肌酐酶水解为肌酸，生成的肌酸被肌酸酶水解为肌氨酸和尿素。肌氨酸氧化酶可促进肌氨酸的氧化性脱甲基作用，产生甘氨酸、甲醛和过氧化氢。过氧化氢酶的出现使已产生的过氧化氢和 *N*-（3-磺丙基）-3-甲氧基-5-甲基苯胺（HMMPS），以及 4-氨基安替吡啉起定量氧化缩合反应，产生蓝色色素。肌酐浓度与在 600/700nm 处吸光度的变化成比例。

6.5.1　潜在干扰物分析

根据苦味酸的反应原理，碱性苦味酸法受到黄疸、乳糜、溶血和药物的干扰。新的酶促方法改善了碱性苦味酸法的一些非特异性，但也容易受到其他物质的干扰。①血清中主要干扰物为样品中的肌酸，为去除肌酸的干扰，可采用双试剂法，但是血清样品中高浓度肌酸仍可能对结果产生影响；②酶法测定肌酐反应原理为氧化还原反应，因此具有强还原性的外源性物质也会对检测结果造成影响，如维生素 C；③显色反应在一些疾病（如糖尿病酮症酸中毒）中，干扰色原存在可导致血清肌酐值假性升高，如胆红素；④有报道，样品中 IgM 病变蛋白的存在会引起酶升高，导致肌酐血清测定值的升高；⑤药物，如儿茶酚胺、多巴胺会参与酶反应造成干扰。

6.5.2　干扰判断标准

根据项目的行业标准设定干扰范围的，当无行业标准时通常按≤10%设定。

6.5.3　干扰浓度确定

根据 CLSI EP07-A2 附录 2 推荐的浓度评估常规干扰物质。对某些方法学的特殊干扰物质的干扰浓度确定，一般参考以下规则。酶类按照 2～10 倍于通常水平浓度添加，药物类按照高于治疗摄入个体的最高量或达到有毒剂量考虑。以维生素 C 对酶法肌酐检测试剂为例，维生素 C 考察浓度的确定方法：血清维生素 C 的参考范围为 34～114μmol/L。EP07-A2 文件推荐的维生素 C 治疗浓度为 40mg/dL，致毒剂量为 65mg/dL。结合项目的特点，确定考察浓度为 40mg/dL（1172μmol/L）、30mg/dL（879μmol/L）、20mg/dL（586μmol/L）、10mg/dL

（293μmol/L）、0mg/dL。

6.5.4 分析物浓度选择

干扰检测应该在 2 个或以上医学决定水平浓度开展。样品浓度一般为参考值水平的上限和下限。基础血清准备可以通过正常值血清样品的混合，或高值样品的稀释来准备。在不存在基质效应的前提下也可以通过添加纯分析物使样品中被测量浓度达到医学决定水平。应注意：

（1）尽可能使用正常人血清混合。

（2）待混合的正常人血清需排除可能带入干扰的样品，如沉淀、乳糜、溶血、脂血等。

（3）尽可能使用白蛋白含量低或正常的血清（3.9～4.5g/dL）。

（4）如果血清样品是冷冻保存的，复溶后需离心处理去除沉淀和结块。

6.5.5 样品测定次数

为排除测量程序的精密度对干扰效果的影响，每份样品的测定次数需根据统计学检验的置信水平、检验效能、测量程序的批内精密度及干扰标准计算得出。按照 EP07-A2 计算样品测定次数（表 7.6.13、表 7.6.14）。

表 7.6.13 常见置信水平与检验效能下的 *Z* 值

置信水平	*Z* 值
0.900	1.282
0.950	1.645
0.975	1.960
0.990	2.326
0.995	2.576

表 7.6.14 95%的置信区间和检验效能检测不同的干扰效应所需的重测次数

d_{max}/s	n	d_{max}/s	n
0.8	41	1.5	12
1.0	26	1.6	10
1.1	22	1.8	8
1.2	18	2.0	7
1.3	16	2.5	5
1.4	14	3.0	3

当干扰方向不明确时，采用双边检测，重复次数计算参考公式（3-1）。比如检测干扰可接受水平为±1.5mg/dL，在 95%置信区间（α=0.05），95%的检测效能（β=0.05），1.0mg/dL 浓度，95%双边检测的置信水平为 0.975，则 $n=2[(1.960+1.645)\times1.0/1.5]^2=11.6$，通常可按表 7.3.3 查询所需要的样品重复测定数。

以肌酐酶（mg/dL）检测为例，$d_{max}/s=0.22/0.01=22>3.0$，按照重复次数 3 次进行测定。

6.5.6　实验程序

（1）在 25mL 烧杯中称取 1g 维生素 C，加入大约 20mL 的预冷纯化水。

（2）低速搅拌溶解，高速搅拌可能会导致空气中氧气的加速溶解。

（3）转移至容量瓶定容至 25mL，使浓度为 2000mg/mL，作为高浓度储存液。

（4）使用去离子水将干扰物储存液稀释 1000 倍，测定 265nm 处吸光值，按照下述公式计算储存液的实际浓度。

浓度（mg/dL）=吸光度×1174

（5）取 10μL 纯化水加入 4.90mL 血清中作为基础血清，取 10μL 干扰物加入 4.90mL 血清中作为干扰高值样品。将干扰高值样品和基础血清按 25%、50%、75%、100%不同比例混合配置成不同梯度的干扰浓度。

（6）不同浓度的基础血清按照“(5)”相同的方法进行配制。

（7）样品准备结束后，在 3h 内完成测定以防止样品变化。

6.5.7　测定

使用同一批试剂建立校准曲线，测定质控品确认仪器状态。交替测定实验样品（T）及对照样品（C），每个样品重复测定 3 次。

6.5.8　结果分析

计算测定结果的中位数，根据干扰标准确认是否存在干扰影响。

参 考 文 献

国家食品药品监督管理总局. 2014. 关于发布体外诊断试剂临床试验技术指导原则的通告（2014年第16号）

国家食品药品监督管理总局. 2014. 关于发布体外诊断试剂说明书编写指导原则的通告（2014年第17号）

国家食品药品监督管理总局. 2014. 体外诊断试剂注册管理办法（2014年第5号）

国家食品药品监督管理局医疗器械技术审评中心. 2009. 体外诊断试剂分析性能评估系列指导原则（征求意见稿）

尚红，王毓三，申子瑜. 2015. 全国临床检验操作规程（第四版）. 北京：人民卫生出版社，374

中华人民共和国国家卫生和计划生育委员会. 2013. WS/T 416-2013.干扰实验指南

中华人民共和国国家质量监督检验检疫总局中国国家标准化管理委员会. 2011. GB/T 26124-2011. 临床化学体外诊断试剂（盒）

中华人民共和国国家质量监督检验检疫总局中国国家标准化管理委员会. 2013. GB/T 29791.1-2013. 体外诊断医疗器械制造商提供的信息（标示）第1部分：术语定义和通用要求

中华人民共和国国家质量监督检验检疫总局中国国家标准化管理委员会. 2013. GB/T 29791.2-2013. 体外诊断医疗器械 制造商提供的信息（标示）第2部分：专业用体外诊断试剂

Barrett MW，Myers JC，Watson DI，et al. 1999. Dietary interference with the use of Bilitec to assess bile reflux. Diseases of the Esophagus，12（1）：60-64

Bowen RA，Remaley AT. 2014. Interferences from blood collection tube components on clinical chemistry assays. Biochemia Medica，24（1）：31-44

Chance J，Norris E，Kroll M. 2000. Mechanism of interference of a polymerized hemoglobin blood substitude in an alkaline phosphatase method. Clin Chem，46：1331-1337

Clinical & Laboratory Standards Institute. 2005. Interference Testing in Clinical Chemistry–Second Edition

Dimeski G. 2008. Interference testing. The Clinical Biochemist，Reviews. 29（Suppl 1）：S43-S48

Duncanson G，Worth H. 1990. Pseudohypophosphataemia as a result of bilirubin interference. Ann Clin Biochem，27：253-257

Elston MS，Sehgal S，Du Toit S，et al. 2016. Factitious Graves' disease due to biotin immunoassay interference：A case and review of the literature. The Journal of Clinical Endocrinology and Metabolism，101：3251-3255

Farrell CJ. 2016. Carter AC. Serum indices：Managing assay interference. Annals of Clinical Biochemistry，53：527-538

Kricka LJ. 1999. Human anti-animal antibody interferences in immunological assays. Clin Chem，45：

942-956

Kricka LJ. 2000. Interferences in immunoassay—still a threat. Clin Chem，46：1037-1038

Kroll M，McCudden C. 2013. Endogenous interferences in chilical laboratory tests. Berlin：Walter de Gruyter

Kroll MH，Elin RJ. 1994. Interference with clinical laboratory analyses. Clin Chem，40：1996-2005

Kummer S，Hermsen D，Distelmaier F. 2016. Biotin treatment mimicking Graves' disease. The New England Journal of Medicine，375：704-706

Levinson SS，Miller JJ. 2002. Towards a better understanding of heterophile（and the like）antibody interference with modern immunoassays. Clinica Chimica Acta；International Journal of Clinical Chemistry，325：1-15

Murphy JL，Hurt TL，Griswold WR，et al. 1989. Interference with creatinine concentration measurement by high dose furosemide infusion. Critical Care Medicine，17（9）：889-890

Nikolac N. 2014. Lipemia：Causes，interference mechanisms，detection and management. Biochem Med（Zagreb），24：57-67

Peake M，Whiting M. 2006. Measurement of serum creatinine-current status and foture goals. Clin Biochem Rev，27：173-184

Reddy P，Bowie L，Callistein S. 1997. Binding of nitric oxide to thiols and hemes in hemoglobin H：Implications for alpha-thalassemia and hepertension. Clin Chem，43：1442-1447

Ryder K，Glick M，Glick S. 1991. Incidence and amout of turbidity，hemolysis，and icterus in serum from outpatients. Lab Med，22：415-418

Schiettecatte J，Anckaert E，Smitz J. 2012. Interference in immunoassays//Chiu NHL ed.Advances in immunoassy technology. Rijeka，Croatia：Intech，45-62

Siff KS，Finkler AE. 1988. False-positive barbiturate test in urine owing to phenytoin and 5-（*p*-hydroxyphenyl）-5-phenylhydantoin. Clin Chem，34（6）：1359-1360

Sodi R，Darn SM，Davison AS，et al. 2006. Mechanism of interference by haemolysis in the cardiac troponin T immunoassay. Annals of Clinical Biochemistry，43：49-56

Wilchek M，Bayer EA. 1990. Avidin-biotin mediated immunoassays：Overview. Methods in Enzymology，184：467-469

Yatscoff RW，Langman LJ，LeGatt DF. 1993. Cross-reactivities of cyclosporin G（NVa2 cyclosporin）and metabolites in cyclosporin A immunoassays. Clin Chem，39（6）：1089-1092

附 录

附录 1 常见分析物的建议实验浓度

分析物	相对分子量	实验浓度（低值）		实验浓度（高值）	
		国际单位	转换单位	国际单位	转换单位
对乙酰氨基酚	151.61	33μmol/L	5μg/mL	199μmol/L	30μg/mL
丙酮	58.08	0.34mmol/L	2mg/dL	3.4mmol/L	20mg/dL
白蛋白	66 000	35g/L	3.5g/dL	50g/L	5g/dL
醛固酮	360.44	0.2nmol/L	8ng/dL	1.1nmol/L	40ng/dL
甲胎蛋白	66 000	300ng/L	30ng/dL	150μg/L	150ng/mL
氨	17.03	10μmol/L	14μg/dL	80μmol/L	112μg/dL
脂蛋白 A1	28 000	0.8g/L	80mg/dL	1.8g/L	180mg/dL
脂蛋白 B	549 000	0.6g/L	60mg/dL	1.3g/L	130mg/dL
结合胆红素	842.9	2.4μmol/L	0.2mg/dL	86μmol/L	5mg/dL
非结合胆红素	584.67	17μmol/L	1mg/dL	257μmol/L	15mg/dL
C-反应蛋白	114 000	0.01g/L	1mg/dL	0.04g/L	4mg/dL
离子钙	40.08	1mmol/L	4mg/dL	2mmol/L	8mg/dL
总钙	40.08	2mmol/L	8mg/dL	3mmol/L	12mg/mL
卡马西平	236.26	12.7μmol/L	3μg/mL	50.8μmol/L	12μg/mL
氯	35.5	90mmol/L	90mEq/L	110mmol/L	110mEq/L
高密度脂蛋白胆固醇	386.66	0.9mmol/L	35mg/dL	1.8mmol/L	70mg/dL
总胆固醇	386.66	3.88mmol/L	150mg/dL	6.47mmol/L	250mg/dL
总二氧化碳	44.01	20mmol/L	20mEq/L	35mmol/L	35mEq/L
皮质醇	362.47	138nmol/L	5μg/dL	828nmol/L	30μg/dL
肌氨酸酐	133.12	133μmol/L	1.5mg/dL	422μmol/L	5mg/dL
地高辛	780.92	0.5nmol/L	0.4ng/mL	2.6nmol/L	2ng/mL
肾上腺素	183.21	218nmol/L	40pg/mL	546pmol/L	100pg/mL
雌三醇	288.39	139nmol/L	40ng/mL	1040nmol/L	300ng/mL

续表

分析物	相对分子量	实验浓度（低值）		实验浓度（高值）	
		国际单位	转换单位	国际单位	转换单位
乙醇	46.07	2.17mmol/L	10mg/dL	21.7mmol/L	100mg/dL
铁蛋白	474 000	45pmol/L	20ng/mL	449pmol/L	200ng/mL
叶酸	441.4	11nmol/L	5ng/mL	34nmol/L	15ng/mL
促卵胞激素	30 000	5IU/L	5mIU/mL	40IU/L	40mIU/mL
葡萄糖	180.16	4.4mmol/L	80mg/dL	6.7mmol/L	120mg/dL
血红蛋白	64 456	100g/L	10g/dL	200g/L	20g/dL
促绒毛膜激素	36 700	5IU/L	5mIU/mL	50IU/L	50mIU/mL
铁	55.84	7.2μmol/L	40μg/dL	26.9μmol/L	150μg/dL
铁结合力	NA	44.8μmol/L	250μg/dL	80.6μmol/L	450μg/dL
乳酸盐	90.08	0.7mmol/L	6.3mg/dL	2.6mmol/L	23.4mg/dL
黄体生成素	30 000	5IU/L	5mIU/mL	110IU/L	110mIU/mL
镁	24.31	1.6mmol/L	3.9mg/dL	1.6mmol/L	6.3mg/dL
乙酰基普鲁卡因胺	277.37	18mol/L	5μg/mL	108mol/L	30μg/mL
去甲肾上腺素	169.18	0.65nmol/L	110pg/mL	4.14nmol/L	700pg/mL
镇定安眠剂	232.24	215mol/L	5μg/mL	1722mol/L	40μg/mL
苯甲基苯胺酸	165.19	61μmol/L	1mg/dL	1211μmol/L	20mg/dL
二苯乙内酰脲（苯妥英）	252.28	12μmol/L	3μg/mL	79μmol/L	20μg/mL
无机磷	30.97	0.8mmol/L	2.5mg/dL	2.1mmol/L	6.5mg/dL
钾	39.1	3mmol/L	3mEq/L	5mmol/L	5mEq/L
前白蛋白	30 000	100g/L	10mg/dL	400g/L	40mg/dL
去氧苯巴比妥（普里米酮）	218.26	14mol/L	3μg/mL	55mol/L	12μg/mL
普鲁卡因胺	235.33	17mol/L	4μg/mL	42mol/L	10μg/mL
黄体酮（孕酮）	314.47	3.2nmol/L	1ng/mL	64nmol/L	20ng/mL
总蛋白	NA	60g/L	6g/dL	80g/L	8g/dL
奎尼丁	324.42	6.2μmol/L	2μg/mL	15μmol/L	5μg/mL
水杨酸盐	138.12	0.14mmol/L	2mg/dL	1.45mmol/L	20mg/dL
钠	22.99	130mmol/L	130mEq/L	150mmol/L	150mEq/L
睾丸素	288.43	1.7nmol/L	50ng/dL	10.4nmol/L	300ng/dL
茶碱	180.17	33.3μmol/L	6μg/mL	111μmol/L	20μg/mL
促甲状腺素	28 000	0.3mIU/L	0.3μIU/mL	8mIU/L	8μIU/mL
游离甲状腺素	776.87	13pmol/L	1ng/dL	32.5pmol/L	2.5ng/dL

续表

分析物	相对分子量	实验浓度（低值）		实验浓度（高值）	
		国际单位	转换单位	国际单位	转换单位
转铁蛋白	77 000	2g/L	200mg/dL	4g/L	400mg/dL
总甘油三酯	NA	1.7mmol/L	150mg/dL	5.6mmol/L	500mg/dL
游离三碘甲状腺原氨酸	650.98	3.9pmol/L	250pg/dL	10.8pmol/L	700pg/dL
酪氨酸	181.19	221μmol/L	4mg/dL	1104μmol/L	20mg/dL
尿素	60.06（Urea）/ 28.01（Urea N）	3mmol/L	9mg/dL	7mmol/L	40mg/dL
尿酸	168.11	0.2mmol/L	3mg/dL	0.5mmol/L	9mg/dL
丙戊酸	144.21	35mol/L	5μg/mL	693mol/L	100μg/mL
维生素 B_{12}	1 355.42	148pmol/L	200pg/mL	740pmol/L	1000pg/mL
铅	207.19	0.48μmol/L	10μg/dL	4.83μmol/L	100μg/dL
锂	6.939	0.2mmol/L	0.14mg/dL	1.5mmol/L	1.0mg/dL

注：NA，未列出。酶：人群中参考区间上限值的 2 倍和 10 倍；治疗药物：0 和有效药物浓度范围的上限；其他分析物：适合于临床应用的低值和高值，或正常值和异常值。

附录 2　常见内源性干扰物的建议实验浓度

干扰物	相对分子量	参考区间	病理浓度[a]	建议实验浓度[b]
乙酰乙酸	102	<0.1mmol/L	2mmol/L	2.0mmol/L
丙酮	58	0.05～0.34mmol/L	12mmol/L	12mmol/L
氨	80	11～32μmol N/L	107μmol N/L	107μmol N/L
左旋维生素 C	176	23～85μmol/L	<11μmol/L >114μmol/L	170μmol/L
β-胡萝卜素	537	0.19～1.58μmol/L	3.7～11.2μmol/L	3.7μmol/L
重碳酸盐	84	21～28mmol/L	10～45mmol/L	35mmol/L
胆汁酸	390～513	0～10μmol/L	—	30μmol/L
结合胆红素	778～971	0～3.4μmol/L	513μmol/L	342μmol/L
非结合胆红素	585	5～21μmol/L（成人）	684μmol/L	342μmol/L
总钙	40	1.90～2.55mmol/L	5.0mmol/L	5.0mmol/L
鹅去氧胆酸	392	0～1.61μmol/L	2.5μmol/L	30μmol/L
氯	35	98～107mmol/L	85～160mmol/L	120mmol/L
胆固醇	387	2.95～5.2mmol/L	13mmol/L	13mmol/L
胆酸	408	0.07～0.91μmol/L	—	2.67μmol/L

续表

干扰物	相对分子量	参考区间	病理浓度[a]	建议实验浓度[b]
肌氨酸酐	113	53～115μmol/L	115μmol/L	442μmol/L
总游离脂肪酸	—	0～0.92mmol/L	—	2.76mmol/L
果糖	180	56～233μmol/L	—	1000μmol/L
半乳糖	180	＜0.28mmol/L	—	0.84mmol/L
D-葡萄糖	180	4.1～5.9mmol/L	1.7～55.0mmol/L	55.0mmol/L
谷胱甘肽（还原型）	613/307	0.79～1.05mmol/L	—	3.00mmol/L
游离甘油	92	0.032～0.232mmol/L	—	0.696mmol/L
血红蛋白	64 000	1～2g/L	＞2g/L	2g/L
乳酸盐	90	0.5～2.2mmol/L	6.6mmol/L	6.6mmol/L
镁	24	0.65～1.05mmol/L	5.00mmol/L	15.00mmol/L
油酸	282	＜0.4mmol/L	—	1.4mmol/L
草酸	126	11～27μmol/L	＞27μmol/L	81μmol/L
棕榈酸	256	0.2～2.0mmol/L	—	6.0mmol/L
磷脂（作为卵磷脂）	678	2.6～3.7mmol/L	—	11.1mmol/L
无机磷	31	0.7～3.0mmol/L	—	9.0mmol/L
钾	39	3.6～5.0mmol/L	7.0mmol/L	7.0mmol/L
总蛋白	NA	60～80g/L	＜60g/L ＞90g/L	120g/L
白蛋白	NA	39～51g/L	—	60g/L
γ-球蛋白	NA	6～13g/L	—	60g/L
丙酮酸盐	88	34～103μmol/L	—	309μmol/L
钠	23	135～145mmol/L	180mmol/L	180mmol/L
硬脂酸	284	0.1mmol/L	—	0.4mmol/L
无机硫	142	1mmol/L	2mmol/L	2mmol/L
甘油三酯	NA	0.34～3.7mmol/L	—	37.0mmol/L
L-酪氨酸	181	44～1325mmol/L	—	4000mmol/L
尿素	60	1.1～14.3mmol/L	—	42.9mmol/L
尿酸	168	150～476μmol/L	—	1.4mmol/L
pH	NA	7.11～7.45	＜6.8 ＞8.0	8.0

a 典型范围，包括最高预期血浓度。

b 血清和血浆中正常及常见的病理浓度的上限。

NA，未列出；N/L，当量浓度。

附录3　常见药物干扰

检验类型	干扰药物名称	干扰影响	临床意义
临床生化检验	丙咪嗪、盐酸普萘洛尔、黄体酮、氯化钾、依他尼酸、硫脲类、红霉素	血糖测定结果偏低	影响糖尿病早期判断
	别嘌醇、苯唑西林	引起氮质血症	影响临床医生对患者肾功能损害程度的判断
	氨基酸静脉注射液	尿液中尿素升高	
	长春碱、肝素	钠离子测定值降低	影响纠正患者的电解质紊乱
	青霉素、氯化钾、环磷酰胺	血清钾测定值降低	
	环孢霉素	高血钾症和高血氯症	
	右旋糖酐、维生素A	血清胆红素测定值升高	给临床造成误诊或漏诊及错误的判断
	咖啡因	血清胆红素测定值降低	
血液学检验	阿糖胞苷	白细胞、血小板、血红蛋白、红细胞测值降低	影响临床诊断
	氯霉素、氨基比林、甲磺丁脲	单纯红细胞再生障碍性贫血	影响临床诊断
	肝素	白细胞聚集、解体、破坏，使白细胞总数降低	影响临床诊断
	右旋糖酐、维生素A	加快红细胞沉降的速度	引起错误检验结果，贻误对结核病或风湿病活动期的判断
	氯氮䓬、吲哚美辛	使血浆凝血酶原时间延长	对临床诊断和治疗造成错误导向
尿液与粪便检验	奎宁、磺胺嘧啶	强碱性尿，尿液蛋白测定呈假阳性反应	影响对肾脏疾病的诊治
	磺基水杨酸	呈假阴性反应	
	维生素C	尿糖测定呈假阴性	影响对糖尿病的诊断
	广谱抗生素	尿胆原测定呈假阴性	影响对肝病的诊断
血糖测定	甲磺丁酸、次氯酸盐	假性升高	影响对糖尿病的诊断
	异卡波肼、肼苯达嗪、四环素、异烟肼、左旋多巴、儿茶酚、维生素C	结果降低，出现假性	影响对糖尿病的诊断
	乙酰水杨酸及其代谢产物	致偶联终点比色法反应结果降低	影响对糖尿病的诊断
	制霉菌素、两性霉素B、普鲁卡因、利多卡因、水杨酸盐	使电极法测定离子钙结果降低	引起错误检验结果
	吩噻嗪类、甘露醇	使还原钼蓝法测定磷结果降低	引起错误检验结果

续表

检验类型	干扰药物名称	干扰影响	临床意义
血清酶测定	胆红素	干扰比色法测定丙氨酸氨基转移酶	引起错误检验结果
	氨苯蝶啶	干扰荧光法测定乳酸脱氢酶	引起错误检验结果
	水杨酸及其代谢产物	影响还原型辅酶Ⅰ（NADH）在340nm处的光吸收，从而干扰酶活性的检测	引起错误检验结果
内分泌功能检测	甲苯喹唑酮、戊巴比妥、阿密妥、司可巴比妥钠、锂、丙咪嗪、非那西丁、左旋多巴、麻黄碱、洋地黄、异丙嗪、奎尼丁、环戊噻嗪、华法林、雌激素、氯苯那敏、红霉素、四环素、土霉素等	致使放射性碘摄取试验测定结果下降	不能正确反映甲状腺合成、分泌甲状腺素（T_4）、三碘甲腺原氨酸（T_3）的能力
	螺内酯	血清皮质醇测定结果明显升高	引起错误检验结果
	左旋多巴、甲基多巴、烟酸、维生素C、B族维生素、氨苄西林、四环素、咖啡因及奎宁代谢物等	干扰荧光法检测血清儿茶酚胺，使测定值出现假性增高	引起错误检验结果
尿蛋白检测	甲磺丁脲、磺胺、磺胺二甲基异噁唑、青霉素和放射性造影剂等	易引起浑浊，导致磺基水杨酸法检测尿蛋白结果呈假阳性	引起错误检验结果
	奎宁	引起尿液呈强碱性，使干化学法出现假阳性	引起错误检验结果
	氨苄西林、羧苄西林、氯霉素、头孢菌素	出现尿蛋白（+）以上的假阳性	引起错误检验结果
	苯唑西林	引起假阴性	引起错误检验结果
尿糖测定	阿司匹林、左旋多巴、汞利尿剂	抑制葡萄糖氧化酶反应，使尿糖测定结果呈假阴性	引起错误检验结果
	维生素C	将干化学法中产生的过氧化氢还原，妨碍色原显色，呈现假阴性	引起错误检验结果
	四环素	阻止色原的氧化而导致假阴性	引起错误检验结果
尿酮体测定	亚硝基铁氰化钠	使干化学法的试纸测尿酮体结果呈现假阳性	引起错误检验结果
	副醛、乙醛、酚磺肽、苯丙酮酸等	尿酮体反应出现假阳性	引起错误检验结果
	吩噻嗪类、左旋多巴等	尿酮体测定结果难以判断	引起错误检验结果
尿胆红素检测	高浓度维生素C、亚硝酸盐	抑制偶氮反应，干化学法产生假阴性结果	引起错误检验结果

续表

检验类型	干扰药物名称	干扰影响	临床意义
尿胆原检测	吩噻嗪类、氯丙嗪、咖啡因、普鲁卡因、色氨酸、磺胺类、对氨基水杨酸盐、左旋多巴等	与试纸产生颜色反应，造成假阳性	引起错误检验结果
	尿素	试纸检测为假阴性	引起错误检验结果
尿血红蛋白及细胞的检测	大量维生素C、呋喃妥因	干扰干化学法，造成假阳性	引起错误检验结果
	大量先锋霉素Ⅳ或庆大霉素	引起检测结果偏低或出现假阴性	引起错误检验结果
尿儿茶酚胺及代谢物的测定	水合氯醛、氯丙嗪、阿司匹林、异丙肾上腺素、甲基多巴、肼苯达嗪、烟酸、核黄素、红霉素、土霉素、四环素、奎尼丁等	干扰荧光测定，使尿儿茶酚胺测定结果升高	错误判断
尿雌激素测定	左旋多巴、可的松、己烯雌酚、乙炔雌二醇、甘草等	造成试验结果增高	引起错误检验结果
尿雌激素测定	半乳糖、葡萄糖	干扰气相色谱（GLC）法，使测定结果降低	引起错误检验结果
尿氨基酸测定	苯丙胺、左旋多巴、肾上腺素、麻黄碱、甲基多巴、多巴胺、先锋霉素Ⅳ、庆大霉素、卡那霉素、新霉素、多黏菌素、青霉胺等	均能干扰氨基酸与茚三酮反应	引起错误检验结果
酶免分析技术的干扰	抗酸药如雷尼替丁，抗组胺药如美喹他嗪，吩噻嗪类如氯丙嗪、甲麻黄碱	测定尿中苯丙胺、脱氧麻黄碱时，发生交叉反应引起假阳性	引起错误检验结果
免疫学检验	先锋霉素Ⅳ、青霉素G	导致药源性溶血性贫血，抗人球蛋白呈阳性反应	影响对其他病因引起自身免疫性贫血的诊断
	门冬酰胺酶	导致IgG、IgM及IgA等免疫球蛋白含量明显升高	误诊
	氯丙嗪、吩噻嗪	妊娠免疫检测试验呈假阳性	误诊

附录4　常规生化项目质量指标

分析项目	基于生物学变异的质量规范				《美国临床实验室改进修正法案》（CLIA）中的质量规范		
	允许变异	允许偏倚	允许总误差		允许变异	允许偏倚	允许总误差
			期望值	最低值			
ALT	12.2%	12%	32.1%	48.1%	6.67%	10.0%	20%
AST	6%	5.4%	15.2%	22.8%	6.67%	10.0%	20%

续表

分析项目	基于生物学变异的质量规范				《美国临床实验室改进修正法案》（CLIA）中的质量规范		
	允许变异	允许偏倚	允许总误差		允许变异	允许偏倚	允许总误差
			期望值	最低值			
AMY	4.8%	7.8%	15.7%	23.5%	10.0%	15.0%	30.0%
LDH	4.3%	4.3%	9.5%	14.2%	6.67%	10.0%	20.0%
CK	11.4%	11.5%	30.3%	45.5%	10.0%	15.0%	30.0%
GGT	6.9%	10.8%	22.2%	33.3%	—	—	—
ALP	3.2%	6.4%	11.7%	17.5%	10.0%	15.0%	30.0%
TP	1.4%	1.2%	3.4%	5.2%	3.33%	5.0%	10.0%
T-BIL	12.8%	10%	31.1%	46.6%	—	—	—
D-BIL	18.4%	14.2%	44.5%	66.8%	—	—	—
UA	4.3%	4.8%	11.9%	17.9%	5.67%	8.5%	17%
UREA	6.2%	5.5%	15.7%	23.5%	0.33mg/dL 或 4.5%	1mg/dL 或 4.5%	2mg/dL 或 9%
CREA	2.2%	3.4%	6.9%	10.4%	0.1mg/dL 或 5%	0.15mg/dL 或 7.5%	0.3mg/dL 或 15%
GLU	3.3%	2.3%	7.9%	11.8%	2mg/dL 或 3.3%	3mg/dL 或 5%	6mg/dL 或 10%
T-C	3%	4.1%	9%	13.6%	3.33%	5.0%	10.0%
TG	10.5%	10.7%	28%	42%	8.33%	12.5%	25%
LDL-C	4.2%	6.8%	13.6%	20.4%	—	—	—
HDL-C	3.6%	5.2%	11.1%	16.6%	10.0%	15.0%	30.0%
Apo A1	3.3%	3.7%	9.1%	13.6%	—	—	—
Apo B	3.5%	6%	11.6%	17.5%	—	—	—
K	2.4%	1.8%	5.8%	8.7%	0.17mol/L	0.2mol/L	0.5mol/L
Na	0.4%	0.3%	0.9%	1.3%	0.13mol/L	2mol/L	4mol/L
Cl	0.6%	0.5%	1.5%	2.2%	1.67%	2.5%	5%
Ca	1%	0.8%	2.4%	3.6%	0.33mg/dL	0.5mol/L	1.0mg/dL
Mg	1.8%	1.8%	4.8%	7.2%	8.33%	12.5%	25%
P	4.3%	3.2%	10.2%	15.3%	—	—	—

附录 5　行业干扰标准

项目名称	干扰标准	适用范围	行业标准文件
总 IgE 定量标记免疫分析试剂盒	分别测定浓度不低于 100μg/mL 的 IgA、IgM、IgG 样本，测定结果应均不高于 5.0IU/mL	适用于以酶标记、化学发光标记等标记方法为捕获抗体，以微孔板、管，磁颗粒，微珠和塑料珠等为载体包被抗体，定量测定总 IgE 的免疫分析测定试剂盒	YY/T 1252-2015
游离人绒毛膜促性腺激素 β 亚单位定量标记免疫分析试剂盒	测定浓度为 200μIU/mL 的促甲状腺素（TSH）、浓度为 200mIU/mL 的促卵泡生成素（FSH）、浓度为 200mIU/mL 的促黄体生成素（LH）样本，其测定结果应均不高于 1.25ng/mL；测定浓度为 1000mIU/mL 的人绒毛膜促性腺激素（HCG）样本，其测定结果应不高于 2.50ng/mL	适用于以双抗体夹心法为原理定量测定游离人绒毛膜促性腺激素 β 亚单位的试剂盒	YY/T 1257-2015
神经元特异性烯醇化酶定量标记免疫分析试剂盒	测定浓度为 500μg/L 的非特异性神经元烯醇化酶和浓度为 100μg/L 的细胞角蛋白 19 片段样本，其测定结果应不高于 0.50μg/L	适用于以酶标记、化学发光标记、时间分辨荧光标记等标记方法为捕获抗体，以微孔板、管，磁颗粒，微珠和塑料珠等为载体包被抗体，定量测定神经元特异性烯醇化酶（NSE）的免疫分析试剂盒	YY/T 1262-2015
人绒毛膜促性腺激素定量测定试剂盒（化学发光免疫分析法）	含浓度不低于 20mIU/L TSH 的零浓度 HCG 样本，检测结果不高于 3.0IU/L；含浓度不低于 100IU/L FSH 的零浓度 HCG 样本，检测结果不高于 3.0IU/L；含浓度不低于 200IU/L LH 的零浓度 HCG 样本，检测结果不高于 3.5IU/L	适用于以化学发光免疫分析为原理定量检测人血液基质或其他体液成分的 HCG 试剂（盒）。包括以微孔板、管，磁颗粒，微珠和塑料珠为载体的酶促及非酶促化学发光免疫分析测定试剂（盒）	YY/T 1192-2011
促卵泡生成激素定量测定试剂盒（化学发光免疫分析法）	含浓度不低于 20mIU/L TSH 的零浓度 FSH 样本，检测结果不高于 2.5IU/L；含浓度不低于 2000IU/L HCG 的零浓度 FSH 样本，检测结果不高于 2.0IU/L；含浓度不低于 200IU/L LH 的零浓度 FSH 样本，检测结果不高于 2.0IU/L	适用于以化学发光免疫分析为原理定量检测人血液基质或其他体液成分的 FSH 定量测定试剂（盒）。包括以微孔板、管，磁颗粒，微珠和塑料珠为载体的酶促及非酶促化学发光免疫分析测定试剂（盒）	YY/T 1193-2011
促卵泡生成素定量标记免疫分析试剂盒	浓度不低于 200IU/L 的 LH，在本试剂盒的测定结果应不高于本试剂盒的最低检测限水平；浓度不低于 200mIU/mL 的 TSH，在本试剂盒的测定结果应不高于本试剂盒的最低检测限水平；浓度不低于 1000IU/L 的 HCG，在本试剂盒的测定结果应不高于本试剂盒的最低检测限水平	适用于以双抗体夹心法为原理定量测定 FSH 的试剂盒。包括以酶标记、（电）化学发光标记、（时间分辨）荧光标记等标记方法为捕获抗体，以微孔板、管，磁颗粒，微珠和塑料珠等为载体包被抗体，定量测定 FSH 的免疫分析试剂盒	YY/T 1213-2013

续表

项目名称	干扰标准	适用范围	行业标准文件
人绒毛膜促性腺激素定量标记免疫分析试剂盒	浓度不低于 200IU/L 的 LH 在本试剂盒的测定结果应不高于 3.0IU/L；浓度不低于 200mIU/mL 的 TSH 在本试剂盒的测定结果应不高于本试剂盒的最低检测限水平；浓度不低于 200IU/L 的 FSH 在本试剂盒的测定结果应不高于本试剂盒的最低检测限水平	适用于以双抗体夹心法为原理定量测定 HCG 的试剂盒。包括以酶标记、（电）化学发光标记、（时间分辨）荧光标记等标记方法为捕获抗体，以微孔板、管，磁颗粒，微珠和塑料珠等为载体包被抗体，定量测定 FSH 的免疫分析试剂盒	YY/T 1214-2013
心肌肌钙蛋白 I 诊断试剂（盒）（胶体金法）	检测 cTnI 灵敏度质控品，应不高于 1.0ng/mL	适用于心肌肌钙蛋白 I 诊断试剂（盒）（胶体金法）	YY/T 1221-2013
甲胎蛋白定量标记免疫分析试剂盒	至少检测 10 份正常血清，检测结果应均不高于 20ng/mL	适用于甲胎蛋白定量测定的标记免疫分析试剂盒，包括以酶标记、（电）化学发光标记、（时间分辨）荧光标记等标记方法为捕获抗体，以微孔板、管，磁颗粒，微珠和塑料珠等为载体包被抗体，定量测定 AFP 的免疫分析试剂盒	YY/T 1216-2013
肌酸激酶同工酶（CK-MB）诊断试剂（盒）（胶体金法）	检测 CK-MB 特异性质控品，反应结果应为阴性。注：该特异性质控品为正常阴性血浆或血清样品	适用于 CK-MB 诊断试剂（盒）（胶体金法）	YY/T 1220-2013
总三碘甲状腺原氨酸定量标记免疫分析试剂盒	浓度不低于 50ng/mL 的反三碘甲状腺原氨酸（rT_3）在本试剂盒的测定结果不高于 2.0ng/mL；浓度不低于 500ng/mL 的总四碘甲状腺原氨酸（TT_4）在本试剂盒的测定结果应不高于 2.0ng/mL	适用于以竞争法为原理定量测定总三碘甲状腺原氨酸（TT_3）的试剂盒，包括以酶标记、（电）化学发光标记、（时间分辨）荧光标记等标记方法为捕获抗体，以微孔板、管，磁颗粒，微珠和塑料珠等为载体包被抗体，定量测定 TT_3 的免疫分析试剂盒	YY/T 1222-2014
总甲状腺素定量标记免疫分析试剂盒	浓度不低于 50ng/mL 的 rT_3 在本试剂盒的测定结果应不高于 15.0ng/mL；浓度不低于 500ng/mL 的 TT_3 在本试剂盒的测定结果应不高于 15.0ng/mL	适用于以竞争法为原理定量测定 TT_4 的试剂盒。包括以酶标记、（电）化学发光标记、（时间分辨）荧光标记等为标记方法，以微孔板、管，磁颗粒，微珠和塑料珠等为载体的定量测定 TT_4 的免疫分析试剂盒	YY/T 1223-2014

续表

项目名称	干扰标准	适用范围	行业标准文件
胰岛素定量标记免疫分析试剂盒	浓度不低于 10ng/mL 的胰岛素原在本试剂盒的测定结果应不高于 3.0mIU/L；浓度不低于 20ng/mL 的 C 肽在本试剂盒的测定结果应不高于 3.0mIU/L	适用于以双抗体夹心法为原理定量测定人胰岛素（h-INS）的试剂盒。包括以酶标记、（电）化学发光标记、（时间分辨）荧光标记等为标记方法，以微孔板、管，磁颗粒，微珠和塑料珠等为载体的定量测定人胰岛素的免疫分析试剂盒	YY/T 1250-2014
D-二聚体定量检测试剂（盒）	用于静脉血栓排除时，结合临床诊断的验前概率进行 D-二聚体定量检测，其阴性预测率应不低于 97%	适用于实验室检测用的免疫比浊法 D-二聚体定量检测试剂（盒）产品	YY/T 1240-2014
膀胱癌细胞相关染色体及基因异常检测试剂盒（荧光原位杂交法）	分析 50 个处于中期分裂相的细胞的 100 条 9 号染色体，至少有 98 条显示 1 个荧光信号	适用于由 CSP3、CSP7、CSP17、GLP9 相应位点 4 种荧光原位杂交探针和复染剂组成，通过检测样本（通常是尿液脱落细胞图片）上 3 号、7 号、17 号染色体非整倍体增加和 9 号染色体 P16 基因位点缺失，从而辅助诊断膀胱癌的试剂盒	YY/T 1224-2014
肺炎支原体抗体检测试剂盒	用 10 例肺炎支原体抗体阴性参考品检测，按说明书操作，结果应全为阴性	适用于胶体金法、酶联免疫法定性测定人血清、血浆和全血中的肺炎支原体 IgG、IgM 抗体的检测试剂盒	YY/T 1225-2014
人乳头瘤病毒核酸（分型）检测试剂（盒）	检测试剂盒检测范围人乳头瘤病毒阴性参考品以及人乳头瘤病毒不同型别国家分型参考品或经标化的企业参考品，结果应均为阳性	适用于人乳头瘤病毒核酸（分型）检测试剂（盒），采用的技术方法有实时荧光 PCR 法、PCR 反向杂交法、表面等离子谐振法、杂交捕获-化学发光法、酶切信号放大法、基因芯片等	YY/T 1226-2014
心肌肌钙蛋白 I 定量测定试剂（盒）（化学发光免疫分析法）	测定浓度均为 1000ng/mL 的心肌肌钙蛋白 C、心肌肌钙蛋白 T、骨骼肌肌钙蛋白 I，交叉反应率应小于制造商宣称的值	适用于以化学发光免疫分析法为原理定量测定人心肌肌钙蛋白 I 的试剂（盒）。包括以微孔板、管，磁颗粒等为载体的酶促及非酶促化学发光免疫分析测定试剂（盒）	YY/T 1233-2014

第八部分

体外诊断试验的参考区间与医学决定水平

1

概　　述

体外诊断（IVD）行业在中国的发展虽然只有30多年的历史，但因该领域人们的不断开拓和进取，我国在IVD行业领域已取得巨大的进步。近年来我国IVD行业发展快速，增速明显，已具相当规模，然而在高速发展的同时，也有很多问题和困难制约着这一行业的发展。

本部分主要讨论体外诊断试验的参考区间与临床医学决定水平的确定等。“参考区间”的概念是由Graetsbeck和Saris在20世纪60年代末提出并创建的。20世纪80年代，国际临床化学和实验医学联合会（IFCC）公布了首篇关于参考值相关理论的通用文件。Galen和Gambino在1975年发表了标志性文章《超越正态性》（*Beyond Normality:The Predictive Value and Efficiency of Medical Diagnoses*），探讨了在如今这个循证医学的时代，为什么还需要探讨参考区间并使用决定限的定义。国际标准化组织（ISO）推动的标准，如ISO 15189：2007对临床实验室质量管理和人员能力的要求，体外诊断医疗器械欧洲指令98/97的颁布，以及与指令相关联的检验医学溯源性联合委员会（JCTLM）的建立等也推进了参考区间这一主题的深入讨论。

医学决定水平（medicine decision level，MDL），是指临床上判断疾病程度及决定是否采取干预措施时的某一检验项目的分界值。医学决定水平与参考区间存在一定的关联，但更多的时候仅通过研究参考区间是无法得到医学决定水平的合理数值，尤其是当需要了解某检测指标在不同病情时的变化范围，或者该检测指标的不同数值范围对应不同临床疾病时，可能需要为同一检验指标制定数个医学决定水平。医学决定水平的确定基于大量的数据、诸多的病例、持续的临床实践及专家间通过讨论达成的一致意见。

参考区间通常是针对表观健康的人群的生物特征，而医学决定水平依赖于临床实践与综合诊断，目的是为了明确是否存在某种疾病或对某疾病发生概率的判断。选择的决定水平通常是基于两类（不健康/健康）人群交错的影响，以及预期的临床敏感性和特异性来判断，二者所采取的方法也完全不同。

本共识结合了当前国内IVD制造商和临床实验室普遍采用的方法，以及当前我国的客观情况，从相关术语开始，描述了体外诊断试剂定量产品参考区间、体外诊断试剂产品临床医学决定水平确定和验证方法，此外还提供了各方法的实验案例以供参考。

1.1　范围

本共识为定量产品制造商和临床实验室提供了建立定量诊断试剂参考区间的方法。针对已有临床检测“金标准”的诊断指标的医学决定水平的确定提出一般性方法，也针对临床工作中新应用的诊断指标的医学决定水平的确定提出原则性的指导意见。适用于从事定量体外诊断试剂研究和生产的制造商，需要对患者的样品检测数据做出医学诊断的临床实验室，临床检验实验室、临床科室、体外诊断试剂注册审评机构工作者，以及其他对于参考区间和医学决定水平的确定感兴趣的工作者。

1.2　规范性引用文件

下列为本共识应用必不可少的文件，凡注明日期的引用文件，仅该版本文件适用于本共识，凡不注明日期的，其最新版本（包含修订版）适用于本共识：

（1）中华人民共和国卫生行业标准《临床实验室检验项目参考区间的制定》（WS/T 402-2012）。

（2）中华人民共和国卫生行业标准《定性测定性能评价指南》（WS/T 505-2017）。

（3）美国临床实验室标准化协会（CLSI）*Defining, Establishing, and Verifying Reference Intervals in the Clinical Laboratory*（EP28-A3）。

（4）CLSI *User Protocol for Evaluation of Qualitative Test Performance*（EP12-A2，2010）。

（5）《体外诊断医疗器械制造商提供的信息（标示）第 1 部分：术语、定义和通用要求》（B/T 29791.1-2013/ISO 18113-1-2009）。

1.3　术语（缩略语）的定义与解释

参考个体（reference individual）：按明确标准选择的用作检验对象的个体。

注：通常是符合特定标准的健康个体。[WS/T 402-2012“术语和定义 3.1”]

参考人群（reference population）：由所有参考个体组成的群体。

注：通常参考人群中的个数是未知的，因此参考人群是一个假设实体。[WS/T

402–2012“术语和定义 3.2”]

参考样本组（reference sample group）：从参考人群中选择的用以代表参考人群的足够数量的个体。[WS/T 402-2012“术语和定义 3.3”]

参考值（reference value）：通过对参考个体某一特定量进行观察或者测量而得到的值（检验结果）。[WS/T 402-2012“术语和定义 3.4”]

注：参考值从参考样本组中获得。

参考分布（reference distribution）：参考值的分布。[WS/T 402-2012“术语和定义 3.5”]

注：参考人群的分布和分布参数可用参考样本组的分布和适宜的统计方法估计。

参考限（reference limit）：源自参考分布用于分类目的的值。[WS/T 402-2012“术语和定义 3.6”]

注：参考限使规定部分的参考值分别小于等于或大于等于的上侧或下侧限值，参考限将参考值分类，参考限可能会与其他各种类型的医学决定限不同。

参考区间（reference interval）：两参考限之间（包括两参考限）的区间。[S/T 402-2012“术语和定义 3.7”]

注 1：参考区间是指从参考下限到参考上限的区间，通常是中间 95%区间。在某些情况下只有一个参考限具有临床意义，通常是参考上限，这时的参考区间是 0 到参考上限。

注 2：参考区间在我国通常又称为“参考范围”“正常范围”“正常值”等，但“参考区间”是目前国际通用规范术语。

建立参考区间（establishing a reference interval）：创建参考区间的程序。包括所有的步骤，从选择参考个体开始，通过准确的统计学方法分析收集的数据，最终得出结论。[EP28-A3“4.2 定义”]

转移参考区间（transferring a reference interval）：能够使已建立好的参考区间适用于新的分析方法或新的地区的过程。[EP28-A3“4.2 定义”]

验证参考区间（verifying a reference interval）：通过相对较少的参考个体，可将其他地方建立或转移的参考区间能在当地使用的合理过程。[EP28-A3“4.2 定义”]

医学决定水平（medicine decide level）：是针对某一检查项目有别于参考值的特定限值，测定结果高于或低于该限值即在疾病诊断中起排除或确认作用，或必须采取特定的治疗措施。[《医学检验危急值报告程序规范化专家共识》“三、4.”]

ROC 曲线（receiver operator characteristic curve）：又称受试者工作特征曲线，

是根据一系列不同的二分类方式（分界值或决定阈），以真阳性率（敏感性）为纵坐标，以假阳性率（1–特异性）为横坐标绘制的曲线。[NCCL GP-10]

金标准（gold standard）：亦称标准诊断，是指一个能得到的最接近真实情况的过程或材料。[WS/T 505-2017“3.17 术语和定义”]

敏感性（sensitivity，SE）：又称真阳性率，在患有明确临床疾病的患者中，诊断性试验结果为阳性或超过决定限（医学决定水平）例数的比例，反映新试验正确判断是否罹患某种疾病的能力。[WS/T 505-2017“3.9 术语和定义”]

假阴性率（false negative rate，FN）：又称漏诊率，指一群阳性样本或阳性患者，在诊断性试验中待检测的成分检测结果为阴性的比例。

特异性（specificity，SP）：又称真阴性率，在没有特定疾病的患者中，诊断性试验结果为阴性或在决定范围内的比例，特异性反映新试验正确排除某病的能力。[WS/T 505-2017“3.10 术语和定义”]

假阳性率（false positive rate，FP）：又称误诊率，指一群阴性样本或阴性患者，在诊断性试验中待检测的成分检测结果为阳性的比例。

约登指数（Youden’s index，YI）：又称正确指数，为敏感性与特异性之和减去 1。

符合率（agreement rate）：试验方法中真阳性和真阴性之和占总受检人数的比例。

似然比（likelihood ratio，LR）：同时反映敏感性和特异性的复合指标。即患病者中得出某一检测结果的概率与未患病者得出这一概率的比值。该指标全面反映检测手段的诊断价值，且非常稳定。似然比的计算只涉及敏感性和特异性，不受患病率的影响。[WS/T 505-2017“3.25 术语和定义”]

阳性似然比（positive likelihood ratio，+LR）：真阳性率（敏感性）与假阳性率（也为 1–特异性，误诊率）之比。[WS/T 505-2017“3.25 术语和定义”]

阴性似然比（negative likelihood ratio，–LR）：假阴性率（也为 1–敏感性，漏诊率）与真阴性率的比。[WS/T 505-2017“3.25 术语和定义”]

2

建立参考区间

建立参考区间的程序，从选择参考个体开始，通过准确的统计学方法分析收集的数据，最终得出结论。适用于以下情况：①新分析物参考区间的建立；②不同群体参考区间的建立；③敏感性和特异性提高了的新的分析方法参考区间的建立。

2.1 总则

2.1.1 参考个体的选择

（1）建立统一的选择标准和排除标准，选择“相对健康”的参考个体。
（2）对参考个体进行调查，不符合的参考个体进行排除。
（3）根据分组标准对参考个体进行分组（必要时）。
（4）参考样本组的确定。

2.1.2 样本的采集和检测

（1）检测前和检测过程有良好的质量控制。
（2）在对样本临床状态未知的情况下进行检测。
（3）剔除不符合要求的数据。

2.1.3 计算参考区间

（1）汇总实验结果。
（2）选择合适统计方式计算参考区间。

2.2　参考人群与参考个体的选择

2.2.1　建立统一的选择和排除标准，选择“相对健康”的参考个体

选择“相对健康”的参考个体时，“相对健康”是指排除了影响所研究指标的疾病和有关因素的同质人群，不是指所有体征正常，无任何疾病。应避免直接选用一般意义上的年轻又健康的成年人，可以选用非常类似于患者群的人群。

2.2.2　对参考个体进行调查，不符合的参考个体进行排除

设计“样本调查表”对参考个体进行调查，调查表的内容设计要体现选择标准、排除标准、分组标准（必要时）等相关内容，以作为筛选或排除参考样本的依据。

筛选参考个体前要详细描述排除标准，如果候选参考个体中出现符合排除标准的个体，应将个体排除在参考样本之外。表 8.2.1 列举了一些可能的排除标准，研究者在设计时可做参考。但是，表 8.2.1 中的举例并不能囊括所有排除标准，研究者要根据所研究指标的具体情况确定合适的排除标准。临床指标不同，所设计的排除标准也各不相同。

表 8.2.1　可能的排除标准

经常饮酒	近期患病
献血者	哺乳期
血压异常	肥胖
吸毒	特殊职业
正在服用处方药	口服避孕剂
正在服用非处方药	妊娠
某些环境因素	近期手术
禁食或非禁食者	吸烟
遗传易感染因素	近期接受输血
正在住院治疗或最近住过院	滥用抗生素

参考区间研究的过程应该清楚描述并保存相关记录，以便他人能对纳入的参考个体所处的健康状态进行评估。

2.2.3 对参考个体进行分组（必要时）

可建立分组标准，将所有筛选出来的参考个体按照有意义的分类法进行分组。最常用的分组标准是年龄和性别。另外，表 8.2.2 中列举了常用的分组因素。同样，表 8.2.2 中的举例并不能囊括所有分组标准，研究者要根据临床指标的情况确定合适的分组标准。

表 8.2.2 可能的分组标准

年龄	采样时体位
血型	种族
人体标志物各项生理指标的昼夜变化	性别
饮食习惯	月经周期的不同阶段
遗传背景	妊娠期间的各阶段
运动	采样的时间段
禁食或非禁食	吸烟
生存地区	

某项研究中的排除标准可能会是另一研究中的分组标准，比如妊娠因素。当研究者将普通人群作为研究对象时，也许需要将妊娠女性排除在参考个体之外。但是，假如研究者是要进行产科方面指标的研究，也许就要选择妊娠女性作为研究对象，将其按妊娠期每三个月的分组方法进行分组研究。

2.2.4 参考样品选择

根据确定的选择、排除和分组标准，采用随机抽样的规则选择参考个体，未有特殊要求时，应尽可能涵盖不同年龄，男女个体数量相当，地理区域选择有代表性等。建议研究者尽可能使用新鲜标本来建立参考区间，标本状态应当符合检测系统对于标本保存的要求和期限，尽量避免以住院或门诊患者的储存标本作为参考个体样品来源。

2.3 样品的采集与检测

影响测量结果的因素有多种，为了从参考群体中获得准确的分析结果，研究者要控制分析前和分析中的变量，要明确规定分析前和分析中变量的条件，并要求所规定的条件不仅应用于参考个体，在未来的临床检验中也同样应用于患者。

本部分对分析前和分析中的变量进行列举，供研究者在开展参考区间研究时参考，见表 8.2.3。

表 8.2.3 分析前和分析中变量举例

分析前变量	
参考个体准备	前期食物控制、禁食与非禁食、停止用药、摄取药物、按照生物节律取样、物质活性、采样前休息的时间、紧张度
标本采集	采样时环境条件、时间（早或晚）、体位（坐或立）、标本种类（血清、血浆、全血、尿液等）、采样部位、部位准备、血流量、设备/技术
标本处理	运输，血液凝结，血清或血浆的分离、储存和分析准备
分析中变量	
相同的方法	检测系统的重复性（试剂、仪器、分析间）
不同的方法、不同的仪器或不同的检测系统	要求结果具有可比性

2.4 参考区间分析

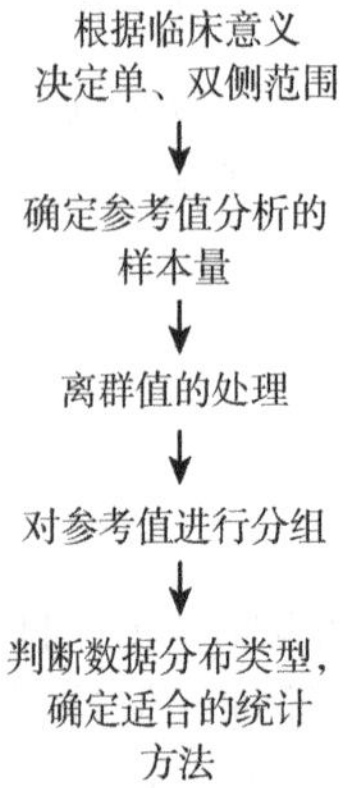

图 8.2.1 参考区间分析过程

参考个体样品检测后，所得结果需进行相应的参考区间分析，分析过程如图 8.2.1。

2.4.1 根据临床意义决定单、双侧范围

参考区间指的是两个数（含这两个数）之间，即最高限和最低限之间的全部数组成的区间，从参考人群中抽出来的个体检测值可以用一个特定的百分比（通常是 95%）来评估。故双侧区间可取第 2.5 和第 97.5 百分位点；单侧上限取第 95 百分位点，单侧下限取第 5 百分位点，如图 8.2.2。

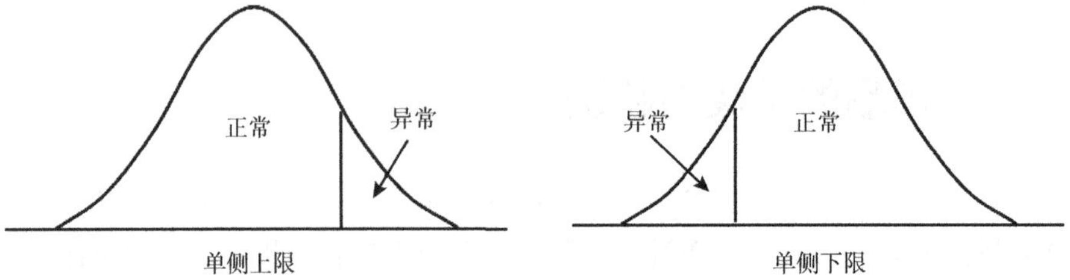

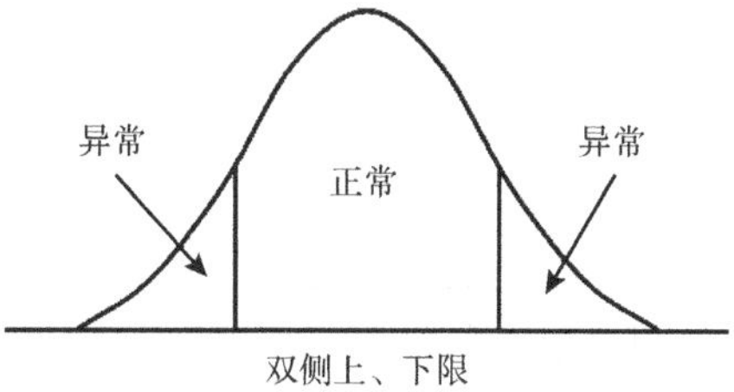

图 8.2.2 单双侧范围

2.4.2 参考值的样本量

依据计算参考样本组的百分位数的置信区间（CI）来识别和评定样本筛选时的数量，如果待测物属于双侧指标，按公式（8.2.1）计算确定样本数量。

$$\sum_{j=a}^{b-1}\binom{n}{j}(0.025)^{j}(0.975)^{n-j}\geqslant r(0.90, 0.95, 0.99) \qquad (8.2.1)$$

式中 a、b 代表数字，指从第 a 到 b 个数求和；n 和 j 是组合公式中常用数，代表 C_n^j；r 代表置信区间选择 0.90 或 0.95 或 0.99。

如参考区间取单侧下限或单侧上限，以 5%或 95%位置计参考限，按照公式（8.2.2）进行计算：

$$\sum_{j=a}^{b-1}\binom{n}{j}(0.05)^{j}(0.95)^{n-j}\geqslant r(0.90, 0.95, 0.99) \qquad (8.2.2)$$

表 8.2.4、表 8.2.5 分别列入非参数法双侧参考区间、单侧参考区间不同样本量 90%CI 的秩（下端点）的选取范围。

表 8.2.4 非参数法 2.5%～97.5%区间参考限 90%CI 的秩（下端点）

样本数（n）	秩		样本数（n）	秩	
	低值（a）	高值（b）		低值（a）	高值（b）
119～132	1	7	341～363	4	15
133～160	1	8	364～372	5	15
161～187	1	9	373～403	5	16
188～189	2	9	404～417	5	17
190～218	2	10	418～435	6	17
219～248	2	11	436～468	6	18
249～249	2	12	469～470	6	19
250～279	3	12	471～500	7	19
280～307	3	13	501～522	7	20
308～309	4	13	523～533	8	20
310～340	4	14	534～565	8	21

续表

样本数（n）	秩		样本数（n）	秩	
	低值（a）	高值（b）		低值（a）	高值（b）
566～574	8	22	774～799	13	29
575～598	9	22	800～822	13	29
599～624	9	23	823～833	14	29
625～631	10	23	834～867	14	30
632～665	10	24	868～871	14	31
666～674	11	25	872～901	15	31
675～698	11	26	902～919	15	32
699～724	12	26	920～935	16	32
725～732	12	27	936～967	16	33
733～765	12	27	968～970	17	33
766～773	12	28	970～1000	17	34

表 8.2.5 非参数法 95%参考限 90%CI 的秩

样本数（n）	90%CI 秩		样本数（n）	90%CI 秩	
	低值（a）	高值（b）		低值（a）	高值（b）
60～78	1	7	335～347	10	24
79～89	1	8	348～361	11	25
90～99	2	9	362～384	11	26
100～118	2	10	385～399	12	27
119～136	2	11	400～410	13	28
137～148	3	12	411～437	13	29
149～168	3	13	438～451	14	30
169～183	4	14	452～464	15	31
184～192	5	15	465～475	16	32
193～214	5	16	476～504	16	33
215～226	6	17	505～517	17	34
227～248	6	18	518～531	18	35
249～262	7	19	532～558	18	36
263～269	8	20	559～627	19	37
270～297	8	21	628～642	20	38
298～310	9	22	643～656	23	42
311～334	9	23	657～667	24	43

续表

样本数（n）	90%CI 秩		样本数（n）	90%CI 秩	
	低值（a）	高值（b）		低值（a）	高值（b）
668～697	24	44	885～896	34	56
698～713	25	45	897～930	34	57
714～726	26	46	931～943	35	58
727～738	27	47	944～959	36	59
739～770	27	48	960～972	37	60
771～785	28	49	973～1006	37	61
786～799	29	50	1100	43	68
800～811	30	51	1200	47	73
812～841	30	52	1300	52	79
842～857	31	53	1400	56	84
858～871	32	54	1500	61	91
872～884	33	55			

注：秩代表在混合样本中，各数值所占位置的名次。

表 8.2.4 中第 2.5 百分位点的 90%CI 的秩。秩 a 对应的值，即研究目标群体第 2.5 百分位点的 90%CI 的参考低限值；秩 b 对应的值，即研究目标群体第 2.5 百分位点的 90%CI 的参考高限值；要获得研究目标群体第 97.5 百分位点的 90%CI 相应的样本秩值，只需将样本例数（n+1）减去 a 和 b 值即可。同理，非参数法单侧上限 90%CI 按照表 8.2.5，将样本例数（n+1）减去 a 和 b 值。在有些群体中，某种组别的参考个体（如新生儿、儿童、老年人）不容易获得，收集足够的样本数（120 例）也许存在困难。如果可能的话，允许研究年龄相仿的足够的参考个体。无论获得多大量的参考值，仍推荐以非参数法分析数据且根据适当的百分位报告。

2.4.3 离群值的处理

建立参考区间研究的相关数据分析的第一步是目测频率分布。研究者也可以通过计算判定是否存在离群值。本共识推荐 D/R 比率法。

D 指的是一个极端参考值（最大值或最小值）和紧接着的极端参考值（次大值或次小值）之间的绝对差值，而 R 是指所有参考值的全距，即最大值和最小值的差值。

推荐 D/R=1/3 作为是否要剔除参考值的临界值。如果某个参考值的 $D/R \geq 1/3$，该极端值就应被剔除。

当两三个疑似离群值处在数据分布的同一侧时（同为极大值或极小值），应确定最小的离群值是否为唯一离群值，若都大于 1/3，则需要将所有点都剔去；若都小于 1/3，则保留所有的数据。

若有离群点被剔除，应补充参考值至所设置的单组最少样本量（最少 120 例）。离群值被剔除后，应对剩余的数据继续进行离群值检验。

无论最终采用哪种方法建立参考区间，均应进行离群值检验。

2.4.4　参考值的分组

研究者通过 Z 检验法检验两个分组均值是否具有统计学意义，以确定是否需要分组。研究者可将 120 个参考值按照分组要求分成两组（如男女分组），两组的参考值的个数尽量接近。Z 值的计算公式如下：

$$Z=\frac{|\bar{x}_1-\bar{x}_2|}{\left[\left(\frac{s_1^2}{n_1}\right)+\left(\frac{s_2^2}{n_2}\right)\right]^{\frac{1}{2}}} \tag{8.2.3}$$

式中：$\bar{x}_1$ 为第一组的均值，$\bar{x}_2$ 为第二组的均值，s_1^2 为第一组的标准差，s_2^2 为第二组的标准差，n_1 为第一组的个数，n_2 为第二组的个数。

Z 值判断的限值的计算公式如下：

$$Z^*=3\times\sqrt{\frac{\bar{n}}{120}}=3\times\sqrt{\frac{n_1+n_2}{240}} \tag{8.2.4}$$

若 $Z>Z^*$，推荐分组。另外，如果 $s_2>1.5s$ 或 $s_2/(s_2-s_1)<3$，也推荐分组。

如果结果显示可能存在组别差异性，并且可能具有临床意义，需要分组，那么需要增加样本量，使每组样本量不少于 120 例。

2.4.5　判断数据分布类型，确定适合的统计方法

依据 EP28-A3、WS/T 402-2012 及国内的研究资料，将参考区间的估计方法分为两种：正态分布法（参数法）和百分位数法（非参数法）。

2.4.5.1　正态分布法的数据原理

该方法适用于服从正态分布或近似正态分布的数据。采用要求收集的数据服从正态分布或近似正态分布，或经变量变换后呈正态分布。

将正态曲线下参考个体测定值的均值（$\bar{x}$）、标准差（s），采用不同计算方法

得到的区间即为参考区间。研究者根据研究目的和使用要求选定适当的百分界值，如 80%、90%、95%和 99%，常用 95%。参考区间的计算方法如表 8.2.6。

表 8.2.6 正态分布参考区间计算方法

参考区间	双侧	单侧	
		只有下限	只有上限
90%	$\bar{x}\pm1.64s$	$\bar{x}-1.28s$	$\bar{x}+1.28s$
95%	$\bar{x}\pm1.96s$	$\bar{x}-1.64s$	$\bar{x}+1.64s$
97.5%	$\bar{x}\pm2.24s$	$\bar{x}-1.96s$	$\bar{x}+1.96s$
99%	$\bar{x}\pm2.58s$	$\bar{x}-2.33s$	$\bar{x}+2.33s$

2.4.5.2 百分位数法的数据原理

百分位数法适用于大样本偏态分布的资料。当样本数据不符合正态分布的特点，按照选定的百分范围计算相应的百分界限作为参考区间的界值。百分位数法参考区间的计算方法如表 8.2.7。

表 8.2.7 百分位数法参考区间计算方法

参考区间	双侧	单侧	
		只有下限	只有上限
90%	$P_{5\%}$～$P_{95\%}$	$P_{10\%}$	$P_{90\%}$
95%	$P_{2.5\%}$～$P_{97.5\%}$	$P_{5\%}$	$P_{95\%}$
97.5%	$P_{1.25\%}$～$P_{98.5\%}$	$P_{2.5\%}$	$P_{97.5\%}$
99%	$P_{0.5\%}$～$P_{99.5\%}$	$P_{1\%}$	$P_{99\%}$

2.5 参考区间报告

制造商如果提供参考值（参考区间）研究，则应提供实验室设备、数据处理系统、参考区间覆盖范围、参考人群的选择等具体的参考区间来源的条件。制造商在产品说明书上应提供参考区间，并说明参考区间所引用的文献。在此文件中，应详细列出参考样本的数量、选择标准、分析前和分析变量控制、统计学处理方法等。应识别分组因素，为每一个具有显著性差别的组别提供参考区间，并且说明是否对组之间的差别进行了检验，如性别、年龄、饥饿/非饥饿、一天中的取样时间、妊娠、体位等。制造商使用的参考人群应具有与其市场类似的分布。为了易于参考值的转移，应提供详细的研究过程及结果。

2.6 转移参考区间

转移参考区间是指能够使已建立好的参考区间适用于新的检测系统或新的检测人群的过程。适用于以下情况：预先已检测过的分析物参考区间的建立，即把一个实验室的参考区间转移到另一个实验室，但是需要待测试的群体和分析系统相同或者具有可比性，转移才能被认可和接受。

2.6.1 可接受参考区间转移的必要条件

（1）检测系统的可比性。

（2）检测人群的可比性。

2.6.1.1 检测系统的可比性

当检测系统不同，检测人群相同，需要利用患者样品进行方法比对试验和偏差评估，若偏倚在规定的范围内，可转移。该方法可适用于体外诊断试剂制造商和医学实验室。

转移参考区间的优点是可以使用更少的参考个体样品，而且可以使用任何患者（不一定是参考个体）的新鲜样品来研究两种方法的关系。一般来说，如果新方法也有相似的不精确性和已知的干扰性，提供其可比较的数值就可以实现参考区间的转移。

转移参考区间有两种情况：

情况1：方法可完全比较（该方案适用于新建方法与参考方法完全可比，或者该项目的原始参考值的研究非常系统和全面，已达成公众认可的参考区间）。

例如，两种方法线性回归方程和相关系数如下：

$$y=1.0034x-0.0169 \quad r=0.997$$

分析结果显示，现有方法和新方法间相关系数 $r>0.975$，相关性好，正斜率介于 0.9～1.1，偏差较小，负截距与参考区间比值小于 10%，满足对截距的要求。因此两种方法的值和研究的取值范围具有可比性。

假设现有方法参考区间是 4～10，将参考区间代入方程，计算如下：

$$4\rightarrow 1.0034\times 4-0.0169=3.997\approx 4$$

$$10\rightarrow 1.0034\times 10-0.0169=10.017\approx 10$$

由此进行参考区间转移，新方法的参考区间仍然是 4～10。

情况2：分析结果高度相关但一种方法给出的结果成比例的偏高或偏低，例如，两种方法线性回归方程和相关系数如下：

$$y=1.63x-0.017 \quad r=0.995$$

虽然正斜率偏差相当大，但相关系数仍然非常高 $r>0.975$，截距与参考区间比值小于 10%，满足对截距的要求。因此，根据下述计算过程参考区间转换为 6.5～16.3。

$$4\rightarrow 1.63\times 4-0.017=6.503\approx 6.5$$

$$10\rightarrow 1.63\times 10-0.017=16.28\approx 16.3$$

2.6.1.2 检测人群的可比性

如果检测系统相同而检测人群不同，就需要进行验证，结果符合验证要求，再转移。目前临床实验室使用该方法的情况比较普遍，即一个实验室预期想转移另一个实验室，或者体外诊断试剂制造商用相同或可比较的分析方法建立的参考区间。

转移参考区间时，两个实验室不同的因素为检测人群不同。这种情况下，建议采用验证参考区间的方法来确定本实验室的参考区间。建议制造商使用较大样本量（$n\geqslant 60$），实验室使用小的样本量（$n\geqslant 20$）。

2.6.2 常见参考区间的转移类型

（1）检测系统及检测人群均是兼容的，参考区间直接转移。

（2）检测系统相同，检测人群不同，需要进行验证，符合验证要求，再转移。

（3）检测系统不同，检测人群相同，需要利用患者样本进行方法比对试验和偏差评估，偏倚在规定的范围内，可转移。

2.7 验证参考区间

通过相对较少的参考个体，运用合理的验证过程，实现其他地方建立的或转移的参考区间能在当地使用。适用于验证建立的或转移的参考区间是否可接受。目前，建议采用以下三种方法来评估参考区间转移的可接受性：

（1）主观验证。

（2）使用少量的参考个体验证（如 $n\geqslant 20$）。

（3）使用大样本量的参考个体验证（但少于建立参考区间需要的 $n\geqslant 120$）。

2.7.1 主观验证

参考区间转移可接收性可通过对原始参考值研究的相关因素进行审查来评估。

参考总体中所有参考个体的地区分布和人口统计学情况都应当有适当的描述。分析前和分析过程中的有关细节、分析方法的性能、所有参考值数据及评估参考区间的方法等都应当加以说明。实验室工作人员对相关因素进行判断，如果在接收实验室涉及的检验服务人群中相关因素与原始研究一致，那么参考区间可以直接进行转移，不需要进行确认实验。

2.7.2　使用小样本量的参考个体验证

用户或接收实验室希望或被要求验证试剂制造商或其他实验室的参考区间。接收实验室在检验目标人群中随机抽出至少 20 例参考个体，比较小样本参考值和原始参考值间的可比性。需要指出的是，接收实验室的分析前和分析中各因素必须与原始参考值研究的控制保持一致。如果接收实验室所在地人群和原始参考值研究的检验目标人群在地理分布或人口统计学上存在可导致参考区间明显差异的情况，参考区间的转移就毫无意义。

转移验证研究时，参考个体的选择和参考值的获得必须与制造商或提供参考区间的实验室制定的方案保持一致。20 例参考个体应合理地代表接收实验室选择的健康总体，并满足其排除和分组标准。按照标准操作规程检测样品，并进行离群值检验。发现离群值应弃用，并用新的参考个体代替，以确保 20 例测试结果不含离群值。

如果 20 例参考个体中不超过 2 例（或 10%的结果）的参考值在原始报告的参考限之外，制造商或提供参考区间的实验室报告的 95%参考区间可以接收。若 3 例或 3 例以上超出原始参考限，再选择 20 例参考个体进行验证；若小于或等于 2 例超过原始参考限，则制造商或提供参考区间的实验室报告的参考区间可以接收；若又有 3 例超出参考限，用户就应该重新检查一下所有的分析程序，考虑相关样本总体生物学特征上可能存在的差异，并考虑是否按照大规模研究指南建立自己的参考区间。

2.7.3　使用大样本量的参考个体验证

对转移的参考区间的可接收性，也可通过加大参考个体的样本量（$n \geq 60$）进行参考值（参考区间）的验证。同样，实验室的分析前和分析中因素应与提供参考区间的实验室一致。按筛选标准选择至少 60 例参考个体，按照上述 20 例参考个体验证参考区间的要求和方法，探讨与原始参考值数据之间的可比性。

2.8 参考区间数据处理（举例）

2.8.1 建立参考区间-正态分布法的数据举例

表 8.2.8 中列出了检测样本的参考值。

表 8.2.8 检测样本的参考值

序号	参考值	序号	参考值	序号	参考值	序号	参考值
1	0.632	28	0.807	55	0.989	82	0.750
2	0.509	29	0.664	56	1.037	83	0.744
3	0.655	30	0.724	57	0.588	84	0.562
4	0.658	31	1.113	58	0.849	85	0.607
5	0.822	32	0.596	59	0.625	86	0.728
6	0.988	33	0.785	60	1.101	87	0.978
7	1.023	34	0.706	61	0.769	88	1.024
8	0.850	35	0.742	62	0.597	89	0.956
9	0.918	36	1.181	63	0.627	90	1.024
10	0.695	37	0.949	64	0.580	91	0.806
11	0.934	38	1.015	65	0.729	92	0.664
12	0.772	39	0.817	66	0.801	93	0.869
13	0.789	40	0.804	67	1.016	94	0.891
14	0.541	41	0.669	68	0.779	95	0.668
15	1.005	42	0.897	69	0.604	96	0.816
16	0.982	43	1.005	70	0.429	97	1.041
17	0.753	44	0.819	71	0.995	98	1.154
18	0.956	45	0.602	72	0.629	99	0.827
19	0.902	46	0.728	73	0.712	100	0.825
20	0.887	47	0.798	74	0.785	101	0.749
21	0.777	48	0.945	75	0.813	102	0.587
22	0.779	49	0.844	76	0.571	103	0.515
23	0.730	50	0.786	77	0.629	104	0.871
24	0.733	51	0.559	78	0.819	105	0.886
25	0.673	52	0.682	79	0.879	106	0.935
26	0.745	53	0.638	80	0.996	107	0.626
27	0.801	54	0.793	81	0.788	108	0.799

续表

序号	参考值	序号	参考值	序号	参考值	序号	参考值
109	0.944	141	0.759	173	0.907	205	1.013
110	0.820	142	0.982	174	0.818	206	0.716
111	0.784	143	0.943	175	0.686	207	0.871
112	0.835	144	0.925	176	0.903	208	0.689
113	0.705	145	0.869	177	0.817	209	1.199
114	0.855	146	0.849	178	1.013	210	0.706
115	0.817	147	0.805	179	0.764	211	0.696
116	0.819	148	0.864	180	0.957	212	0.559
117	0.815	149	0.729	181	0.815	213	0.928
118	0.767	150	0.898	182	0.755	214	0.938
119	0.781	151	0.976	183	0.790	215	0.836
120	0.894	152	0.869	184	0.897	216	0.768
121	0.698	153	0.708	185	0.421	217	0.937
122	0.553	154	0.759	186	0.911	218	0.732
123	0.662	155	0.766	187	0.828	219	0.869
124	1.035	156	1.223	188	0.802	220	0.785
125	0.844	157	0.858	189	0.743	221	0.612
126	1.018	158	0.842	190	0.943	222	0.756
127	0.867	159	0.919	191	0.732	223	0.736
128	0.963	160	0.980	192	1.076	224	0.697
129	0.936	161	0.657	193	0.821	225	0.657
130	0.973	162	0.849	194	0.860	226	0.934
131	0.731	163	0.735	195	0.830	227	0.713
132	0.859	164	0.729	196	0.640	228	0.839
133	0.554	165	0.712	197	0.795	229	0.588
134	0.994	166	0.625	198	0.720	230	0.963
135	0.617	167	0.787	199	0.800	231	0.833
136	0.653	168	0.932	200	0.940	232	0.708
137	0.842	169	0.662	201	0.713	233	1.051
138	0.896	170	0.934	202	0.950	234	0.859
139	0.873	171	0.669	203	0.721	235	0.638
140	0.710	172	0.412	204	0.717		

2.8.1.1 处理离群值

如表 8.2.8 中数据，可使用 D/R 比率法判断极端参考值是否为离群值，是否需要剔除。如 D/R 的值小于 1/3，该极端值可保留；如 D/R 的值大于 1/3，则该极端值删除。其中，D/R 计算方法如下：

$$D/R=|极端值-邻近值|/全距$$

上述数据全距：R=1.223−0.412=0.811，低值区：$D/R=|0.412-0.421|/0.811=0.011<1/3$，高值区：$D/R=|1.223-1.199|/0.811=0.03<1/3$，均不需要剔除。

2.8.1.2 对数据进行正态检验

使用统计软件计算两组数据的显著性（Sig.）为 0.812，大于 0.05，表明该组数据满足正态分布。

2.8.1.3 单双侧分析、选择适当的百分范围

判断该指标属于单侧还是双侧。常用的百分范围为 95%。

2.8.1.4 参考区间的估计

根据数据计算标准差和平均值，根据实验目的使用标准差和平均值数据计算参考区间。以下为三种情况的举例，如表 8.2.9。

表 8.2.9 参考区间的估计

情况举例	公式	结果报告
双侧指标、95%百分范围	$\bar{x}\pm1.96s$	下限：0.805−1.96×0.145=0.52 上限：0.805+1.96×0.145=1.09
单侧下限、95%百分范围	$\bar{x}-1.64s$	下限：0.805−1.64×0.145=0.57
单侧上限、95%百分范围	$\bar{x}+1.64s$	上限：0.805+1.64×0.145=1.04

2.8.2 建立参考区间-百分位数法的数据举例

2.8.2.1 数据排序，处理偏离数据

具体操作方法可参考正态分布法的数据举例。

2.8.2.2 单双侧分析、选择适当的百分范围

具体操作方法可参考正态分布法的数据举例。

2.8.2.3　参考区间的估计

以双侧指标、95%百分范围为例，进行计算。

对参考区间估计部分，可以直接将数据从小到大进行排序，计算 $P_{2.5\%}$和 $P_{97.5\%}$所在位置，查到相应数值，根据置信区间的秩找到对应位置的数值。上例中：

$$P_{2.5\%}=0.025\times(n+1)=0.025\times236=5.9\approx6$$

$$P_{97.5\%}=0.975\times(n+1)=0.975\times236=230.1\approx230$$

第 6 位和第 230 位数据对应的数值为 0.541 和 1.101，因此可计算出 $P_{2.5\%}$和 $P_{97.5\%}$分别为 0.541 和 1.101。

2.8.2.4　参考区间的 90%置信区间

数据中样本量为 235，根据表 8.2.4 可知，其参考区间下限的 90%置信区间的秩为 2 和 11，参考区间上限 90%置信区间的秩为 225 和 234，第 2 位和第 11 位对应的值为 0.421 和 0.562，第 225 位和第 234 位对应的值为 1.035 和 1.199。综上，通过统计分析，上述数据参考区间的 90%置信区间如表 8.2.10。

表 8.2.10　参考区间的 90%置信区间

参考区间	参考下限	参考上限
0.541～1.101	0.42～0.56	1.04～1.20

2.8.3　转移参考区间数据处理

参考方法学比对本书所述的统计方法进行。

2.8.3.1　处理离群数据

具体操作方法依据方法学比对具体方案进行，此处不再详细描述。

2.8.3.2　进行相关性分析

如图 8.2.3。

两种检验方法 $r^2>0.950$，相关性良好；线性回归斜率 $b=1.0034$（$0.90<b<1.10$），符合要求。

2.8.3.3　绘制偏倚图

对参考值处 4ng/mL 偏倚进行分析，如图 8.2.4 和表 8.2.11。

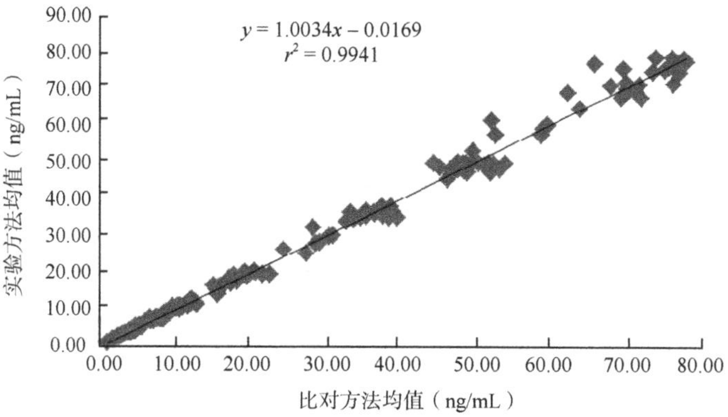

图 8.2.3　相关性分析

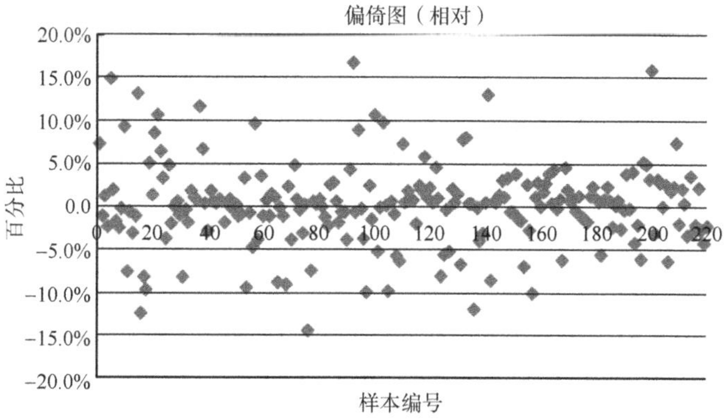

图 8.2.4　偏倚图

表 8.2.11　偏倚表

X_c（ng/mL）	可接受偏倚	预期偏倚	预期偏倚值 95%置信区间	
			下限	上限
4	0.2	0.09	–0.09	0.38

注：X_c，参考值浓度界值。

预期偏倚的置信区间[–0.19，0.38]包含了规定的可接受偏倚，表明候选方法与参比方法的偏倚可接受。

2.8.3.4　结论

实验方法与参比方法测值无明显差异（r^2>0.95，b=1.0034，a= –0.0169），实验方法的正确度性能可以接受，可以进行参考区间的转移，本方法参考值与参比方法一致均定为 4ng/mL。

2.8.4 验证参考区间的数据

以大样本验证参考区间为例，将 60 例参考个体的数据与参考区间进行比较。计算在原始报告的参考限之外的样本数量。按照不高于 10%的标准确定验证是否通过，即 60 份中参考值结果在参考区间外的不超过 6 份，参考区间验证通过。

以前列腺特异性抗原（PSA）参考值验证为例，PSA 参考值为 4ng/mL，依据验证检测系统中参考个体的选择标准，选择 60 例健康男性的血清样品，其中 50 岁以上健康男性 40 例，结果如表 8.2.12。

表 8.2.12 60 例健康男性血清样品结果

样品编号	检测结果（ng/mL）	样品编号	检测结果（ng/mL）
1	0.052	24	1.162
2	0.148	25	1.224
3	0.22	26	1.275
4	0.415	27	1.295
5	0.517	28	1.346
6	0.562	29	1.367
7	0.576	30	1.368
8	0.578	31	1.416
9	0.606	32	1.479
10	0.611	33	1.526
11	0.638	34	1.539
12	0.725	35	1.618
13	0.756	36	1.625
14	0.774	37	1.626
15	0.791	38	1.643
16	0.797	39	1.65
17	0.814	40	1.709
18	0.827	41	1.817
19	0.873	42	1.83
20	0.905	43	1.831
21	0.978	44	2.058
22	1.097	45	2.084
23	1.107	46	2.143

续表

样品编号	检测结果（ng/mL）	样品编号	检测结果（ng/mL）
47	2.227	54	3.425
48	2.507	55	3.592
49	2.708	56	3.618
50	2.895	57	3.821
51	3.113	58	3.997
52	3.377	59	4.088
53	3.396	60	4.163

2.8.4.1 处理离群值

$$D / R = |4.163 - 4.088| / (4.163 - 0.052) = 0.018 < 1/3$$

无须剔除样本。

2.8.4.2 参考区间验证结论

60 例健康男性样本中有 2 例超过 4ng/mL，95%测值，满足 60 例中不大于 10%（即 6≤例）超出参考值的要求，即参考区间验证通过。

3

确定医学决定水平

医学决定水平是临床上判断疾病程度及决定是否采取某项治疗或处理措施时的某一检验项目的分界值，也是临床医生根据检验结果处理患者的“阈值”，根据测定值高于或低于该“阈值”，临床医生做出相应的临床决策。这些临床决策可以包括确诊或排除某种疾病，对某些疾病进行分类或分级，或对疾病的预后进行评估，以及在临床上采取某种特定的治疗或处理措施。

医学决定水平的确定来自大量的数据、诸多的病例、持续的临床实践，以及专家间通过讨论达成的一致意见。医学决定水平也与性别、年龄、人种相关。很少有疾病可以通过某一检测指标的数值做出完全可信的判断，这涉及后文中将要涉及的利用医学决定水平进行诊断的敏感性和特异性判断等问题。但对于绝大多数检测指标，为其确定一个明确的医学决定水平，可以帮助临床医生更快速做出一致的决策。

对于同一个检测指标，往往存在不止一个医学决定水平，它们有着不同的医学含义，或者对应着采取不同的临床治疗和处理措施。医学决定水平一般包括待诊值、确诊值、提示预后的临界值及危急值。

（1）待诊值：提示需要进一步检查的临界值。

（2）确诊值：提示需要采取治疗措施的临界值。

（3）提示预后的临界值：提示疾病不同预后状态的临界值。

（4）危急值：需要立刻报告给临床医生，以便其立刻采取相应的治疗措施；否则将会因为错过最佳的治疗时机而使患者的生命安全受到威胁的异常结果。

正是由于上述医学决定水平的复杂性，决定了没有一种普遍适用的方法可以用于确定各检测指标的医学决定水平。在本共识中，我们总结了利用受试者工作特征曲线（ROC 曲线）确定临界值这一医学水平在方案设计、实际操作及数据统计方面的普遍做法。待诊值、确诊值及危急值等其他医学决定水平的确定往往依靠大样本的临床试验，本共识不做详细讨论。

3.1 总则

创建医学决定水平的程序，从选择参考个体开始，通过准确的统计学方法分析收集的数据，最终得出结论。适用于以下情况：①新分析物医学决定水平的建立；②不同群体医学决定水平的建立。

3.2 确定医学决定水平研究方案需考虑的因素

对于确定医学决定水平的研究方案，本共识建议需要考虑如下内容：

（1）针对要研究的项目所诊断的疾病进行分析，该项目为诊断某单一疾病时，则针对在该疾病诊断或治疗中起关键作用的某一被测成分，其检测结果对疾病的分析，可分为三种情况：①应进一步检查；②采取治疗措施；③对预后进行估计。故需针对该项目在该疾病的不同时期、治疗前后及复发情况、对患者的治疗效果、生活质量及生存时间等情况分别进行分析，并判定医学决定水平。

（2）如项目可诊断不同的疾病，则不同疾病应区别分析，针对不同疾病研究不同的医学决定水平。

（3）建立选择、排除及分组标准，确定疾病的诊断标准及各期判断标准，设计适宜的调查问卷，参加医学决定水平实验的参考个体应签署书面同意协议，并完成调查问卷。

（4）按照问卷结果、疾病的诊断标准、疾病各期判断标准及其他适宜的健康分析结果，对潜在的参考个体进行分类，并根据排除标准或体检结果，从参考样本组排除不符合要求的参考个体。

（5）从期望的可信限角度考虑，确定一个合适的个体样本数（样本数后文将详述）。

（6）采用被分析物检测的常规方法对被选择的参考个体进行采样。收集、处理各种生物学样品的方式方法，须与为患者进行实际常规检测活动的样品收集、处理方式方法一致。

（7）按照评价方法分析样品、收集数据。整个过程与常规操作保持一致。

（8）审核获得的测试数据，识别并剔除可能的错误数据和离群值。

（9）选择合适的统计学工具或估计方法、确定医学决定水平，对医学决定水平进行分析。

（10）记录以上所有步骤和程序，并归档保存。

3.3　医学决定水平研究对象选择及样本分析

研究对象一般为临床患者，包括两类人群：一类是用金标准确诊“有病”的患者（病例组人群），另一类是用金标准证实“无病”的患者（对照组人群），研究对象应具有较好的代表性。在选择病例时，可以采用随机选取的方式，并在研究后根据检测结果将其分为“病例组人群”和“对照组人群”，也可以根据研究方案预先确定好“病例组人群”和“对照组人群”的数量。

3.3.1　病例组的选择

病例应选自经金标准证实的患有目标疾病的患者，包括各种不同临床类型和病期的患者，如典型和不典型的、病情严重程度不同的（轻、中、重）、不同病程阶段的（早、中、晚），以及存在无治疗史和有无并发症的，以便使试验方法的结果能代表该病患者的总体。病例代表性的好坏，将直接影响到所确定的医学决定水平的推广价值。病例组的个体需完成诊断标准中所列的全部检查，例如，组织活检、病理解剖检验、影像学检查、接触史、长期临床跟踪检查或实验室确证试验等。临床诊断确诊的方法不是一种单独的检测方法，而是多种最优的检测方法和医学诊断的组合，例如，对于 HPV DNA 检测，应包括 DNA 结果和宫颈癌诊断结果（细胞学、组织学及临床病史），此类明确诊断准确性标准的方法称为“金标准”方法。应严格符合疾病的诊断标准，并按照疾病各期判断标准划分疾病分期。

若确定样本临床状态时参考的是一些主观性或形态学检测的结果，可采取以下方法：根据检测到的重要临床结果判断临床状态；根据少数服从多数原则、遵从专家意见原则进行临床状态的判定。如放射性核素、骨髓涂片等，应该由多位、对待研究的试验检测结果未知的专家达成一致意见。

3.3.2　对照组的选择

对照组应选自用“金标准”证实没有目标疾病的其他疾病人群，并且应包括患有在临床表现上与目标疾病容易混淆的疾病的病例，这样的对照才具有临床鉴别诊断的价值。选择对照组尤其要重视其在年龄、性别及某些重要的生理状态等方面与病例组具有可比性。根据不同的检验项目，对照组个体须排除的常见因素有饮酒、吸烟、高血压、肥胖症、月经期、妊娠期、哺乳期、口服避孕药、近期患病、正在用药、滥用药物史、滥用抗生素史、近期住院、近期手术、近期输过血等。对照组的个体选择要保证与研究对象的同质性，如调查季节、时间或空腹与否等。除已列明的要求外，应按随机抽样方案选择个体。对照组个体应尽可能涵盖各年龄组内不同年龄，不应集中在某一年龄段，应尽可能接近使用该项目的临床患者的分布组成，男女个体数量相当，并且在地理区域选择上应具有代表性。

在试验方法测试前，操作人员不应知晓病例组和对照组的“金标准”方法测试结果。除非是设计需要，否则不要仅选择住院患者或仅选择门诊患者。

3.3.3 个体的状态

个体的状态指对临床决策具有影响的状态。样品采集前是否空腹会对多种检验项目有直接或间接的影响，而长期节食也会造成许多指标的改变。另外，咖啡因、酒精、香烟和维生素 C 等也会影响许多分析物的性质，如改变一些酶类的活性。因此，应对照表 8.3.1 中列举的各因素，保证各种个体状态良好，方可进行血液标本的检测。

表 8.3.1　分析前的考虑因素

生物因素	方法学因素			可变性和标准化的来源
	主体准备	样品采集	样品处理	
新陈代谢 血流动力学 酶诱导 细胞损坏	先前的饮食 进食或非进食 药物禁忌 药物摄取 生物节奏和取样时间 身体活动 采集前的休息时期 压力或情绪	采集时的环境情况 时间 身体姿势 样品类型 采集地点 采集准备 血流 仪器或技术	运送方式 样品状态 血清血浆的分离（离心转速） 储存 分析准备 试剂 检测系统	特殊原因（如仰卧或直立） 其他多方面原因

3.3.4 个体的数量

足够的样本量是排除干扰、如实反映试验方法准确性的可靠保证。样本量的估计可由抽样调查估计总体率的样本量计算公式计算得到，或查询相应的样本量表得到。在用公式进行计算时，要预先设置试验方法的敏感性和特异性、显著性水平及允许误差。如果该试验结果是用于疾病的筛检，敏感性可设置得高些；如果是用于确定诊断，特异性可设置得高些。确定医学决定水平的研究中，本共识推荐的总样本量不少于240例，“病例组人群”和“对照组人群”病例数分别不少于120例，且两组样本量应尽量相等。

3.4　样品采集与分析系统要求

如果检测样品为血液，则应区分样品是动脉血、静脉血还是毛细血管血，如需使用抗凝剂，应该使用哪种抗凝剂等。静脉血样品采集时应严格按照皮肤穿刺采集诊断血液样品的程序。

若为其他体液样品如尿液、脑髓液或唾液等，也应规定相应的样品采集、加工和处理程序。

3.4.1　样品分析前和分析中准备

影响样品试验结果的因素有多种，包括分析前、分析中和分析后因素等。各种类型自动化分析仪的引进大大提高了临床分析的精密度，同时检测方法的改进和校准品质量的提高，使得分析的准确度得到很大提高。分析前的影响因素对临床诊断有至关重要的影响，这些因素包括个体的状态、个体的数量、样品采集和处理、分析方法、仪器、个体的确定方法、样品分组方法的确定等。

3.4.2　检测系统的要求

在进行检测前，检测系统要求如下：

（1）进行室内质控，变异系数（CV）在允许的范围内。

（2）应对使用的检测系统进行不确定度、不精密度、最低检出限、线性、准确度、抗干扰性、批间差等的验证。

（3）配套系统应提供校准品溯源性证明材料。

（4）非配套系统应与配套系统进行比对试验，偏倚应在允许的范围内。

（5）仪器操作步骤应严格按照生产厂商的要求或作业指导书进行，并准确无误地记录检验所得出的参考值数据。

除此以外，还应考虑仪器、设备、试剂（包括水）、校准标准、计算方法、同台仪器多次测试结果的变异等多方面影响因素。

3.4.3 多中心研究

医学决定水平的确定需要更多病例组样本入选，同时随着国际上对标准化方法的不断改进，各个国际研究中心间分析方法差异的影响就算没消除也应该已经最小化了，应可以达到合理的可比性水平。

一旦实现方法的可比性，可以通过多中心工作进行医学决定水平的研究，需要满足以下标准：

（1）多中心检测系统的可比性和溯源性保持一致。

（2）一致的质量控制方法和标准。

（3）参与中心和登记个体的数量应分别满足按年龄、性别、种族等分组相应的数量要求。

3.5 样品检测与数据处理

确定医学决定水平必须考虑批间、技术人员间、仪器之间的变化。选择有经验的人员进行实验操作。每次实验都应同步检测质控品，无效实验或质控结果失控应重新检测，剔除明显的离群值样品。通过至少连续几天的样品分析所获得的数据才是理想的数据，该值可代表各批检测的平均变异值。

每次样品检测时，应同时检测对照组和病例组样品。

如前所述，医学决定水平是临床医生根据某一检测指标的检测结果做出相应的临床决策的阈值。但许多诊断试验，对于连续变量，特别是实验室诊断结果多为连续性的数据指标，区分正常与异常的医学决定水平确定的是否恰当，将对试验的真实性指标产生明显的影响。在试验方法中常用的确定医学决定水平的统计学方法有下列几种。

3.5.1 ROC 曲线法

ROC 通过绘制敏感性 *vs*（1–特异性）曲线来表示方法的诊断准确性，y 轴是敏感性，x 轴是（1–特异性），约登指数是敏感性与特异性之和减去 1。不同临界值下的敏感性和特异性不同，敏感性和特异性最高即约登指数最高点的临界值是理论最佳临界值（图 8.3.1）。

在使用 ROC 曲线时，一般将受检对象按金标准（标准诊断方法，详见 2.2.1.3）检测结果分为阳性组和阴性组，用待评价的试验方法把结果分为阳性和阴性，填入下列评价该试验方法的四格表，如表 8.3.2。

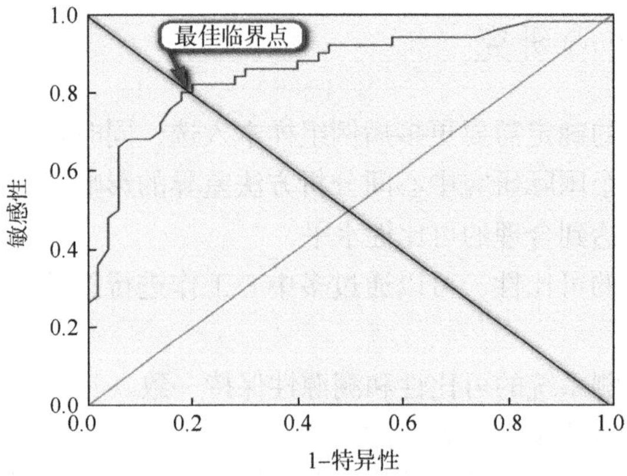

图 8.3.1 ROC 曲线示例

表 8.3.2 ROC 曲线四格表

试验方法	金标准（标准诊断方法）		合计
	阳性	阴性	
阳性	真阳性（TP）	假阳性（FP）	TP+FP
阴性	假阴性（FN）	真阴性（TN）	FN+TN
合计	TP+FN	FP+TN	总数（N）

（1）敏感性（SE）：

$$SE = \frac{TP}{TP+FN} \times 100\% \quad (8.3.1)$$

（2）特异性（SP）：

$$SP = \frac{TN}{FP+TN} \times 100\% \quad (8.3.2)$$

（3）约登指数（YI），又称正确指数：

$$YI=SE+SP-1 \quad (8.3.3)$$

约登指数综合了敏感性、特异性的信息。当敏感性与特异性被看作同等重要时，可使用这一指标。约登指数值于 0～1 之间变动，其值越大，试验方法的真实性越好。

（4）符合率（agreement rate OPA）：

$$OPA=\frac{TP+TN}{N} \times 100\% \quad (8.3.4)$$

（5）敏感性的 95%置信区间：

$$100 \times \frac{Q_{1.SE} \mp Q_{2.SE}}{Q_{3.SE}} \quad (8.3.5)$$

其中 $Q_{1.SE}$、$Q_{2.SE}$、$Q_{3.SE}$ 可通过以下公式计算：

$$Q_{1.SE}=2\times TP+1.96^2=2\times TP+3.84 \tag{8.3.6}$$

$$Q_{2.SE}=1.96\sqrt{1.96^2+4\times TP\times FN/(TP+FN)} \tag{8.3.7}$$

$$Q_{3.SE}=2\times(TP+FN+1.96^2)=2\times(TP+FN)+7.68 \tag{8.3.8}$$

（6）特异性的 95%置信区间：

$$100\times\frac{Q_{1.SP}\pm Q_{2.SP}}{Q_{3.SP}} \tag{8.3.9}$$

其中 $Q_{1.SP}$、$Q_{2.SP}$、$Q_{3.SP}$ 可通过以下公式计算：

$$Q_{1.SP}=2\times TN+1.96^2=2\times TN+3.84 \tag{8.3.10}$$

$$Q_{2.SP}=1.96\sqrt{1.96^2+4\times FP\times TN/(FP+TN)} \tag{8.3.11}$$

$$Q_{3.SP}=2\times(FP+TN+1.96^2)=2\times(FP+TN)+7.68 \tag{8.3.12}$$

3.5.2 ROC 曲线数据处理示例

假设对一个针对检测指标 X 的新检测试剂进行基于 ROC 的检测分析。共有 514 个样品，研究者收集了所有样品的检测结果，以及对应的独立的临床判断结果（来自金标准的检验结果）。

（1）将结果统计于表 8.3.3[临床状态 0 表示阴性（无），临床状态 1 表示阳性（有）]。

表 8.3.3 检测指标 X 的测试值及基于金标准的临床判断结果

患者编号	指标 X 检测值	临床状态
1	7.5	1
2	7.5	1
3	9.6	1
4	8.5	1
5	8.2	1
6	7.0	1
7	8.6	1
8	7.0	1
9	8.2	1
10	5.6	0
11	6.3	0
12	5.3	0

续表

患者编号	指标 X 检测值	临床状态
13	5.5	0
14	4.7	0
15	6.7	1
16	9.4	1
……	……	……
511	11.0	1
512	10.4	1
513	12.0	1
514	6.4	0

（2）复制数据至相关软件，进行 ROC 曲线分析，软件将界值依次设置在检测值间的不同水平，分别统计敏感性、特异性、假阳性率、假阴性率（1–特异性），并计算约登指数，见表 8.3.4。

表 8.3.4 不同医学决定水平的诊断效果

标准	SE	SP	YI
>4.4	1	0	0
>5.9	1	0.627	0.627
>6	0.997	0.698	0.695
>6.1	0.993	0.802	0.795
>6.2	0.987	0.840	0.826
>6.3	0.977	0.887	0.864
>6.4	0.957	0.948	0.905
>6.5	0.931	0.958	0.888
>6.6	0.911	0.967	0.878
>6.7	0.878	0.986	0.863
>6.8	0.848	0.995	0.843
>6.9	0.791	1	0.791
>13	0	1	0

根据上述敏感性和 1–特异性构建得到的 ROC 曲线如图 8.3.2：

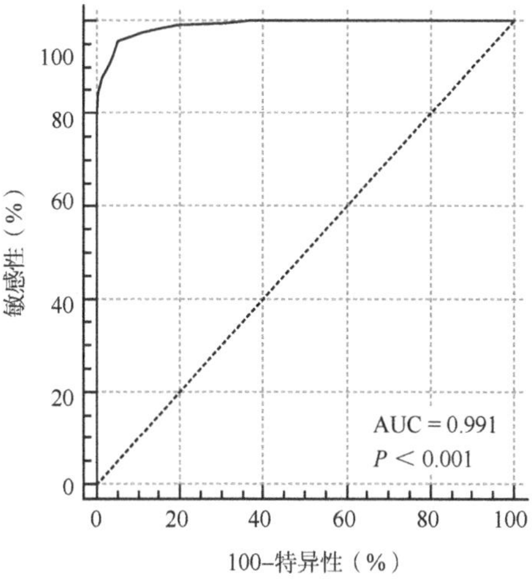

图 8.3.2 对指标 X 的检测结果绘制的 ROC 曲线

（3）利用 ROC 曲线判断最佳的医学决定水平。在临床实践中，绝大多数诊断方法无法达到 100%的正确率，体现在 ROC 曲线中，AUC 只能接近而不能达到 1。由于对于任何一个医学决定水平，敏感性和特异性也无法同时达到 100%，约登指数也只能接近而不能达到 1，因而在临床实践中将不可避免地发生漏诊及误诊。我们用统计学中的第一类错误及第二类错误来衡量这两种风险。

第一类错误又被称为 α 错误，其衡量当患者为阳性而被诊断为阴性的概率，即假阴性的概率，也即 1–敏感性；第二类错误又被称为 β 错误，其衡量当患者为阴性而被诊断为阳性的概率，即假阳性的概率，也即 1–特异性。

第一类错误的概率 α 和第二类错误的概率 β 的和，即为 1–约登指数，即 $\alpha+\beta=1-\text{YI}$。

一个好的诊断方法及医学决定水平，往往追求同时将第一类错误和第二类错误降低到可接受的水平，然而临床实践中往往必须权衡假阴性或假阳性带来的后果，以及诊断试验的目的，来选择将诊断试验的医学决定水平定在何处。

在确定医学决定水平时，通常考虑如下原则：

（1）如果疾病的早期或及时诊断将有利于患者的治疗和康复，漏诊将会造成严重的后果，并且有现成的治疗方法，患者从伦理和经济的角度可以接受，应将试验的诊断标准定在高敏感性的水平，尽量把患者检测出来。但此时特异性会同时降低，假阳性增多，增大了进一步确诊的成本。

（2）对于一些治疗效果不理想的疾病，而误诊将会对患者造成严重的心理、生理和经济的影响，应将试验方法的诊断标准定在高特异性的水平，尽量排除非患者。

（3）如果漏诊和误诊同等重要，应将试验方法的诊断标准定在敏感性和特异性均较高的位置，一般可把诊断标准定在“敏感性=特异性”的分界处。

本例中以约登指数最高作为医学决定水平临界点，故确定该方法测定 X 指标医学决定水平为>6.4。

（4）依据确定的界值点绘制 2×2 表格（表 8.3.5），与临床诊断标准，进行符合率及敏感性、特异性分析：

表 8.3.5　指标 X 医学决定水平 2×2 表

		临床诊断标准		
		阳性	阴性	合计
待评价方法	阳性	289	11	300
	阴性	13	201	214
	合计	302	212	514

$$SE=289/302=95.7\%$$

敏感性 95%置信区间，利用下述公式进行计算：

$$Q_{1.SE}=2\times TP+1.96^2=2\times 289+3.84=581.84$$

$$Q_{2.SE}=1.96\sqrt{1.96^2+4TP\times FN/(TP+FN)}=1.96\sqrt{3.84+4\times 289\times 13/302}=14.35$$

$$Q_{3.SE}=2\times(TP+FN+1.96^2)=2n_A+7.68=2\times 302+7.68=611.68$$

下限：$\frac{Q_{1.SE}-Q_{2.SE}}{Q_{3.SE}}\times 100\%=(581.84-14.35)/611.68\times 100\%=92.7\%$

上限：$\frac{Q_{1.SE}+Q_{2.SE}}{Q_{3.SE}}\times 100\%=(581.84+14.35)/611.68\times 100\%=97.4\%$

待评价方法特异性：

$$SP=201/212\times 100\%=94.8\%$$

特异性 95%置信区间，利用下述公式进行计算：

$$Q_{1.SP}=2\times TN+1.96^2=2\times 201+3.84=405.84$$

$$Q_{2.SP}=1.96\sqrt{1.96^2+4TN\times FP/(TN+FP)}=1.96\sqrt{3.84+4\times 201\times 11/212}=13.23$$

$$Q_{3.SP}=2\times(TN+FP+1.96^2)=2n_N+7.68=2\times 212+7.68=431.68$$

下限：$\frac{(Q_{1.SP}-Q_{2.SP})}{Q_{3.SP}}\times 100\%=(405.84-13.23)/431.68\times 100\%=90.9\%$

上限：$\frac{(Q_{1.SP}-Q_{2.SP})}{Q_{3.SP}}\times 100\%=(405.84+13.23)/431.68\times 100\%=97.1\%$

得到结论为：该方法测定 X 指标医学决定水平敏感性为 95.7%，95%置信区间为 92.7%～97.4%；特异性为 94.8%，95%置信区间为 90.9%～97.1%。

3.5.3 确定医学决定水平的其他方法

确定医学决定水平的其他方法还包括百分位数法、正态近似法和临床判断法。

当试验方法测定值呈偏态分布或分布类型不确定时，可采用百分位数法制定正常与异常的医学决定水平，通常将观察的数值从小到大排列，如果采用双侧检验则从第 2.5 百分位数至第 97.5 百分位数为正常范围；如采用单侧检验，以数值过小为异常时则医学决定水平下限定在第 5 百分位数或第 2.5 百分位数；如果以数值过大为异常，则医学决定水平的上限定在第 95 百分位数或第 97.5 百分位数。该种方法实际是以参考区间的上限或下限作为医学决定水平。例如，有研究将 300 例健康人群中 cTnI 测量值的 99%百分位数值作为医学决定水平。

百分位数法虽然可以不考虑数据的分布问题，但此方法制定的医学决定水平误差较大，如果增加观察例数可以减少误差，因此有学者建议观察例数应大于 120 例，本共识采取这种观点。

目前临床和统计学上均有采用均数加减 2 倍标准差作为正常值范围（表示实测值的 95%的参考值范围）的方法，在此范围内的测量值为正常值，这种方法称为正态近似法。正态近似法确定的医学决定水平要求试验方法的数据呈正态分布，如果不呈正态分布，可将数据作对数变换转换成正态分布后再计算。

3.6 不同方法的比较与评价

上述几种确定医学决定水平的方法有其不同的适用范围。其中应用最为广泛的是 ROC 曲线法，也是本共识重点讨论的方法，该方法适用于对某检测指标的检测存在“金标准”方法，或者有公认的标准来区分判定受试者的阴阳性时，确定新的检测方法或者检测试剂的医学决定水平。ROC 曲线法的优点是简便易行，入组时可以随机选取病例，但需要保证正常人群与病例组人群均有一定数量入组。

百分位数法与正态近似法均是根据某一指标在正常人群中的检测数值分布来推断医学决定水平，在选取病例时要求只选取健康人群，且要求入组者在年龄、性别等方面具有普遍代表性。应用此方法选取的病例数推荐不少于 120 例。

3.7 评估医学决定水平

通过长期数据收集、统计，结合临床发生概率及救治效果评估医学决定水平，确定是否调整决定水平界值。

医学决定水平评估包括两个方面：

（1）医学决定水平转移：其方法同本部分“2.6 转移参考区间”，此处不再详述。

（2）周期评估：由于医学决定水平，特别是危急值无法在短时间内进行大量数据的评估确定，因此周期评估显得尤为重要。

1）周期评估可根据收集数据数量、项目重要性确定评估周期。

2）数据选入的标准符合医学决定水平确定条件。

3）室内质控结果应在允许范围内。

4）数据处理方法同医学决定水平确定方法。

5）评估完成后，在不影响患者安全的前提下，咨询临床专家、结合文献报道，确定是否进行调整的决策。

6）调整后在一定期限内进行临床随访，保证工作效率，促进患者安全。

4 编写说明

4.1 编写背景与过程

近年来，国内 IVD 行业发展迅速，已经成为一个相当规模的产业。但是，一直以来国内缺乏系统的标准或文件指导 IVD 产品的研制和应用，而国际上相应标准比较齐全，尤其是 CLSI 文件，但该文件中很多规定不符合国内现状，不能直接为我们所采用。中国医学装备协会检验医学分会引领国内众多IVD产品制造商，结合多年以来试剂研发、生产、临床应用和实践的经验，编写了本共识，来规范 IVD 试剂重要指标确立的方法和要求。在编过程中，要求编写内容完整、科学、严谨，除了对理论知识进行详述外，还要求进行举例和解析，以便有效引导 IVD 企业进行试剂研制、性能确立和应用评价。

4.2 主要内容与依据

本部分围绕定量产品参考区间建立、医学决定水平确定及应用实例等进行介绍。

本部分主要依据国家及本行业颁布的相关法规、国际标准化委员会（ISO）发布的相关标准进行编写，主要包括：

（1）《临床实验室检验项目参考区间的制定》（WS/T 402-2012）。

（2）《定性测定性能评价指南》（WS/T 505-2017）。

（3）*Defining, Establishing, and Verifying Reference Intervals in the Clinical Laboratory; Approved Guideline-Third Edition*（EP28-A3）。

（4）*Assessment of the Diagnostic Accuracy of Laboratory Tests Using Receiver Operating Characteristic Curves; Approved Guideline-Second Edition*（EP24-A2）。

4.3 共识与以往标准和文献的差异及其原因或依据，争议问题的讨论和建议

4.3.1 参考区间共识说明

4.3.1.1 参考个体选择问题

在开展参考区间的研究前，研究者首先要建立统一的参考个体选择标准和排除标准，即明确个体处于怎样的状态可界定为健康个体，能够纳入参考样本组；也要明确个体处于怎样的状态，应排除在参考样本组外。一般情况下，不同的研究者对健康的标准会有不同的理解，因此，要求研究者确立选择标准和排除标准时，应结合临床指标的特点和临床应用的背景知识，并参考相关文献和学术著作等，以保证标准的科学性和有效性。

研究者选择"相对健康"的参考个体时，应避免直接选用一般意义上的年轻又健康的成年人，可以选用非常类似于患者群的人群。多数情况下，建议研究者可以考虑年龄的因素，这样数据更有临床应用性。例如，N-端脑利钠肽前体（NT-proBNP）对心衰的诊断、预后、治疗管理具有较高的诊断价值（*Journal of the American College of Cardiology*），该指标在青年人群中，其参考区间＜125pg/mL，但对于老年人群，其参考区间＜300pg/mL。

4.3.1.2 样本采样规则问题

需要依据待测物研究基础及样本确定采样规则，采样规则包含直接取样法和间接取样法。

（1）直接取样法：包括推测法和归纳法。

1）推测法：根据标准从参考人群中选择参考个体，再对参考个体的样本进行收集和分析的方法。该方法的特点是选择和排除标准建立在样本收集和分析前。归纳法是对参考人群的样本进行收集后，再根据标准对样本结果进行筛选。该方法的特点是选择和排除标准建立在样本收集后。

推测法适用于已经有较好的研究基础并建立了完善的实验室程序的检测。它需要研究者在选择参考个体前建立好选择、排除和分组标准。研究者进行参考区间研究前，应先着手查找文献和研究资料，并结合临床应用情况，研究该方法存在的潜在的生物学变异来源，作为制定标准的依据。标准确定后，研究者结合询问和问卷调查表等方式，入选符合选择标准的个体作为参考个体。最终，研究者再对确定的参考个体进行样本的采集。

2）归纳法：比较适用于新的、研究较少的、鲜有文献报道的实验程序。因为决定分类的因素最初可能并不清楚。归纳法需要比推测法抽样更加深入。归纳法的取样也需要进行排除和分组，只是在取样和分析物检测后。

（2）间接取样法：适用于样本难收集的情况，即直接采用数据库中的值，通过统计方法进行处理。间接取样法是假设数据库中大部分数据来源于参考个体，然后直接使用数据库中的检测值来估算参考区间。此方法相对简单且便宜，但也需要进行必要的筛选以避免数据库中存在大量的不健康个体。在很多研究中，可用住院患者（或门诊患者）的数据来估算参考区间，建议研究者筛选相对健康的个体作为间接取样的样本来源，如献血者、定期做体检者、筛选过的个体、接受小手术的患者及接受基因筛选的个体等。

我国行业标准 WS/T 402-2012 及 CLSI EP 文件推荐直接取样法，通过设计调查表筛选参考个体，此过程需要参与者签署知情同意书。此种方式对中国大部分 IVD 企业而言实施困难。根据国情，制造商可以采用“间接法”，即用相对健康的体检人群等样本建立参考区间。

4.3.1.3 生物样品收集处理问题

样品的采集、分离、运输、保存和检测应与患者常规检查活动一致，按照 WS/T 225 要求执行。正常情况下，应使用 24h 内的新鲜样品进行参考区间的确定。考虑到样品来源问题，对于经验证样品稳定性良好的项目，可以一半采用新鲜样品，一半采用冻存样品的方式进行（需标注样品状态，用于分析两者是否存在差异），样品的使用与保存条件应与说明书要求一致。

4.3.1.4 检测分析过程中的问题

样品检测时检测系统的状态与实验人员操作均需与患者实际检测状态一致。建议将检测系统的变异考虑在内，同时包括检测试剂批间差、仪器的台间差及检测系统的不精密度；如采用直接法抽样，应分时间分次进行样品收集和检测；如采用间接法，应保证样品检测至少平均分布在不同时间（至少 5 天）、不同台设别（至少 3 台），如有条件，可采取多中心原则进行参考区间/医学决定水平的确定。

4.3.1.5 如何确定参考区间上下限

一般情况下，选择 95%作为参考区间限值要求，对于某些标志物可能 95%并不适合，需要更高的参考区间要求，如 97.5%、99%。研究者可根据研究的标志物定义参考区间上下限。

对于大部分被分析物而言，低于最低限和高于最高限的值均被分别认为分布在第 2.5 和第 97.5 百分位点之外，如白细胞计数过高或过低皆属不正常须确定双侧界值。有些情况是只有一个参考限有意义，如血铅值过高属不正常须确定单侧上界，肺活量过低属不正常须确定单侧下界。单侧上界和单侧下界通常确定第 95 和第 5 百分位点。

4.3.1.6　建立参考区间样本量问题

我们认为参考区间建立，需考虑满足离群值剔除及置信区间（CI）的要求，即 90%CI 需至少 120 个参考值，同时考虑离群值剔除问题，故建议至少每组 130 例样本进行检测；如需 95%CI，则需要至少 153 个参考值，99%CI 需要至少 250 个参考值。

参考限置信区间应该比 95%的参考区间宽度小，一般以 90%CI 为标准确定样本量，制造商也可以根据实际需要采用 95%CI 和 99%CI 标准进行样本量的确定。EP28 建议 90%CI 的宽度要小于参考区间宽度 0.2 倍。如果 CI 是无法接受的宽度，则需要更多参考值。对已给定的参考分布来说，当选用的估算方法影响 CI 宽度时，最重要的影响因素是有效参考值的数量。

表 8.4.1～表 8.4.5 补充了共识主体中 95%、99%CI 双侧和单侧参考区间样本量的秩。

表 8.4.1　非参数法 2.5%～97.5%区间参考限 95%CI 的秩（下端点）

样本数（n）	95%CI 秩		样本数（n）	95%CI 秩	
	低值（a）	高值（b）		低值（a）	高值（b）
153～179	1	9	581～605	8	23
180～204	1	10	606～651	8	24
205～222	2	11	652～677	9	25
223～261	2	12	678～718	9	26
270～289	2	13	719～758	9	27
290～319	3	14	759～787	10	28
320～362	3	15	788～816	11	29
363～386	4	16	817～845	12	30
387～426	4	17	846～867	13	31
427～452	5	18	868～911	13	32
453～490	5	19	912～945	14	33
491～516	6	20	946～966	15	34
517～531	7	21	967～1000	15	35
532～580	7	22			

表 8.4.2　非参数法 2.5%～97.5%区间参考限 99%CI 的秩（下端点）

样本数（n）	99%CI 秩		样本数（n）	99%CI 秩	
	低值（a）	高值（b）		低值（a）	高值（b）
250～270	1	14	621～649	6	27
271～293	1	15	650～682	6	28
294～324	1	16	683～710	7	29
325～339	1	17	711～745	7	30
340～349	2	17	746～773	8	31
350～383	2	18	774～797	9	32
384～402	3	19	798～837	9	33
403～436	3	20	837～871	8	34
437～453	4	21	872～900	10	35
454～497	4	22	901～927	11	36
498～513	5	23	928～965	11	37
514～552	5	24	966～993	12	38
553～587	5	25	994～1017	13	39
588～620	5	26			

表 8.4.3　非参数法 95%参考限 95%CI 的秩

样本数（n）	95%CI 秩		样本数（n）	95%CI 秩	
	低值（a）	高值（b）		低值（a）	高值（b）
80～89	1	9	307～328	8	24
90～108	1	10	329～341	9	25
109～116	2	11	342～362	9	26
117～136	2	12	363～376	10	27
137～152	2	13	377～390	11	28
153～165	3	14	391～397	12	29
166～195	4	16	398～426	12	30
196～215	4	17	427～438	13	31
216～228	5	18	439～462	13	32
229～246	5	19	463～476	14	33
247～261	6	20	477～497	14	34
262～270	7	21	498～513	15	35
271～294	7	22	514～527	16	36
295～306	8	23	528～540	17	37

续表

样本数（n）	95%CI 秩		样本数（n）	95%CI 秩	
	低值（a）	高值（b）		低值（a）	高值（b）
541～564	17	38	823～836	29	54
565～579	18	36	837～848	30	55
580～601	18	40	849～876	30	56
602～616	19	41	877～892	31	57
617～631	20	42	893～906	32	58
632～642	21	43	907～918	33	59
643～657	22	44	919～947	33	60
658～684	22	45	948～962	34	61
685～699	23	46	963～986	34	62
700～712	24	47	987～1004	35	63
713～737	24	48	1100	43	68
738～752	25	49	1200	47	73
753～776	25	50	1300	52	79
777～791	26	51	1400	56	84
792～807	27	52	1500	61	91
808～822	28	53			

表 8.4.4　非参数法 95%参考限 99%CI 的秩

样本数（n）	99%CI 秩		样本数（n）	99%CI 秩	
	低值（a）	高值（b）		低值（a）	高值（b）
125～137	1	14	298～309	6	26
138～149	1	15	310～328	6	27
150～165	2	16	329～343	7	28
167～178	2	17	344～359	7	29
179～193	2	18	360～373	8	30
194～205	3	19	374～391	8	31
206～221	3	20	392～407	8	32
222～230	4	21	408～422	9	33
231～250	4	22	423～439	9	34
251～266	4	23	440～453	10	35
267～280	5	24	454～469	11	36
281～297	5	25	470～482	12	37

续表

样本数（n）	99%CI 秩		样本数（n）	99%CI 秩	
	低值（a）	高值（b）		低值（a）	高值（b）
483～501	12	38	802～816	24	57
502～516	13	39	817～836	24	58
517～536	13	40	837～852	25	59
537～554	13	41	853～871	25	60
555～569	14	42	872～886	26	61
570～584	15	43	887～903	27	62
585～598	18	40	904～918	28	63
599～618	16	45	919～938	28	64
619～633	17	46	939～954	29	65
634～647	18	47	955～969	30	66
648～667	18	48	970～984	31	67
668～682	19	49	985～999	32	68
683～701	19	50	1000～1022	32	69
702～716	20	51	1100	37	75
717～731	21	52	1200	40	80
732～750	21	53	1300	45	86
751～766	22	54	1400	49	92
767～780	23	55	1500	54	98
781～801	23	56			

考虑到当采集的样本量增加时 CI 会变窄，也同时提醒研究人员可以采取增加参考个体的样本量来提高评估的参考区间的精密度。以非参数法 90%CI 为例，样本量越多，CI 越窄且越接近目标位，所设参考区间就越准确（表 8.4.5）。

表 8.4.5　第 2.5 百分位评估样本量对 90%CI 宽度

样本数（n）	90%CI 秩		CI 百分比	
	低值（a）	高值（b）	低值（a）	高值（b）
120	1	7	0.83%	5.83%
150	1	8	0.67%	5.33%
200	2	10	1.00%	5.00%
250	3	12	1.20%	4.80%
300	3	13	1.00%	4.33%
500	7	19	1.40%	3.80%
1000	17	34	1.70%	3.40%
∞	/	/	2.50%	2.50%

对于新的分析物，应尽可能多地考虑分组因素，进行有意义的分组，明确各组参考区间差异，得到可靠参考区间。

4.3.1.7　参考值的分组

在实际处理和分析候选参考个体的标本之前，均应当考虑分组的可能性。为确保实际操作过程分析的可靠性，必须充分结合项目情况、临床知识和已有研究结果等，考虑在不同组别设立不同参考区间。当然，对于一个新的分析物来讲，无法得到上述需要的信息以决定是否进行分组。而如果这些情况都能满足，则应根据性别、年龄或其他因素进行分组，并保证每组样本数不少于按照建立参考区间不同置信区间所设置的最低样本量。

一般认为，只要两个分组之间测得的均值的区别具有显著统计学意义（在5%或1%的概率水平），可支持分组设置参考区间，并为每个组别建立自身独立的参考区间。

4.3.1.8　参考区间的转移问题

建立参考区间是一项非常重要而价格高昂的工作。对于体外诊断试剂制造商而言，鉴于很多临床检验项目已建立或者方法成熟，要求每个制造商均进行参考区间的建立，不利于检测结果一致化或可比性的需要，且会使临床实验室在引进新的检验方法时对检测结果分析产生困扰。因此，依赖其他诊断试剂制造商或诊断实验室的研究成果和数据进行参考区间的转移，作为一种便宜和简便的确认程序，已经逐渐开始被接受。

体外诊断试剂制造商在研究某分析物检测试剂或方法时，较多时候国内已有其他厂家的同类产品上市或已在市场应用良好。这类产品上市前已对同样的参考群体建立了参考区间，体外诊断试剂制造商在研究该分析物参考区间时，可以评估是否可借鉴同类产品的参考区间，而不必重新收集参考个体建立新方法的参考区间。同样，该方法也适用于医学实验室，往往医学实验室已经对实验室的研究群体建立了某分析物的参考区间，而当它预计废弃原方法而引进新的方法或技术来检验某分析物时，也可以通过转移参考区间，而没有必要重新从头建立参考区间。

考虑到我国国情，如果项目具有国际公认的参考区间或制造商的检测系统与参比系统具有可比性，可以考虑参考区间的转移，同时注意对转移的参考区间进行验证。若要采用此种方式，需要对参考区间的转移验证的操作方法进行统一。首先，系统的性能要得到验证；其次，需要确定方法间的可比性，保证测值的一致性，在此前提下才能考虑参考区间的转移；最后，要对转移后的区间进行验证。验证时，所需选取的样本量、是否分组、评价方式等问题亦需要纳入考虑范围。

4.3.1.9 转移参考区间注意事项

（1）一定要严格按照方法学比对相关共识执行，尤其是使用合适测值分布的样本。如果没有足够范围分布的样本，相关性可能比实际更差。另外，如果使用过大的样本范围（即许多极高值和极低值），可能会高估相关性的质量。

（2）当使用线性回归时，将截距与数据范围和参考区间进行比较是至关重要的。与参考区间比，如果截距较大，则方法的偏差使之不能进行简单的转移。这种情况下，建议实验室使用参考个体的样本建立参考区间。

（3）如果线性回归不能很好地比较两种方法学，可能需要另外选择最适合的方法进行比较。例如，钠的值范围很窄且都是离散整数，在这种情况下，方法的简单差异可以通过修正均值来确定参考区间。

4.3.1.10 参考区间验证注意事项

验证参考区间的实验室的操作必须与原始参考值研究的分析前和分析中各因素的控制保持一致。如果验证实验室和原始参考值研究的检验目标人群在地理分布或人口统计学上存在导致参考区间有明显差异的因素，参考区间的转移就毫无意义。

参考区间验证参考个体的选择和参考值的获得必须与制造商或提供参考区间的实验室制定的方案保持一致。所选择参考个体应合理代表接收实验室选择的健康总体，并满足其排除和分组标准。

依照 $D/R<1/3$ 的原则剔除离群值。

本共识推荐：为保证检测系统可靠性，制造商转移参考区间后，验证参考区间，采取每个分组至少 60 例样本，且满足检测分析系统试剂批间、台间及分析间的要求。

临床实验室对参考区间进行验证，可采取小样本量的方案进行。应至少 20 例样本，且同样需要满足检测系统分析间的要求，即至少 5 天完成实验（每天 4 例）。

4.3.2 医学决定水平共识说明

体外诊断试剂定量检测产品相关的医学决定水平在临床检验与诊疗工作中有极重要的作用，为了对检验项目的结果进行有效解读，一线的检验科人员及临床医生需要借助一些经过验证的“阈值”来辅助判断，以提高临床诊断及治疗的水平。根据测定值高于或低于该“阈值”，临床医生做出相应的临床决策。这些临床决策可以包括确诊或排除某种疾病，对某些疾病进行分类或分级，或对疾病的预后进行评估，以及在临床上采取某种特定的治疗或处理措施。

医学决定水平的正确确立往往需要体外诊断试剂制造商、临床检验实验室及临床科室合作完成。确定医学决定水平需要遵循科学的操作方法，使用恰当的数据分析和统计工具。由于临床检验指标的多样性与诊断决策的复杂性，目前国际上临床检验领域知名的学会，如美国临床实验室标准化协会（CLSI）、国际临床化学和实验室医学联合会（IFCC）均未给出医学决定水平确定的指导性文件。为适应体外诊断试剂生产与临床检验工作的需要，科学、合理地应用医学决定水平，并发挥其在临床诊断和临床决策判断中的核心作用，本共识尝试参考、吸收、借鉴国内外相关工作的经验和理念，提出利用 ROC 曲线法确定医学决定水平的一般性方法，为体外诊断试剂生产商及临床检验实验室合理确定医学决定水平提供参考。

4.3.2.1　医学决定水平确定方法的相关问题

对于医学决定水平的确立，本共识着重介绍 ROC 曲线法确定医学决定水平的一般步骤和计算示例。ROC 曲线法的应用一般要求临床对某一诊断指标的检测存在“金标准”方法，而对于不存在“金标准”方法的诊断指标，ROC 曲线作为一种有效工具，可广泛应用于定性产品、定量产品临床准确性的判定。因此，本共识在定量产品医学决定水平确定上同样推荐使用 ROC 曲线法。通过绘制 ROC 曲线，临床医生可根据需要选择医学决定水平，保证高敏感性及低特异性；或者选择其他医学决定水平，保证低敏感性及高特异性。本共识也推荐了百分位数法、正态近似法及临床判断法作为医学决定水平的确定方法。

4.3.2.2　医学决定水平确定过程中的样本量问题

确立一个正确可靠的医学决定水平所需要的样本量是一个难点。诊断指标在临床应用时间的长短、相关疾病患者的数量和获取难易程度，以及是否存在相关疾病或诊断指标的“金标准”方法，都会影响到所需要的样本量。一般来说，样本量大将带来更为准确的结论，但同时也带来更大的成本问题，在两者中寻找一个平衡点对于实际工作是至关重要的。对于已经存在“金标准”方法的诊断指标，以及百分位数法和正态近似法，本共识推荐的最小样本量为 120 例，而对于某些新应用于临床的诊断指标，本共识推荐的样本量为 1000 例以上。

4.3.2.3　利用 ROC 曲线确定最佳医学决定水平的相关问题

随着医学决定水平的变化，敏感性和特异性是反向变化的，这表明最佳医学决定水平的选择，是对检测敏感性和特异性综合权衡的结果。研究者也提出了多种数学理论来选择最佳医学决定水平，例如，部分研究者支持选择最接近 ROC 曲线左上角（0，1）的点作为临界值，因为理想情况下，真阳性率（TPR）应该接近 1，假阳性率（FPR）应该接近 0，即一个好的分类模型应该尽可能靠近图形的左上角，而一个随机猜测模型应位于连接点（TPR=0，FPR=0）和（TPR=1，FPR=1）的主对角线上。部分研究者支持曲线下面积（AUC）最大化的选择方式来选择，如果模型是完美的，那么它的 AUC=1，通常认为 AUC＞0.9 的指标具有较好的诊断价值，AUG 在 0.7～0.9 有一定的准确性，AUC 在 0.5～0.7 时准确性较低。如果模型是简单的随机猜测模型，那么它的 AUC=0.5 即没有诊断价值。还有部分研究者支持用约登指数最大值来确定最佳医学决定水平。许多统计软件，如 SPSS 等，均能自动给出 ROC 曲线最靠近左上角的点，或是使 AUC 最大的点及约登指数最大值所对应的医学决定水平。需要说明的是，这些理论从数学角度出发来考虑医学决定水平的最佳值，但每种疾病、每种检测指标有其自身的特点和临床需求，同时还需考虑临床费用等因素，使得医学决定水平的选择不仅仅是一个单纯的统计学问题。

当试验方法和阳性标准固定时，每种试验方法的敏感性和特异性是恒定的。试验方法的检测指标为连续性变量时，区分正常或异常（即阴性或阳性）的标准，将会影响试验的敏感性和特异性。敏感性和特异性随着诊断试验标准的改变而改变，并且敏感性和特异性呈互为消长的关系，若要提高试验的敏感性就必然以降低特异性为代价，反之亦然。至于要把诊断试验的诊断标准选择在何处，必须权衡假阴性或假阳性带来的后果，以及诊断试验的目的，通常选择诊断标准的原则如下。

（1）如果疾病的早期或及时诊断将有利于患者的治疗和康复，漏诊将会造成严重的后果，并且有现成的治疗方法，患者从伦理和经济的角度可以接受，应将试验的诊断标准定在高敏感性的水平，尽量把患者检测出来。但此时特异性会同时降低，假阳性增多，增大了进一步确诊的成本。

（2）对于一些治疗效果不理想的疾病，而误诊将会对患者造成严重的心理、生理和经济上的影响，应将试验方法的诊断标准定在高特异性的水平，尽量排除非患者。

（3）如果漏诊和误诊同等重要，应将试验方法的诊断标准定在敏感性和特异性均较高的位置，一般可把诊断标准定在“敏感性=特异性”的分界处。

例如，在临床应用中我们有时需要选择高敏感性的临界值来确保最低的假阴性率，而对于特异性可以做出让步。使用 D-二聚体进行静脉栓塞的检测时，医生更需要做出确凿的阴性判断，因为如果检测存在假阴性，患者会有因急性栓塞而死亡的风险，而对于高于临界值的患者，即使存在较多的假阳性，也可进一步检测来排除假阳性的影响，相对风险较小。相反，在 HIV 的诊断中，假阳性的判断可能导致抗病毒药物误用，对患者身心健康造成极大损害，所以对该项目的检测，临床设定医学决定水平时对假阴性的容忍度相对更高，即对特异性有更高的要求，故可以牺牲部分对敏感性的追求。由此，根据检测项目的不同，可能需要设定 2～3 个医学决定水平，设立相应的灰区来协助临床诊断，而不仅仅是阴性和阳性两种判断。

此外，对临床问题的明确界定有利于筛选合适的研究人群，而研究结果的意义和代表性在很大程度上取决于样本人群是如何识别的，诊断指标本身是否存在对样本类群的选择性是确定医学决定水平时需要考虑的重要问题，选择人群的考虑指标包括前述的年龄、性别、人种等因素。正如 0.8mg/dL 的血肌酐对于普通成年人来说是正常水平，而对于一个 5 岁的幼儿来说，这就意味着肾功能损伤。这类问题更多是由于被检测物质本身受到性别、年龄等因素的干扰（类似的还有碱性磷酸酶、激素、部分酶类等）。NT-proBNP 的诊断阈值判定是结合标志物特征进行判定的一个很好的示例，作为急性心衰的诊断指标，研究者考虑到 NT-proBNP 基准浓度随年龄的显著变化，结合 ROC 曲线和回归分析，采用了优化的阈值判定方式，将患者人群分为＜50 岁、50～75 岁、＞75 岁三段，分别以 450pg/mL、900pg/mL 和 1800pg/mL 作为各年龄段的心衰诊断阈值。大规模的临床试验显示，分段设定阈值的诊断效果明显优于独立于年龄的阈值设定方式（1243pg/mL）。目前 NT-proBNP 诊断阈值的设定已得到了包括美国心脏病学会（ACC）、美国心脏协会（AHA）等组织的广泛认可。

本共识参考区间和医学决定水平建立及验证的前提是产品基本状态得到满足，即准确性、精密性、最低检测限、线性均满足要求后，在此基础上，充分考虑临床检测状态，对参考区间和医学决定水平进行确定。

5 应用实例

5.1 间接取样法确定参考区间（适用于制造商）：糖类抗原 CA242 检测试剂盒（磁微粒化学发光法）参考区间确定

5.1.1 试剂盒介绍

本试剂盒用于定量检测人血清中 CA242 的含量，主要用于对相关恶性肿瘤进行动态监测以辅助判断疾病进程或治疗效果。

5.1.2 参考区间确定方法

收集正常人体检样本用于参考区间的确定，基准统计方法为非参数法，统计测定结果的百分界限值，建立正常参考区间。常用的百分界限值有95%、97.5%和99%。本参考区间上限以 95%为界。

5.1.3 样本入选标准

5.1.3.1 样本个体选择

（1）年龄：胰腺癌、结肠癌、胃癌等有其发病年龄特点。①52 岁以下，胰腺癌处于极低的发病水平；之后，胰腺癌发病率急剧上升，并一直持续到老年。②41 岁以下结肠癌处于极低的发病水平，42 岁时发病率开始较快升高，在 62～72 岁期间为持续快速升高期，其后发病率平稳并下降。③胃癌的发病变化趋势为出生后发病率缓慢升高，在 47～77 岁期间持续快速升高，其后发病率下降。基于此，确定本项目的各个年龄段：24～40 岁占比约 25%，41～61 岁占比约 45%，60 岁以上占比约 30%。

（2）无已知肝、胆、胰、肠等相关良恶性疾病，表观健康。

5.1.3.2 样本排除标准

标本体积小于 400μL，严重溶血、脂血，标本浑浊。

5.1.3.3 样本信息要求

样本信息要包含年龄、就诊科室、临床症状。

5.1.3.4 样本入选标准及数量

无已知肝、胆、胰、肠等相关良恶性疾病的表观健康的体检或门诊人群。总样本数量不低于 120 例，样本数量越多，参考区间确定越准确。

5.1.4 实验质量控制

（1）按照正确的方法采集血清标本（参考本试剂盒说明书），标本采集后 2～8℃放置不超过 24h，超过 24h 后须提取血清，放置于-20℃冻存，避免反复冻融。

（2）实验中所需的设备均经过校验，具备实验条件。

（3）检测仪器需至少 3 台。

（4）选择有经验的人员进行实验操作，实验前仔细阅读说明书。

（5）每天首先测定相应的质控品各 2 次，实验结束后再测定相应的质控品各 2 次，检测结果符合预期。

（6）实验完成时间应不低于 5 天。

（7）分析间变异应不超过 12%。

5.1.5 统计学方法

采用 SPSS 软件，统计 95%的百分界限。

5.1.6 数据分析

质控分析数据见表 8.5.1。

表 8.5.1　质控分析数据

质控品	仪器	第1天	第2天	第3天	第4天	第5天	CV	总CV
Q1	仪器1	23.45	23.09	21.78	24.12	23.00	3.35%	5.63%
		22.73	24.13	22.43	23.47	23.15		
		22.43	22.08	23.07	23.15	22.63		
		21.46	23.55	22.32	23.43	24.33		
	仪器2	20.50	21.33	23.08	23.15	22.75	3.71%	
		21.44	22.06	22.46	22.60	23.19		
		23.62	22.73	23.12	23.44	21.66		
		22.87	21.74	22.68	21.49	22.92		
	仪器3	20.76	25.78	22.47	25.01	24.75	8.08%	
		22.70	22.49	20.00	23.01	23.67		
		22.65	20.35	26.87	22.42	25.72		
		21.35	23.80	25.09	22.39	23.26		
Q2	仪器1	112.47	101.29	102.25	103.18	113.28	6.06%	5.58%
		102.03	113.57	98.55	94.82	100.45		
		110.43	111.71	101.30	109.68	96.09		
		102.41	98.91	111.65	113.77	100.78		
	仪器2	104.16	112.32	100.30	114.00	96.33	6.15%	
		112.47	101.76	109.00	112.20	103.11		
		113.60	112.43	113.14	103.16	109.26		
		98.82	115.72	98.55	97.43	100.90		
	仪器3	100.76	105.78	112.47	105.01	108.75	4.22%	
		112.70	119.49	110.00	105.01	110.67		
		102.65	110.35	106.87	108.42	111.72		
		101.35	105.80	104.09	112.39	109.26		

分析：质控品 Q1、Q2 均在其标定范围内，天间变异和台间变异均不超过 12%，符合要求。

本试剂盒测定了 1432 例入选的体检人群样品，以测定值范围的 95%为限，确定参考区间上限。

5.1.6.1　离群值的处理

依据 D/R 比率法，1432 例样本，浓度值 108.3U/mL，$D/R>1/3$，该极端值应被剔除。

5.1.6.2　参考值的分组

（1）性别分组分析（表 8.5.2）。

表 8.5.2　按性别分组分析数据

组别	均值	标准差	例数	Z	Z^*	$Z>Z^*$	$s_2>1.5\,s_1$
男	11.1458	9.11982	722	3.3914	7.3255	否	否
女	11.0740	8.67325	709				

结论：不需要按性别分组。

（2）年龄分组分析：按照<41 岁、41～51 岁、52～61 岁、62～71 岁、≥72 岁分为 5 组进行比较分析（表 8.5.3）。

表 8.5.3　按年龄分组分析数据

组别	均值	标准差	例数
≤40 岁	11.152 6	8.733 42	365
41～51 岁	11.032 1	8.368 31	363
52～61 岁	11.146 4	8.894 04	307
62～71 岁	11.096 2	9.645 89	234
≥72 岁	11.141 8	9.399 97	162

组别	Z	Z^*	$Z>Z^*$	$s_2>1.5\,s_1$
≤40 岁与 41～51 岁	4.216 9	5.224 9	否	否
≤40 岁与 52～61 岁	0.202 4	5.020 0	否	否
≤40 岁与 62～71 岁	1.611 2	4.739 5	否	否
≤40 岁与≥72 岁	0.277 2	4.445 5	否	否

结论：不需要按年龄分组。

5.1.6.3　95%参考区间上限统计

由图 8.5.1 可以较为直观地看到体检人群 CA242 测定结果的分布情况，呈非正态分布，所以利用百分位数法估算 95%百分范围的参考范围界限。

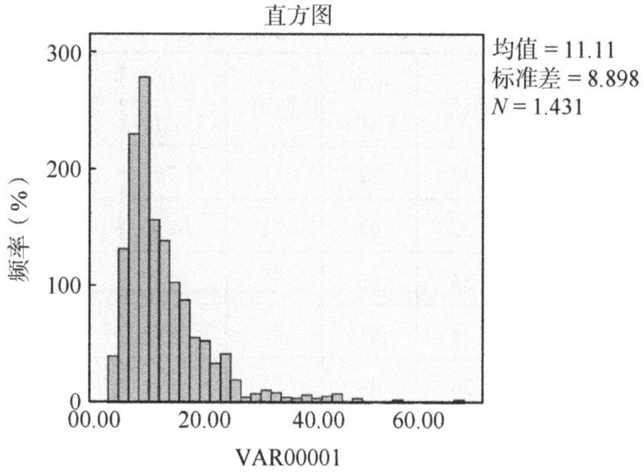

图 8.5.1　体检人群 CA242 测定结果分布情况

将 1431 例体检（剔除 1 例，见表 8.5.4）的检测结果经 SPSS19.0 软件系统计算，结果见图 8.5.2：

统计量

VAR00001

N	有效	1431
	缺失	0
均值		11.110 2
均值的标准误		0.235 23
中值		8.480 0
众数		4.65[a]
标准差		8.898 33
方差		79.180
偏度		2.513
偏度的标准误		0.065
峰度		9.209
峰度的标准误		0.129
全距		69.60
极小值		0.01
极大值		69.61
和		15 898.75
百分位数	95	26.352 0

图 8.5.2　体检者检测结果 SPSS19.0 分析

a. 存在多个众数。显示最小值

由软件统计结果可知，糖类抗原 CA242 试剂盒取 95%置信区间时，正常参考区间约为 26.35U/mL，所以确定试剂盒的参考值为 26U/mL。

表 8.5.4 样本测定结果

编号	年龄（岁）	性别	浓度（U/mL）	编号	年龄（岁）	性别	浓度（U/mL）	编号	年龄（岁）	性别	浓度（U/mL）
1	34	男	0.01	32	72	男	1.79	63	30	女	2.54
2	55	男	0.01	33	63	女	1.81	64	36	女	2.59
3	72	女	0.02	34	40	男	1.82	65	44	男	2.60
4	30	女	0.04	35	61	男	1.85	66	68	男	2.61
5	64	男	0.05	36	49	男	1.89	67	60	女	2.61
6	30	男	0.35	37	80	女	1.95	68	75	女	2.62
7	73	男	0.74	38	70	男	1.97	69	34	男	2.65
8	44	女	0.87	39	34	女	1.97	70	27	女	2.67
9	35	女	0.89	40	40	女	2.09	71	68	男	2.67
10	60	女	0.94	41	45	女	2.09	72	43	男	2.69
11	42	男	1.05	42	47	男	2.12	73	47	女	2.73
12	75	女	1.07	43	35	女	2.13	74	31	女	2.76
13	65	男	1.08	44	36	男	2.18	75	70	女	2.78
14	39	女	1.08	45	67	男	2.19	76	58	男	2.79
15	49	女	1.10	46	74	男	2.22	77	50	女	2.79
16	70	女	1.13	47	46	男	2.24	78	67	女	2.84
17	57	男	1.15	48	53	男	2.26	79	39	女	2.86
18	74	女	1.16	49	40	男	2.27	80	42	女	2.88
19	31	男	1.21	50	51	男	2.34	81	65	男	2.89
20	60	男	1.25	51	74	女	2.34	82	56	女	2.89
21	78	女	1.28	52	55	男	2.34	83	76	女	2.92
22	67	女	1.29	53	67	男	2.35	84	38	男	2.93
23	50	男	1.32	54	30	男	2.37	85	45	男	2.95
24	37	女	1.37	55	78	女	2.37	86	56	女	2.97
25	78	男	1.38	56	58	女	2.38	87	66	男	2.97
26	64	女	1.49	57	45	男	2.41	88	73	女	2.97
27	44	男	1.61	58	61	男	2.48	89	34	男	2.98
28	55	男	1.61	59	35	女	2.50	90	49	女	2.98
29	33	男	1.65	60	41	女	2.51	91	53	女	2.99
30	41	男	1.66	61	54	女	2.52	92	67	男	2.99
31	54	女	1.66	62	69	男	2.53	93	63	男	3.02

续表

编号	年龄（岁）	性别	浓度（U/mL）	编号	年龄（岁）	性别	浓度（U/mL）	编号	年龄（岁）	性别	浓度（U/mL）
94	35	女	3.03	125	50	女	3.47	156	59	男	3.84
95	49	女	3.04	126	55	男	3.47	157	70	男	3.85
96	61	男	3.04	127	74	女	3.49	158	74	女	3.86
97	42	女	3.05	128	70	男	3.49	159	37	男	3.87
98	70	男	3.07	129	34	女	3.51	160	43	男	3.89
99	37	男	3.10	130	43	男	3.52	161	70	女	3.89
100	43	男	3.10	131	49	男	3.54	162	41	女	3.9
101	60	女	3.12	132	80	男	3.54	163	40	男	3.91
102	75	女	3.14	133	25	女	3.55	164	40	男	3.91
103	45	女	3.17	134	70	女	3.58	165	75	男	3.92
104	38	女	3.18	135	57	男	3.58	166	46	女	3.94
105	67	男	3.18	136	46	女	3.61	167	41	女	3.95
106	53	女	3.19	137	74	男	3.61	168	67	女	3.96
107	48	女	3.20	138	50	女	3.62	169	34	女	3.98
108	24	女	3.21	139	33	女	3.62	170	67	男	3.99
109	33	男	3.25	140	60	男	3.64	171	56	女	4.00
110	49	女	3.25	141	67	男	3.64	172	74	男	4.02
111	80	男	3.26	142	78	女	3.65	173	59	女	4.03
112	67	女	3.29	143	44	女	3.68	174	35	男	4.04
113	50	男	3.30	144	36	女	3.72	175	55	男	4.04
114	30	女	3.32	145	64	男	3.72	176	60	女	4.05
115	78	男	3.36	146	49	男	3.73	177	68	女	4.07
116	52	男	3.37	147	55	男	3.77	178	61	女	4.11
117	51	女	3.39	148	27	男	3.78	179	30	男	4.11
118	64	女	3.41	149	33	女	3.78	180	48	男	4.12
119	32	女	3.42	150	63	男	3.78	181	64	男	4.13
120	43	女	3.42	151	46	男	3.80	182	48	女	4.14
121	44	男	3.43	152	27	女	3.80	183	46	男	4.19
122	61	女	3.43	153	50	男	3.80	184	32	女	4.19
123	65	男	3.45	154	39	女	3.80	185	63	女	4.19
124	37	女	3.47	155	31	男	3.84	186	44	男	4.19

续表

编号	年龄（岁）	性别	浓度（U/mL）	编号	年龄（岁）	性别	浓度（U/mL）	编号	年龄（岁）	性别	浓度（U/mL）
187	50	男	4.20	218	38	男	4.45	249	30	女	4.72
188	61	男	4.20	219	31	女	4.46	250	67	女	4.72
189	36	女	4.20	220	46	女	4.48	251	46	男	4.72
190	53	女	4.21	221	56	男	4.48	252	74	女	4.73
191	50	女	4.21	222	65	男	4.49	253	59	女	4.73
192	35	女	4.21	223	64	男	4.50	254	34	男	4.74
193	35	女	4.22	224	30	男	4.51	255	45	男	4.74
194	38	男	4.23	225	78	女	4.51	256	57	男	4.76
195	70	女	4.24	226	60	男	4.53	257	80	男	4.76
196	57	男	4.24	227	45	女	4.53	258	59	男	4.77
197	53	男	4.26	228	65	男	4.56	259	37	女	4.77
198	74	男	4.26	229	34	男	4.56	260	41	女	4.79
199	33	女	4.26	230	60	男	4.57	261	67	女	4.80
200	70	女	4.27	231	55	女	4.60	262	45	女	4.81
201	55	女	4.28	232	53	男	4.61	263	58	女	4.81
202	44	男	4.28	233	34	男	4.61	264	35	女	4.81
203	67	男	4.29	234	34	女	4.61	265	67	女	4.82
204	32	男	4.29	235	46	女	4.61	266	78	男	4.82
205	37	女	4.30	236	41	男	4.62	267	64	女	4.84
206	50	男	4.31	237	30	女	4.63	268	55	男	4.85
207	44	女	4.31	238	43	女	4.64	269	35	女	4.85
208	74	男	4.32	239	39	男	4.65	270	49	男	4.87
209	37	男	4.33	240	50	女	4.65	271	64	男	4.87
210	45	男	4.35	241	40	女	4.65	272	61	女	4.89
211	70	女	4.36	242	56	女	4.65	273	33	男	4.89
212	55	男	4.40	243	40	女	4.65	274	37	女	4.90
213	80	女	4.41	244	36	男	4.65	275	70	女	4.91
214	36	男	4.42	245	75	男	4.68	276	44	男	4.91
215	80	男	4.43	246	45	女	4.69	277	47	男	4.93
216	57	女	4.43	247	40	男	4.70	278	73	男	4.95
217	67	女	4.44	248	44	男	4.71	279	39	男	4.97

续表

编号	年龄（岁）	性别	浓度（U/mL）	编号	年龄（岁）	性别	浓度（U/mL）	编号	年龄（岁）	性别	浓度（U/mL）
280	50	女	4.97	311	43	男	5.20	342	45	女	5.46
281	54	女	4.98	312	40	男	5.20	343	67	男	5.47
282	75	男	4.99	313	61	男	5.20	344	37	女	5.47
283	63	女	5.01	314	35	男	5.22	345	74	男	5.50
284	40	女	5.01	315	41	男	5.22	346	49	男	5.51
285	61	女	5.01	316	27	男	5.23	347	56	男	5.52
286	55	女	5.02	317	49	女	5.24	348	43	男	5.52
287	42	男	5.02	318	70	女	5.25	349	30	男	5.52
288	70	男	5.03	319	36	女	5.26	350	45	男	5.54
289	30	女	5.04	320	50	男	5.26	351	66	男	5.54
290	43	女	5.05	321	45	男	5.28	352	43	男	5.56
291	57	男	5.05	322	80	男	5.29	353	71	男	5.56
292	44	男	5.05	323	55	男	5.29	354	32	女	5.56
293	75	男	5.05	324	38	女	5.31	355	50	男	5.57
294	31	男	5.06	325	59	男	5.32	356	69	女	5.58
295	65	男	5.08	326	75	女	5.33	357	55	男	5.58
296	50	男	5.09	327	60	女	5.35	358	61	男	5.60
297	75	女	5.10	328	54	男	5.36	359	33	男	5.61
298	55	男	5.13	329	40	女	5.36	360	60	女	5.62
299	36	男	5.13	330	67	男	5.37	361	34	女	5.63
300	67	男	5.13	331	64	男	5.37	362	63	女	5.63
301	26	女	5.15	332	74	男	5.37	363	60	男	5.63
302	56	男	5.15	333	47	女	5.40	364	37	男	5.64
303	74	女	5.15	334	35	女	5.40	365	64	女	5.66
304	37	女	5.16	335	52	男	5.42	366	57	女	5.66
305	59	女	5.17	336	60	男	5.43	367	61	男	5.66
306	51	女	5.17	337	73	女	5.43	368	70	女	5.68
307	60	男	5.19	338	25	女	5.43	369	39	女	5.68
308	63	男	5.19	339	25	男	5.44	370	30	男	5.69
309	34	男	5.19	340	55	女	5.44	371	56	男	5.70
310	45	女	5.19	341	60	女	5.44	372	45	女	5.73

续表

编号	年龄（岁）	性别	浓度（U/mL）	编号	年龄（岁）	性别	浓度（U/mL）	编号	年龄（岁）	性别	浓度（U/mL）
373	80	男	5.73	404	38	女	6.03	435	44	男	6.22
374	39	男	5.74	405	27	女	6.04	436	47	男	6.22
375	46	女	5.74	406	50	男	6.05	437	75	男	6.22
376	64	女	5.78	407	57	男	6.07	438	54	男	6.24
377	50	女	5.79	408	69	女	6.07	439	31	女	6.25
378	75	女	5.79	409	34	女	6.07	440	78	女	6.26
379	33	女	5.8	410	50	女	6.08	441	60	男	6.26
380	60	女	5.82	411	46	男	6.10	442	67	女	6.27
381	41	女	5.82	412	72	男	6.10	443	45	男	6.27
382	41	男	5.83	413	74	男	6.10	444	33	男	6.28
383	67	男	5.83	414	33	男	6.10	445	74	男	6.28
384	36	女	5.85	415	47	男	6.10	446	43	男	6.28
385	74	女	5.85	416	56	女	6.10	447	56	女	6.28
386	44	女	5.85	417	49	女	6.11	448	46	男	6.30
387	71	男	5.85	418	65	女	6.12	449	35	女	6.30
388	47	女	5.86	419	33	女	6.12	450	80	女	6.31
389	33	女	5.87	420	55	男	6.12	451	50	男	6.31
390	50	女	5.91	421	43	女	6.14	452	67	女	6.32
391	45	男	5.92	422	56	男	6.14	453	57	女	6.32
392	67	女	5.92	423	64	男	6.15	454	32	男	6.33
393	78	女	5.92	424	36	女	6.16	455	50	女	6.33
394	34	女	5.94	425	34	女	6.16	456	56	女	6.34
395	44	女	5.95	426	64	男	6.16	457	78	男	6.35
396	60	女	5.97	427	65	女	6.17	458	55	男	6.35
397	43	女	5.98	428	57	女	6.18	459	37	女	6.36
398	64	女	5.99	429	38	男	6.18	460	53	男	6.36
399	38	女	5.99	430	53	女	6.18	461	64	女	6.38
400	50	男	6.00	431	43	男	6.19	462	61	女	6.39
401	54	女	6.00	432	73	男	6.19	463	72	男	6.40
402	61	男	6.02	433	48	男	6.19	464	36	男	6.41
403	66	女	6.03	434	30	男	6.21	465	43	男	6.41

续表

编号	年龄（岁）	性别	浓度（U/mL）	编号	年龄（岁）	性别	浓度（U/mL）	编号	年龄（岁）	性别	浓度（U/mL）
466	27	女	6.41	497	64	男	6.55	528	61	男	6.74
467	67	女	6.42	498	65	女	6.56	529	34	男	6.75
468	49	女	6.42	499	30	女	6.56	530	74	女	6.76
469	36	男	6.43	500	60	女	6.56	531	57	男	6.77
470	50	男	6.44	501	66	男	6.57	532	57	女	6.77
471	65	男	6.44	502	45	女	6.57	533	34	男	6.79
472	37	女	6.45	503	41	女	6.57	534	80	男	6.79
473	58	男	6.46	504	35	男	6.57	535	55	男	6.80
474	36	女	6.47	505	35	女	6.57	536	67	男	6.80
475	75	女	6.47	506	63	男	6.58	537	55	女	6.81
476	62	女	6.47	507	41	男	6.58	538	50	女	6.82
477	42	女	6.48	508	63	男	6.58	539	30	女	6.83
478	47	男	6.48	509	35	男	6.60	540	78	男	6.83
479	38	男	6.49	510	65	男	6.61	541	56	女	6.84
480	42	女	6.49	511	52	女	6.61	542	45	女	6.85
481	72	女	6.50	512	55	女	6.62	543	64	男	6.86
482	45	女	6.50	513	61	女	6.62	544	32	男	6.88
483	75	男	6.51	514	37	男	6.65	545	43	女	6.89
484	34	女	6.52	515	75	男	6.65	546	60	男	6.91
485	48	女	6.52	516	55	男	6.65	547	61	男	6.92
486	56	女	6.52	517	45	男	6.66	548	44	女	6.92
487	49	女	6.52	518	70	男	6.67	549	31	女	6.93
488	67	女	6.52	519	35	女	6.67	550	70	女	6.94
489	33	男	6.52	520	44	女	6.68	551	49	男	6.94
490	72	男	6.53	521	77	女	6.69	552	50	男	6.95
491	45	女	6.54	522	60	女	6.70	553	68	女	6.96
492	56	男	6.54	523	75	男	6.70	554	36	女	6.97
493	74	男	6.54	524	35	女	6.70	555	55	女	6.98
494	33	男	6.54	525	27	男	6.71	556	43	女	6.99
495	57	男	6.55	526	67	男	6.72	557	53	女	7.00
496	55	女	6.55	527	56	男	6.73	558	61	男	7.01

续表

编号	年龄（岁）	性别	浓度（U/mL）	编号	年龄（岁）	性别	浓度（U/mL）	编号	年龄（岁）	性别	浓度（U/mL）
559	32	女	7.02	590	60	女	7.23	621	68	女	7.49
560	69	女	7.03	591	45	男	7.24	622	70	女	7.49
561	50	男	7.03	592	49	男	7.25	623	49	男	7.50
562	59	女	7.03	593	68	女	7.26	624	37	男	7.52
563	63	男	7.04	594	37	女	7.26	625	50	男	7.56
564	37	女	7.04	595	43	男	7.29	626	70	女	7.56
565	49	女	7.05	596	35	男	7.29	627	60	女	7.57
566	43	男	7.05	597	27	男	7.30	628	74	女	7.57
567	42	男	7.05	598	64	男	7.32	629	37	男	7.58
568	40	女	7.06	599	30	男	7.32	630	44	男	7.58
569	39	女	7.06	600	55	女	7.32	631	75	男	7.58
570	41	男	7.06	601	59	男	7.34	632	43	女	7.59
571	43	男	7.08	602	60	男	7.35	633	56	男	7.59
572	75	女	7.08	603	64	女	7.35	634	39	男	7.59
573	67	男	7.09	604	35	男	7.36	635	47	女	7.59
574	36	男	7.11	605	47	男	7.37	636	67	女	7.60
575	46	女	7.11	606	56	女	7.37	637	55	男	7.62
576	49	男	7.15	607	62	男	7.38	638	59	女	7.65
577	47	女	7.16	608	50	女	7.38	639	34	女	7.65
578	55	男	7.16	609	34	女	7.38	640	74	男	7.65
579	40	男	7.16	610	53	女	7.38	641	30	男	7.67
580	74	男	7.16	611	66	男	7.39	642	33	男	7.68
581	43	男	7.17	612	46	男	7.39	643	70	女	7.68
582	56	男	7.19	613	49	女	7.40	644	33	男	7.69
583	73	女	7.19	614	33	女	7.40	645	67	女	7.71
584	40	男	7.20	615	63	女	7.42	646	54	女	7.73
585	64	女	7.21	616	55	男	7.42	647	50	女	7.74
586	49	女	7.21	617	61	男	7.42	648	43	女	7.75
587	50	男	7.22	618	75	男	7.43	649	35	女	7.77
588	35	男	7.22	619	33	女	7.44	650	78	男	7.77
589	39	男	7.23	620	55	女	7.47	651	42	男	7.78

续表

编号	年龄（岁）	性别	浓度（U/mL）	编号	年龄（岁）	性别	浓度（U/mL）	编号	年龄（岁）	性别	浓度（U/mL）
652	47	男	7.78	683	75	男	8.04	714	37	女	8.48
653	63	男	7.79	684	32	女	8.04	715	44	女	8.48
654	35	男	7.79	685	45	男	8.06	716	55	男	8.48
655	64	女	7.80	686	67	男	8.07	717	43	男	8.49
656	45	女	7.81	687	50	男	8.07	718	60	女	8.49
657	61	男	7.82	688	67	女	8.08	719	37	男	8.51
658	74	女	7.84	689	37	女	8.13	720	50	女	8.52
659	37	男	7.84	690	74	男	8.14	721	54	女	8.52
660	63	女	7.84	691	55	女	8.14	722	67	女	8.55
661	43	男	7.84	692	59	女	8.15	723	74	男	8.56
662	69	女	7.85	693	60	男	8.15	724	34	女	8.57
663	70	女	7.86	694	34	男	8.16	725	56	女	8.57
664	38	男	7.90	695	80	女	8.16	726	31	男	8.58
665	56	男	7.90	696	67	男	8.17	727	57	男	8.60
666	50	女	7.90	697	43	女	8.18	728	63	男	8.60
667	47	女	7.94	698	33	女	8.18	729	33	女	8.61
668	65	男	7.94	699	31	男	8.18	730	50	女	8.61
669	36	女	7.95	700	47	男	8.19	731	26	女	8.62
670	43	男	7.95	701	78	女	8.19	732	59	女	8.66
671	44	女	7.95	702	50	男	8.25	733	45	女	8.66
672	64	男	7.96	703	54	男	8.26	734	34	男	8.67
673	46	男	7.96	704	30	男	8.30	735	61	女	8.67
674	33	女	7.97	705	64	女	8.31	736	70	男	8.71
675	70	女	7.97	706	44	男	8.36	737	60	男	8.71
676	59	男	7.98	707	61	男	8.38	738	45	女	8.72
677	55	女	7.98	708	47	男	8.39	739	37	男	8.72
678	57	女	8.02	709	38	男	8.39	740	74	女	8.77
679	32	男	8.02	710	61	女	8.40	741	55	女	8.78
680	78	女	8.03	711	45	男	8.42	742	47	女	8.80
681	59	女	8.04	712	75	女	8.42	743	75	男	8.80
682	41	女	8.04	713	29	女	8.44	744	37	男	8.81

续表

编号	年龄（岁）	性别	浓度（U/mL）	编号	年龄（岁）	性别	浓度（U/mL）	编号	年龄（岁）	性别	浓度（U/mL）
745	57	女	8.81	776	73	女	9.20	807	67	女	9.62
746	55	男	8.83	777	55	女	9.21	808	57	女	9.63
747	67	女	8.84	778	60	女	9.25	809	37	女	9.64
748	57	女	8.85	779	30	男	9.25	810	65	男	9.67
749	39	男	8.86	780	64	男	9.27	811	59	男	9.68
750	53	女	8.90	781	67	女	9.27	812	41	女	9.69
751	54	男	8.90	782	60	女	9.27	813	40	女	9.69
752	48	女	8.91	783	47	男	9.27	814	33	男	9.69
753	55	女	8.93	784	31	女	9.27	815	35	女	9.72
754	34	男	8.97	785	53	男	9.30	816	63	女	9.74
755	54	女	8.98	786	66	男	9.30	817	50	男	9.74
756	80	女	8.98	787	73	女	9.32	818	52	女	9.76
757	47	男	8.98	788	41	男	9.32	819	34	男	9.79
758	47	女	8.98	789	30	男	9.36	820	61	女	9.82
759	40	男	9.02	790	45	男	9.36	821	74	女	9.83
760	44	男	9.02	791	43	男	9.37	822	59	女	9.85
761	67	男	9.02	792	75	女	15.75	823	60	男	9.86
762	51	男	9.03	793	67	女	9.42	824	38	女	9.86
763	60	男	9.05	794	34	女	9.43	825	70	男	9.86
764	36	男	9.05	795	56	女	9.45	826	80	男	9.90
765	70	男	9.05	796	50	男	9.46	827	43	男	9.93
766	78	女	9.07	797	57	女	9.47	828	73	女	9.93
767	57	男	9.08	798	74	男	9.47	829	30	女	9.94
768	57	男	9.08	799	33	女	9.48	830	47	女	9.98
769	40	女	9.10	800	43	女	9.49	831	75	男	9.98
770	55	女	9.10	801	34	女	9.50	832	50	男	9.98
771	64	女	9.10	802	61	女	9.50	833	54	男	9.99
772	46	女	9.10	803	46	男	9.52	834	35	女	9.99
773	56	男	9.14	804	37	女	9.56	835	67	女	10.00
774	35	女	9.15	805	48	男	9.60	836	74	男	10.00
775	61	女	9.15	806	59	男	9.61	837	61	男	10.00

续表

编号	年龄（岁）	性别	浓度（U/mL）	编号	年龄（岁）	性别	浓度（U/mL）	编号	年龄（岁）	性别	浓度（U/mL）
838	60	男	10.01	869	31	女	10.43	900	50	女	10.77
839	34	女	10.04	870	45	女	10.44	901	55	女	10.78
840	50	女	10.05	871	75	女	10.44	902	67	男	10.78
841	54	男	10.06	872	61	女	10.44	903	37	男	10.78
842	67	女	10.07	873	50	男	10.46	904	39	男	10.78
843	76	女	10.07	874	40	男	10.48	905	74	女	10.80
844	37	女	10.07	875	66	女	10.48	906	52	女	10.83
845	45	男	10.07	876	67	女	10.50	907	74	女	10.85
846	55	男	10.08	877	36	男	10.50	908	46	女	10.85
847	42	男	10.14	878	53	男	10.51	909	30	男	10.86
848	78	男	10.15	879	36	男	10.52	910	56	女	10.90
849	36	女	10.16	880	66	男	10.53	911	72	女	10.93
850	40	女	10.20	881	71	男	10.53	912	67	男	10.93
851	49	女	10.20	882	35	女	10.54	913	45	男	10.93
852	44	男	10.22	883	55	男	10.54	914	33	女	10.95
853	64	女	10.23	884	35	男	10.54	915	70	男	10.96
854	33	女	10.23	885	49	男	10.54	916	52	男	10.96
855	49	男	10.24	886	64	女	10.54	917	44	男	10.97
856	50	女	10.25	887	60	女	10.56	918	78	男	11.01
857	61	男	10.26	888	70	男	10.56	919	37	男	11.03
858	55	女	10.26	889	30	女	10.60	920	47	女	11.06
859	32	女	10.26	890	55	男	10.63	921	50	女	11.07
860	66	男	10.26	891	34	女	10.65	922	35	女	11.07
861	56	男	10.26	892	80	女	10.70	923	64	女	11.09
862	56	男	10.31	893	47	男	10.70	924	36	男	11.12
863	33	男	10.31	894	37	男	10.72	925	61	男	11.14
864	32	男	10.31	895	60	男	10.75	926	44	女	11.16
865	59	男	10.33	896	44	男	10.76	927	42	女	11.18
866	51	男	10.34	897	75	男	10.76	928	43	男	11.19
867	72	男	10.36	898	51	女	10.77	929	36	男	11.19
868	56	女	10.37	899	35	男	10.77	930	63	男	11.22

续表

编号	年龄（岁）	性别	浓度（U/mL）	编号	年龄（岁）	性别	浓度（U/mL）	编号	年龄（岁）	性别	浓度（U/mL）
931	50	男	11.22	962	45	男	11.81	993	41	女	12.48
932	54	男	11.22	963	49	男	11.82	994	34	男	12.49
933	62	男	11.25	964	35	男	11.85	995	52	女	12.50
934	37	女	11.29	965	43	女	11.88	996	49	女	12.53
935	65	女	11.29	966	74	男	11.88	997	80	女	12.55
936	63	女	11.32	967	70	女	11.88	998	50	女	12.58
937	69	男	11.32	968	41	男	11.88	999	39	女	12.63
938	57	女	11.32	969	32	男	11.90	1000	43	男	12.63
939	37	女	11.33	970	63	女	11.95	1001	67	女	12.65
940	66	男	11.34	971	61	女	11.95	1002	55	女	12.65
941	50	女	11.35	972	46	男	11.97	1003	59	女	12.67
942	46	女	11.38	973	69	女	12.00	1004	40	男	12.68
943	70	女	11.39	974	32	男	12.00	1005	78	女	12.70
944	35	女	11.40	975	47	女	12.02	1006	60	男	12.71
945	65	男	11.43	976	70	男	12.07	1007	45	男	12.73
946	41	男	11.44	977	50	女	12.10	1008	64	男	12.73
947	43	女	11.45	978	55	女	12.12	1009	36	女	12.74
948	64	男	11.47	979	36	男	12.13	1010	45	女	12.75
949	33	男	11.47	980	74	男	12.14	1011	61	女	12.80
950	56	女	11.50	981	40	男	12.14	1012	43	男	12.82
951	59	女	11.51	982	55	男	12.14	1013	68	男	12.85
952	50	男	11.55	983	75	女	12.15	1014	33	男	12.86
953	55	女	11.55	984	31	男	12.28	1015	80	男	12.86
954	33	女	11.58	985	58	女	12.33	1016	31	女	12.93
955	73	女	11.60	986	58	男	12.36	1017	46	女	12.93
956	45	男	11.61	987	45	女	12.39	1018	49	男	12.96
957	35	男	11.66	988	67	男	12.40	1019	37	男	12.97
958	49	女	11.68	989	30	女	12.41	1020	75	男	12.97
959	38	女	11.75	990	44	男	12.42	1021	54	女	12.99
960	74	女	11.76	991	56	男	12.43	1022	85	男	13.04
961	67	女	11.81	992	54	男	12.46	1023	54	男	13.04

续表

编号	年龄（岁）	性别	浓度（U/mL）	编号	年龄（岁）	性别	浓度（U/mL）	编号	年龄（岁）	性别	浓度（U/mL）
1024	32	女	13.05	1055	51	女	13.44	1086	49	女	14.14
1025	67	女	13.08	1056	43	女	13.45	1087	43	女	14.14
1026	47	男	13.08	1057	70	男	13.49	1088	55	男	14.15
1027	44	女	13.10	1058	70	男	13.58	1089	37	男	14.19
1028	50	男	13.10	1059	33	女	13.60	1090	64	女	14.19
1029	30	女	13.11	1060	54	男	13.65	1091	56	男	14.19
1030	54	女	13.11	1061	44	女	13.67	1092	41	女	14.19
1031	74	女	13.13	1062	54	女	13.70	1093	53	男	14.23
1032	60	男	13.14	1063	41	男	13.74	1094	37	女	14.24
1033	67	男	13.14	1064	31	男	13.75	1095	61	男	14.29
1034	37	女	13.14	1065	52	女	13.76	1096	75	女	14.31
1035	78	男	13.17	1066	49	男	13.76	1097	60	男	14.32
1036	42	女	13.17	1067	75	男	13.76	1098	53	女	14.34
1037	67	女	13.18	1068	50	女	13.82	1099	36	男	14.37
1038	43	女	13.18	1069	31	男	13.82	1100	80	女	14.37
1039	39	女	13.19	1070	43	男	13.85	1101	65	男	14.45
1040	47	女	13.19	1071	67	女	13.88	1102	64	女	14.45
1041	34	男	13.20	1072	55	女	13.88	1103	44	男	14.47
1042	64	男	13.23	1073	59	女	13.89	1104	34	女	14.49
1043	49	女	13.24	1074	34	女	13.98	1105	47	女	14.50
1044	34	女	13.26	1075	74	男	14.01	1106	47	男	14.52
1045	50	男	13.27	1076	60	女	14.04	1107	70	男	14.52
1046	78	男	13.28	1077	73	女	14.06	1108	60	男	14.62
1047	55	男	13.30	1078	50	女	14.06	1109	31	女	14.63
1048	63	男	13.35	1079	36	男	14.07	1110	60	女	14.66
1049	35	男	13.37	1080	46	女	14.08	1111	75	女	14.68
1050	37	男	13.38	1081	67	男	14.09	1112	45	女	14.68
1051	56	男	13.38	1082	46	男	14.09	1113	44	女	14.74
1052	61	女	13.42	1083	47	男	14.09	1114	36	女	14.77
1053	59	男	13.43	1084	38	男	14.11	1115	43	男	14.78
1054	32	男	13.43	1085	78	女	14.14	1116	35	男	14.79

续表

编号	年龄（岁）	性别	浓度（U/mL）	编号	年龄（岁）	性别	浓度（U/mL）	编号	年龄（岁）	性别	浓度（U/mL）
1117	46	女	14.80	1148	67	女	15.67	1179	40	男	16.69
1118	67	男	14.86	1149	34	男	15.69	1180	71	女	16.71
1119	35	男	14.89	1150	55	女	15.70	1181	42	女	16.78
1120	50	男	14.95	1151	64	女	15.74	1182	67	男	16.80
1121	74	女	14.98	1152	56	男	15.75	1183	41	男	16.88
1122	57	女	15.03	1153	74	男	15.86	1184	36	女	16.89
1123	65	男	15.04	1154	32	女	15.86	1185	43	男	16.89
1124	33	男	15.07	1155	70	女	15.89	1186	59	女	16.94
1125	56	女	15.07	1156	43	女	15.92	1187	74	男	17.00
1126	40	女	15.07	1157	50	男	15.93	1188	70	男	17.04
1127	77	男	15.12	1158	78	女	15.94	1189	39	女	17.04
1128	53	女	15.12	1159	31	女	15.94	1190	49	男	17.10
1129	34	女	15.14	1160	53	男	15.95	1191	80	女	17.12
1130	57	女	15.17	1161	43	男	16.04	1192	50	女	17.12
1131	67	男	15.18	1162	64	男	16.05	1193	67	男	17.15
1132	45	男	15.21	1163	70	女	16.05	1194	37	女	17.15
1133	56	女	15.25	1164	36	女	16.06	1195	55	男	17.16
1134	37	男	15.29	1165	49	女	16.08	1196	46	男	17.33
1135	66	女	15.36	1166	50	男	16.17	1197	48	女	17.34
1136	78	女	15.41	1167	61	男	16.19	1198	78	男	17.36
1137	49	男	15.41	1168	55	男	16.23	1199	35	男	17.40
1138	50	女	15.47	1169	38	女	16.28	1200	47	男	17.47
1139	38	女	15.48	1170	45	男	16.34	1201	50	男	17.60
1140	64	女	15.50	1171	53	男	16.36	1202	39	男	17.60
1141	54	女	15.55	1172	70	女	16.46	1203	64	女	17.65
1142	47	女	15.55	1173	55	女	16.46	1204	33	男	17.73
1143	43	男	15.56	1174	39	男	16.50	1205	55	男	17.73
1144	36	女	15.56	1175	40	男	16.50	1206	61	男	17.74
1145	61	男	15.58	1176	59	男	16.59	1207	56	男	17.76
1146	42	男	15.60	1177	56	女	16.59	1208	70	女	17.79
1147	78	女	15.62	1178	49	男	16.63	1209	32	女	17.81

续表

编号	年龄（岁）	性别	浓度（U/mL）	编号	年龄（岁）	性别	浓度（U/mL）	编号	年龄（岁）	性别	浓度（U/mL）
1210	53	女	17.81	1241	42	男	18.99	1272	40	女	20.19
1211	59	女	17.82	1242	70	女	19.04	1273	45	女	20.28
1212	40	女	17.82	1243	41	女	19.06	1274	31	男	20.41
1213	43	男	17.86	1244	34	女	19.07	1275	47	男	20.44
1214	36	男	17.92	1245	47	女	19.08	1276	33	女	20.46
1215	67	男	17.92	1246	70	男	19.14	1277	45	男	20.46
1216	75	男	18.01	1247	63	男	19.14	1278	67	女	20.50
1217	41	女	18.03	1248	40	男	19.26	1279	31	男	20.51
1218	67	男	18.04	1249	35	女	19.26	1280	67	男	20.53
1219	37	男	18.08	1250	61	男	19.33	1281	49	女	20.55
1220	77	女	18.11	1251	50	男	19.33	1282	38	男	20.66
1221	50	男	18.14	1252	46	男	19.42	1283	41	男	20.73
1222	54	女	18.16	1253	53	女	19.44	1284	35	男	20.83
1223	74	男	18.22	1254	38	女	19.50	1285	64	女	20.85
1224	34	男	18.26	1255	70	女	19.58	1286	59	女	20.90
1225	74	女	18.29	1256	55	女	19.60	1287	55	男	20.93
1226	55	女	18.32	1257	55	男	19.60	1288	54	男	20.93
1227	47	女	18.41	1258	43	女	19.64	1289	34	男	20.95
1228	75	女	18.43	1259	36	男	19.75	1290	70	女	21.05
1229	33	男	18.44	1260	80	男	19.78	1291	54	男	21.17
1230	73	男	18.47	1261	75	女	19.81	1292	43	男	21.17
1231	67	男	18.49	1262	44	男	19.83	1293	47	女	21.17
1232	43	女	18.51	1263	47	男	19.87	1294	36	女	21.19
1233	44	女	18.74	1264	32	男	19.87	1295	76	男	21.24
1234	45	女	18.74	1265	49	男	19.96	1296	50	女	21.29
1235	47	男	18.76	1266	67	男	19.97	1297	35	女	21.30
1236	78	男	18.80	1267	60	男	19.97	1298	47	女	21.42
1237	47	男	18.87	1268	59	男	20.03	1299	38	女	21.73
1238	35	女	18.87	1269	33	男	20.10	1300	52	女	21.89
1239	37	女	18.91	1270	43	男	20.16	1301	49	男	22.02
1240	64	男	18.91	1271	74	女	20.19	1302	67	男	22.10

续表

编号	年龄（岁）	性别	浓度（U/mL）	编号	年龄（岁）	性别	浓度（U/mL）	编号	年龄（岁）	性别	浓度（U/mL）
1303	55	女	22.10	1334	30	女	23.62	1365	50	女	28.46
1304	35	女	22.18	1335	50	男	23.63	1366	67	女	28.51
1305	74	男	22.28	1336	74	男	23.68	1367	46	女	28.84
1306	56	女	22.30	1337	73	女	23.70	1368	53	女	28.90
1307	73	女	22.31	1338	60	男	23.71	1369	36	女	29.30
1308	53	男	22.38	1339	34	女	23.77	1370	51	男	29.51
1309	31	女	22.38	1340	70	男	23.90	1371	74	男	29.52
1310	57	男	22.39	1341	47	女	23.99	1372	55	女	30.42
1311	50	女	22.54	1342	73	男	24.00	1373	38	女	30.43
1312	66	男	22.54	1343	53	男	24.04	1374	33	女	30.78
1313	53	女	22.55	1344	33	女	24.04	1375	80	女	31.23
1314	39	男	22.55	1345	48	女	24.13	1376	58	女	31.23
1315	43	女	22.74	1346	69	女	24.13	1377	60	男	31.34
1316	37	男	22.83	1347	45	女	24.20	1378	67	女	31.40
1317	65	女	22.89	1348	64	男	24.26	1379	35	男	31.53
1318	44	男	22.92	1349	37	女	24.41	1380	39	男	31.71
1319	36	女	22.92	1350	75	男	24.43	1381	35	男	31.96
1320	47	男	22.97	1351	61	男	24.62	1382	78	男	32.32
1321	58	女	22.99	1352	40	女	24.64	1383	43	男	32.58
1322	64	男	23.00	1353	50	男	24.64	1384	34	女	32.82
1323	60	女	23.03	1354	36	男	24.79	1385	50	女	33.01
1324	37	男	23.15	1355	70	女	24.81	1386	70	女	33.32
1325	67	女	23.18	1356	54	女	24.81	1387	30	女	33.47
1326	70	男	23.32	1357	80	男	24.86	1388	54	男	33.66
1327	45	女	23.32	1358	43	女	24.86	1389	33	女	33.70
1328	80	女	23.51	1359	35	男	24.94	1390	60	男	34.42
1329	40	女	23.51	1360	45	男	25.54	1391	44	女	34.83
1330	43	男	23.52	1361	60	男	27.57	1392	75	男	35.69
1331	35	男	23.52	1362	71	男	27.57	1393	57	女	35.87
1332	36	男	23.59	1363	53	男	27.64	1394	32	男	36.30
1333	67	女	23.62	1364	35	女	27.81	1395	67	女	37.09

续表

编号	年龄（岁）	性别	浓度（U/mL）	编号	年龄（岁）	性别	浓度（U/mL）	编号	年龄（岁）	性别	浓度（U/mL）
1396	58	男	37.37	1409	40	女	43.38	1422	67	女	49.68
1397	74	男	38.28	1410	63	女	43.56	1423	66	男	50.26
1398	40	女	38.47	1411	59	女	43.90	1424	37	男	54.93
1399	39	女	38.85	1412	35	男	44.11	1425	74	女	57.25
1400	61	男	39.00	1413	61	男	44.36	1426	49	男	57.31
1401	42	女	39.45	1414	38	男	44.57	1427	58	女	58.28
1402	71	男	69.49	1415	70	男	44.81	1428	73	男	63.62
1403	45	女	39.96	1416	35	女	44.86	1429	44	女	65.77
1404	37	女	40.76	1417	44	女	45.22	1430	67	男	67.53
1405	44	男	41.39	1418	75	男	45.86	1431	60	男	69.61
1406	40	男	41.88	1419	35	女	46.40	1432	47	女	108.30
1407	61	男	42.51	1420	41	女	48.35				
1408	43	男	43.32	1421	54	女	49.02				

5.2 正态分布法建立参考区间（适用于制造商）：胱抑抑素 C 检测试剂盒（胶体金法）参考区间研究报告

5.2.1 参考个体的选择

健康状态经过调查问卷及病历的检查或现状态生理指标的临床实验检查，均符合参考个体要求。根据表 8.5.5 进行抽样调查问卷，根据表 8.5.6 排除特殊情况。

表 8.5.5 采样调查问卷

所有信息将严格保密，仅用于患者疾病诊断。
项目 ID#__________ 样本 ID#__________
姓名：__________ 电话：__________
地址：__________
年龄：__________ 性别：__________ 民族：__________
身高：__________ 体重：__________
职业：__________
医师姓名：__________
您认为自己健康吗？ 是 否
您进行规律性的锻炼吗？
如果是，练习时间（小时/星期）：__________
练习强度：（轻）1 2 3 4 5 6 7 8 9 10（重）

续表

最近是否曾经生病？	是	否
如果是，生病时间：________	疾病名称：________	
您正在服药吗？	是	否
如果是，服用哪些药品：________		
您是否有高血压？	是	否
您是否服用维生素类营养品？	是	否
如果是，服用哪些营养品：________		
您在工作时是否接触危险化学品？	是	否
如果是，接触哪些化学品：________		
您是否吸烟？	是	否
如果是，香烟种类：________	吸烟频度：________	
您是否有特殊饮食习惯？	是	否
如果是，请描述：________		
您是否饮酒？	是	否
如果是，酒品种类：________	饮酒频度：________	
您是否正在接受医生治疗？	是	否
如果是，原因：________		
您近期是否曾经住院治疗？	是	否
如果是，原因：________	地点：________	
您是否有家族遗传病？	是	否
如果是，遗传病描述：________		
您近期是否服用阿司匹林或其他止痛药？	是	否
如果是，原因：________	时间：________	
您近期是否服用抗酸药或其他胃病药？	是	否
如果是，原因：________	时间：________	
您近期是否服用减肥药？	是	否
女性调查者：		
是否月经？	是	否
如果是，上次月经期的时间：________		
如果否，是否接受激素调节治疗？	是	否
是否在哺乳期？	是	否
是否在妊娠期？	是	否
如果是，预产期时间：________		
您近期是否使用口服或植入的避孕药物？	是	否

表 8.5.6 排除标准

饮酒	疾病（最近）
献血	哺乳期
血压（异常）	肥胖
药物滥用	职业
处方药	口服避孕药
自服药	妊娠
环境因素	手术（最近）
空腹或不空腹	吸烟
遗传因素	输血（最近）
住院（最近或正在）	抗生素滥用

5.2.2 样品的收集

分别从江苏省部分医院和体检中心取得经过调查的健康人血清样品，临床样品采集后，应尽快完成检测。临床样品 2～8℃下保存，可保存 7 天；−20℃以下保存，可保存半年，样品应在规定时间内测试。检测前样品需完全融化、复温、混合均匀后方可使用，切忌反复冻融（应尽可能采用新鲜样品，对检测结果有明显干扰作用的样品，如溶血、脂血、或浑浊的样品应避免使用）。

5.2.3 数据的记录及处理和报告

根据临床医学统计要求，参考区间具有临床意义，我们选择了 233 例健康人血清样品用检测系统进行测定，数据统计及分析如表 8.5.7、表 8.5.8 所示：

表 8.5.7 233 例健康人测定浓度记录

编号	浓度（mg/L）	编号	浓度（mg/L）	编号	浓度（mg/L）	编号	浓度（mg/L）
1	0.983	20	0.595	39	0.669	58	0.750
2	0.646	21	0.906	40	0.702	59	1.022
3	0.627	22	0.767	41	0.955	60	0.675
4	0.993	23	0.899	42	0.894	61	0.675
5	0.987	24	0.937	43	0.804	62	0.961
6	0.794	25	0.860	44	0.768	63	0.851
7	0.748	26	0.921	45	0.684	64	0.661
8	0.404	27	0.621	46	1.086	65	0.844
9	0.650	28	1.106	47	0.891	66	0.773
10	0.751	29	0.857	48	1.034	67	0.739
11	0.951	30	0.664	49	0.710	68	0.789
12	0.853	31	0.679	50	0.934	69	0.932
13	1.057	32	0.553	51	0.590	70	0.659
14	0.933	33	0.827	52	0.641	71	0.601
15	0.976	34	0.665	53	1.009	72	0.579
16	0.731	35	0.631	54	1.040	73	0.805
17	0.921	36	1.159	55	0.707	74	0.641
18	0.716	37	1.087	56	0.839	75	1.004
19	0.714	38	1.067	57	0.719	76	0.898

续表

编号	浓度（mg/L）	编号	浓度（mg/L）	编号	浓度（mg/L）	编号	浓度（mg/L）
77	0.968	110	0.746	143	0.813	176	0.995
78	0.611	111	0.879	144	0.721	177	0.824
79	0.781	112	0.706	145	0.585	178	0.834
80	1.081	113	0.531	146	0.944	179	0.808
81	0.581	114	0.751	147	0.913	180	0.791
82	1.336	115	0.800	148	0.978	181	0.924
83	0.804	116	0.819	149	0.757	182	0.687
84	0.629	117	0.994	150	0.810	183	0.534
85	0.970	118	0.769	151	0.701	184	0.824
86	0.870	119	0.841	152	0.878	185	0.941
87	0.787	120	0.748	153	0.773	186	0.687
88	0.749	121	0.792	154	0.838	187	0.524
89	0.826	122	0.993	155	0.920	188	0.692
90	0.991	123	0.877	156	0.769	189	0.870
91	0.644	124	0.858	157	0.706	190	0.626
92	0.636	125	0.994	158	0.652	191	0.752
93	1.002	126	0.911	159	0.725	192	0.822
94	0.864	127	1.167	160	0.903	193	0.656
95	0.837	128	0.692	161	0.898	194	0.675
96	0.720	129	0.897	162	0.722	195	0.964
97	0.769	130	0.718	163	0.722	196	0.760
98	0.767	131	0.655	164	0.780	197	0.648
99	0.596	132	0.640	165	0.846	198	0.772
100	1.142	133	0.824	166	0.808	199	0.813
101	0.750	134	0.751	167	0.696	200	0.843
102	0.828	135	0.842	168	0.937	201	0.811
103	0.602	136	1.133	169	0.967	202	0.911
104	0.951	137	0.622	170	0.749	203	0.771
105	1.106	138	0.743	171	0.936	204	0.685
106	0.737	139	0.852	172	0.799	205	0.587
107	0.689	140	0.991	173	0.514	206	0.752
108	0.581	141	0.537	174	1.027	207	0.900
109	0.850	142	0.659	175	0.860	208	0.832

续表

编号	浓度（mg/L）	编号	浓度（mg/L）	编号	浓度（mg/L）	编号	浓度（mg/L）
209	0.813	216	0.603	223	0.902	230	0.726
210	0.643	217	0.665	224	0.597	231	0.705
211	0.720	218	0.701	225	0.743	232	0.827
212	0.835	219	0.768	226	0.660	233	0.741
213	0.655	220	0.742	227	0.898		
214	0.753	221	0.932	228	0.557		
215	0.821	222	0.677	229	0.715		

表 8.5.8　233 例健康人测定频数统计

胱抑素 C（mg/L）	频数	正态分布频率密度
＜0.514	2	0.411 6
0.514～0.634	25	1.446 5
0.634～0.754	74	2.598 8
0.754～0.874	64	2.387 0
0.874～0.994	48	1.120 8
0.994～1.114	15	0.269 0
1.114～1.234	4	0.033 0
1.234～1.354	0	0.002 1
＞1.354	1	0.003 3

由上表数据做频数直方图及分布图（图 8.5.3）：

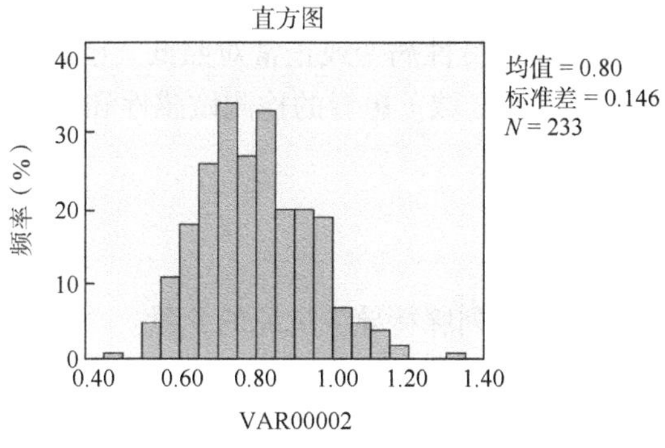

图 8.5.3　233 例健康人频数直方图

通过图示举例，并结合 SPSS 正态检验，该组检测数据呈正态分布。

可用 $\bar{x} \pm 1.96s$ 求正常人参考区间，如表 8.5.9 所示：

表 8.5.9 233 例健康人数据统计表

最小值	最大值	$\bar{x}$	s	$\bar{x}-1.96s$	$\bar{x}+1.96s$
0.40	1.34	0.80	0.15	0.51	1.09

因此，测定 233 例健康人血清样品，采用正态分布法统计分析，结果显示胱抑素 C 的参考区间为 0.51～1.09mg/L。

5.3 大样本量参考区间转移（适用于制造商）：前列腺特异性抗原测定试剂盒（化学发光法）正常参考值确定

5.3.1 试剂盒介绍

5.3.1.1 项目简介

前列腺特异性抗原（PSA）是一种与腺体激肽释放酶结构高度相似的糖蛋白（分子量 30 000～34 000Da）。PSA 具有丝氨酸蛋白酶的活性，血液中 PSA 与蛋白酶抑制剂如 α_1-抗糜蛋白酶（ACT）、α_2-巨球蛋白（A_2M）和其他急性期蛋白结合形成不可逆的复合体，其蛋白水解活性受抑制，除这些复合体外，PSA 在血液中还以游离态存在，但游离态无蛋白水解活性；由于 PSA 不是前列腺癌特有的，故 PSA 测定不是前列腺癌筛查或早期诊断的理想指标,缺乏足够的敏感性和特异性。PSA 虽具有组织特异性，主要由前列腺分泌性上皮细胞产生，但在非恶性病变状态下如良性前列腺增生（BPH），其 PSA 分泌也增加。许多研究发现 fPSA/tPSA 比值在前列腺癌患者中较其他良性病变或正常对照低。已证实 fPSA/tPSA 可提高 tPSA 值在 4～10ng/mL（灰色区域）患者的检测敏感性和特异性。

5.3.1.2 预期用途

用于定量测定人血清中前列腺特异性抗原的含量。

5.3.2 参考值确定方法

所用检测试剂的准确度与精密度均符合总前列腺特异性抗原（tPSA）定量测定试剂盒（化学发光法）行业标准的要求，检验合格。

（1）以某公司的前列腺特异性抗原检测试剂盒（化学发光法）为参比试剂，进行方法学比对，确定两种方法测值的一致性，并进行参考区间的转移及验证。

参考区间转移条件：$r^2>0.95$；斜率 b 在 0.90～1.10 范围内；在参考值（4ng/mL）水平处偏倚是否可接受。

（2）参考区间验证：如果 20 例参考个体中不超过 2 例（或 10%的结果）的观测值在原始报告的参考限之外，厂商或提供参考区间的实验室报告的 95%参考区间可以接受。若 3 例或 4 例超出原始参考限，再选择 20 个参考个体进行验证。

5.3.3 方法学比对

5.3.3.1 样本选择

（1）样本选择标准：收集某公司检测试剂盒测值在 0.8～80ng/mL 之间的至少 100 例患者样本，样品的浓度应尽可能在线性范围内均匀分布，至少 50%样本的测值在参考范围以外。

（2）样本排除标准：体积小于 0.5mL；样品浑浊，有溶血、脂血、黄疸现象。

（3）样本信息要求：年龄、科室、门诊/住院、临床症状。

5.3.3.2 实验质量控制

（1）采用常规医用技术收集全血标本，离心分离后吸取血清用于检测。标本 2～8℃可稳定 7 天；−15℃以下至少可稳定 1 个月；避免反复冻融。

（2）实验中所需的设备均经过校验，具备实验条件。

（3）选择有经验的人员进行实验操作，实验前仔细阅读说明书。

（4）每天实验必须在符合校准条件前提下进行室内质控测定，只有在室内质控合格的情况下，当天的实验室数据才有效。

（5）每种分析方法对每一患者样本各做双份测定。

（6）剔除明显的离群值样本。

（7）至少测定 5 个工作日。

5.3.3.3 样本检测

（1）按样本选择及排除标准选择 220 例患者样本，随机分成 5 组，每组 44 例样本。

（2）每天用两种方法检测一组样本，待测方法实验时采用 3 个批号试剂在 3 台仪器上进行检测。样本随机编号，按编号顺序检测后再按其反向顺序进行检测，即每一样本用两种分析方法进行双孔检测。

（3）每组实验均带上质控品，只有质控在控时，该组数据方能进行统计分析。

（4）实验进行 5 天。

5.3.3.4　数据分析

按 EP09 要求进行数据分析，去除离群值，进行线性回归分析。

（1）相关性分析：以检测试剂盒测值为 x 轴，以某公司检测系统测值为 y 轴，采用散点图进行拟合（图 8.5.4）。

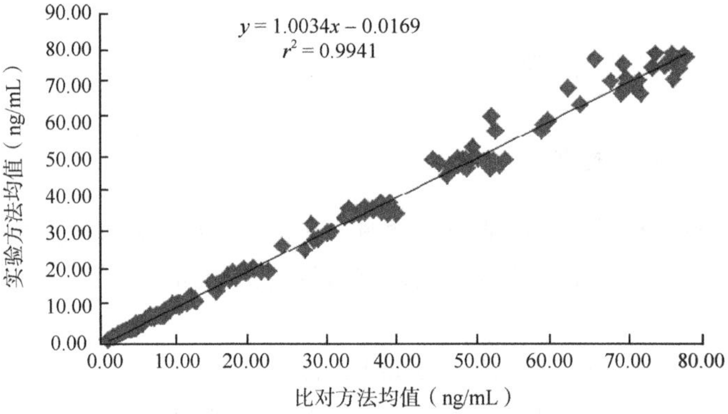

图 8.5.4　两种方法比对情况

（2）偏倚分析：以检测试剂盒测值为基准，以某公司检测系统各测值对应于基准线偏差情况作图（图 8.5.5），参考值处偏倚见表 8.5.10。

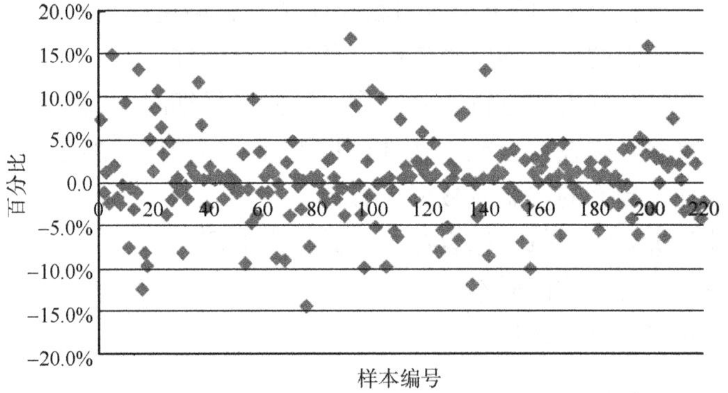

图 8.5.5　两种方法偏倚情况

表 8.5.10　参考值处偏倚

X_c（ng/mL）	可接受偏倚	预期偏倚	预期偏倚值 95%CI	
			下限	上限
4	0.2	0.09	−0.19	0.38

注：X_c，参考值浓度界值。

（3）结果分析：偏倚图显示，测值之间差异呈现随机化，无系统误差存在。两种检测方法 $r^2>0.95$，相关性良好；线性回归斜率 b=1.0034（$0.90<b<1.10$），符合要求；预期偏倚的置信区间[–0.19，0.38]包含了规定的可接受偏倚，表明实验方法的偏倚小于可接受偏倚，因此实验方法性能与参比方法相当，可以接受。

（4）结论：实验方法与参比方法测值无明显差异（$r^2>0.95$，b=1.0034，a=–0.0169），实验方法的正确度性能可以接受，可以进行参考区间的转移。

5.3.4 参考区间验证

经上述方法学比对，参考区间可转移，选择60例健康男性进行验证。

5.3.4.1 样本选择

（1）样本选择标准：选择60例健康男性血清样品，其中50岁以上健康男性40例。

（2）样本排除标准：体积小于0.5mL；样品浑浊，有溶血、脂血、黄疸现象。

（3）样本信息要求：年龄、科室、门诊/住院、临床症状。

5.3.4.2 实验质量控制

参考方法学比对实验。

5.3.4.3 检测结果

60例健康男性血清样品检测结果及信息见表8.5.11：

表8.5.11　60例健康男性血清样品检测结果

样品编号	年龄（岁）	检测日期	检测结果（ng/mL）	备注
1	19	20××/12/23	0.873	健康人
2	36	20××/12/23	1.817	健康人
3	37	20××/12/23	0.791	健康人
4	20	20××/12/23	0.606	健康人
5	19	20××/12/23	0.725	健康人
6	27	20××/12/23	2.507	健康人
7	35	20××/12/23	1.097	健康人

续表

样品编号	年龄（岁）	检测日期	检测结果（ng/mL）	备注
8	33	20××/12/23	1.479	健康人
9	20	20××/12/23	0.415	健康人
10	26	20××/12/23	1.831	健康人
11	20	20××/12/23	0.611	健康人
12	39	20××/12/23	1.367	健康人
13	32	20××/12/23	1.107	健康人
14	21	20××/12/23	0.756	健康人
15	41	20××/12/23	1.709	健康人
16	39	20××/12/23	0.638	健康人
17	47	20××/12/23	1.830	健康人
18	42	20××/12/23	1.650	健康人
19	37	20××/12/23	0.052	健康人
20	30	20××/12/23	0.576	健康人
21	58	20××/12/23	1.526	健康人
22	68	20××/12/23	3.592	健康人
23	54	20××/12/23	0.562	健康人
24	55	20××/12/23	0.774	健康人
25	51	20××/12/23	1.643	健康人
26	66	20××/12/23	2.708	健康人
27	51	20××/12/23	3.618	健康人
28	51	20××/12/23	1.625	健康人
29	60	20××/12/23	3.396	健康人
30	55	20××/12/23	1.626	健康人
31	54	20××/12/23	1.162	健康人
32	64	20××/12/23	2.084	健康人
33	50	20××/12/23	0.814	健康人
34	58	20××/12/23	1.539	健康人
35	52	20××/12/23	3.997	健康人
36	58	20××/12/23	4.088	健康人
37	64	20××/12/23	0.578	健康人

续表

样品编号	年龄（岁）	检测日期	检测结果（ng/mL）	备注
38	63	20××/12/23	2.058	健康人
39	52	20××/12/23	0.797	健康人
40	63	20××/12/23	3.113	健康人
41	75	20××/12/23	2.895	健康人
42	50	20××/12/23	1.368	健康人
43	53	20××/12/23	3.377	健康人
44	62	20××/12/23	3.425	健康人
45	61	20××/12/23	2.227	健康人
46	59	20××/12/23	1.224	健康人
47	53	20××/12/23	0.220	健康人
48	60	20××/12/23	0.978	健康人
49	73	20××/12/23	0.517	健康人
50	56	20××/12/23	1.416	健康人
51	58	20××/12/23	0.148	健康人
52	51	20××/12/23	4.163	健康人
53	55	20××/12/23	1.346	健康人
54	71	20××/12/23	0.827	健康人
55	64	20××/12/23	3.821	健康人
56	51	20××/12/23	1.618	健康人
57	57	20××/12/23	2.143	健康人
58	65	20××/12/23	1.295	健康人
59	52	20××/12/23	0.905	健康人
60	55	20××/12/23	1.275	健康人

5.3.4.4 结论

60例健康男性样本有2例超过4ng/mL，与上文单侧以95%区间判断保持一致，满足60例中不大于10%（≤6例）超出参考值的要求，即参考区间转移可接受。

5.4　参考区间验证（适用于临床实验室）：三碘甲状腺原氨酸定量检测试剂盒（磁微粒化学发光法）参考区间验证

5.4.1　基础信息

见表 8.5.12。

表 8.5.12　基础信息表

条目	内容
地点	浙江某三甲医院检验科
时间	20××年××月××日——××年××月××日
厂家	×××××××
仪器型号	××××××
仪器编号	
试剂名称	三碘甲状腺原氨酸定量检测试剂盒（磁微粒化学发光法）
操作人	
复核人	
审核人	

5.4.2　验证指标与依据

见表 8.5.13。

表 8.5.13　验证内容与依据

验证指标	验证产品	验证依据
参考区间	三碘甲状腺原氨酸	1. 产品说明书 2. 产品技术要求 3. CLSI 相关 EP 文件 4. 国家卫生类行业标准 5. 国家医药类行业标准 6. 《体外诊断试剂分析性能评估系列指导原则（征求意见稿）》《临床检验质量管理技术基础》

5.4.3 验证内容

（1）验证材料：健康人群空腹血清样品（检测 HAV、HBV、HCV、HEV、HIV、梅毒、ALT、各种肿瘤阴性，外表正常、无任何可见疾病症状的健康人；严重溶血、严重脂血、浑浊和微生物污染样品应当排除；酒精肝、脂肪肝、药物肝、各种肝损害应当排除）20 例。

（2）验证方法：随机检测，以 0.8～1.9ng/mL 为参考值判断。

（3）验证数据（表 8.5.14）。

表 8.5.14 参考区间验证数据统计表

样品编号	测定结果（ng/mL）	年龄（岁）	性别
1	1.134	30	男
2	1.023	33	女
3	1.082	30	男
4	1.092	24	女
5	1.191	15	女
6	0.913	62	女
7	1.075	17	男
8	1.051	38	女
9	1.155	15	男
10	0.889	13	女
11	1.061	29	女
12	0.903	12	男
13	1.083	30	女
14	1.019	52	男
15	0.969	81	男
16	1.026	51	女
17	1.205	55	女
18	1.174	16	女
19	1.126	12	男
20	0.97	40	女

（4）验证要求：超出范围例数应≤2 例（10%范围）。

（5）验证结果：三碘甲状腺原氨酸定量检测试剂盒（磁微粒化学发光法）参考区间验证结果：20 份正常人中超出范围样本 0 例，符合标准要求，阳性例数应不超过 2 例。

5.4.4 验证结论

经过验证，三碘甲状腺原氨酸定量检测试剂盒（磁微粒化学发光法）参考区间符合制造商声明要求，验证通过。

5.5 定量产品医学决定水平确定：ROC 曲线法确定新型糖化血红蛋白检测产品医学决定水平

5.5.1 试验背景

某公司开发了一种新的糖化血红蛋白检测产品，为验证其产品的医学决定水平，在某医院进行临床比对试验。

5.5.2 试验方法

在内分泌科门诊入组共 514 例被试者，被试者为随机选取，包括 266 例男性被试者和 248 例女性被试者，被试者年龄为 15～93 岁，中位数为 60 岁，其中男性被试者和女性被试者的年龄中位数分别为 61 岁和 60 岁。第 1 例被试者于 2016 年 4 月入组，最后 1 例于 2016 年 10 月入组，整个临床试验共计耗时 7 个月。

对所有被试者均使用 EDTA-K2 抗凝管取静脉血样品，每个样品分别用糖化血红蛋白测试的“金标准”设备——高效液相色谱及该公司的糖化血红蛋白检测产品分别测试糖化血红蛋白值。两种设备均在每天试验开始之前与结束之后，按照厂家说明书进行质控测试，以保证设备均处于受控状态。

5.5.3 试验结果

以高效液相色谱的测试值为标准值，以糖化血红蛋白 6.5%为判断糖尿病的“阈值”，514 例入组被试者中，有 209 例为非糖尿病患者（阴性组，对照人群），305 例为糖尿病患者（阳性组，病例组人群）。

使用统计软件 Medcalc 对 514 例检测数据做 ROC 曲线，如图 8.5.6 所示：

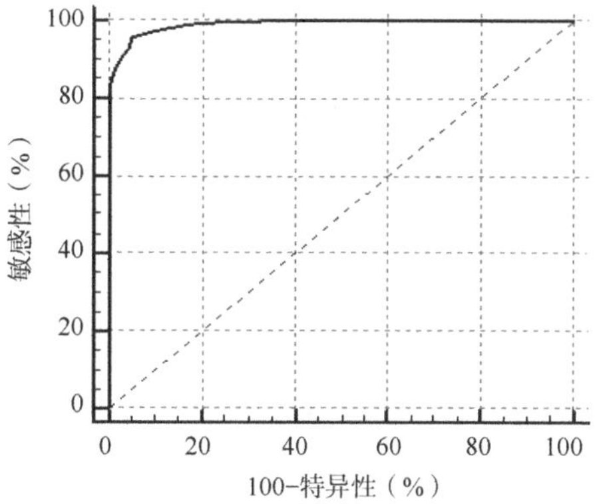

图 8.5.6　514 例被试者糖化血红蛋白测试数据 ROC 曲线

相关的统计数据如表 8.5.15、表 8.5.16。

表 8.5.15　不同医学决定水平下的敏感性、特异性及阳性似然比、阴性似然比

医学决定水平（%）	敏感性（%）	95%CI	特异性（%）	95%CI	阳性似然比	阴性似然比
≥4.4	100.00	98.8～100.0	0.00	0.0～1.7	1	
>5.9	100.00	98.8～100.0	62.74	55.8～69.3	2.68	0
>6.0	99.67	98.2～100.0	69.81	63.1～75.9	3.3	0.004 7
>6.1	99.34	97.6～99.9	80.19	74.2～85.3	5.01	0.008 3
>6.2	98.68	96.6～99.6	83.96	78.3～88.6	6.15	0.016
>6.3	97.68	95.3～99.1	88.68	83.6～92.6	8.63	0.026
>6.4	95.70	92.8～97.7	94.81	90.9～97.4	18.44	0.045
>6.5	93.05	89.6～95.6	95.75	92.1～98.0	21.92	0.073
>6.6	91.06	87.3～94.0	96.70	93.3～98.7	27.58	0.092
>6.7	87.75	83.5～91.2	98.58	95.9～99.7	62.01	0.12
>6.8	84.77	80.2～88.6	99.53	97.4～100.0	179.71	0.15
>6.9	79.14	74.1～83.6	100.00	98.3～100.0		0.21
>13.0	0.00	0.0～1.2	100.00	98.3～100.0		1

表 8.5.16　在医学决定水平 6.4%下的敏感性、特异性及约登指数

曲线下面积（AUC）	约登指数	医学决定水平（%）	敏感性（%）	特异性（%）
0.991	0.905 1	>6.4	95.70	94.81

5.5.4 试验结论及讨论

上述统计数据表明，综合考虑敏感性和特异性时，以糖化血红蛋白 6.4%作为新开发的糖化血红蛋白检测产品的医学决定水平，能够取得最佳的诊断效果。此时敏感性为 95.70%，特异性为 94.81%，约登指数达到最大值 0.9051。

从似然比的角度考虑，以 6.4%为新开发的糖化血红蛋白检测产品的医学决定水平时，阳性似然比为 18.44，阴性似然比为 0.045，综合考虑也为最佳。

糖化血红蛋白为实际临床检测工作中标准化非常好的检测指标，不同检测方法学和检测设备之间的检测结果一致性已经非常高，因此在这个实例中我们可以看到，该公司开发的新的检测设备与金标准设备的医学决定水平差异很小。对于某些标准化没有达到较高水平的检验指标，不同检测方法学和检测设备之间的医学决定水平可能有更大的差异。

参考文献

陈卫中，潘晓平，宋兴勃，等. 2006. ROC 曲线中最佳工作点的选择. 中国卫生统计，23（2）：157-158

费阳，王薇，钟堃，等. 2016. 235 家临床实验室红细胞沉降率参考区间和医学决定水平的现况调查. 检验医学与临床，2016（1）：13-15

冯仁丰. 1994. “实验室管理”讲座之一：临床检验项目的参考值和参考区间. 检验医学，9（2）：113-115

冯仁丰. 2007. 临床检验质量管理技术基础. 上海：上海科学技术文献出版社

郭健，蒋琳. 2008. 参考区间与医学检验. 中华检验医学杂志，31（11）：1316-1319

国家食品药品监督管理总局. 2009. GB/T-29791. 1-2013/ISO 18113-1：体外诊断医疗器械 制造商提供的信息（标示）第 1 部分：术语、定义和通用要求

何向东. 2013. 医学决定水平概述. 实用医技杂志，20（2）：160-161

黄雪珍，隋洪，尹志军. 2013. 电化学发光肿瘤标志物 CEA、CAl9-9、CAl2-5 的生物参考区间适用性验证. 检验医学与临床，2013：661-662

检验危急值在急危重病临床应用的专家共识组. 2013. 检验危急值在急危重病临床应用的专家共识（成人）. 中华急诊医学杂志，22（10）：1084-1089

李卫. 2012. 医疗器械临床试验统计方法. 北京：人民军医出版社

李小东，王文瑞. 2015. 参考区间的研究进展. 世界最新医学信息文摘，2015（13）：24-25

尚红，王毓三，申子瑜. 2015. 全国临床检验操作规程. 北京：人民卫生出版社

史周华. 2012. 医学统计学. 北京：人民卫生出版社

王洪亚，张捷. 2011. 建立检验项目参考区间的探讨. 临床检验杂志，29（7）：548-550

王敬瀚. 2008. ROC 曲线在临床医学诊断实验中的应用. 中华高血压杂志，16（2）：175-177

吴圣贤，王成祥. 2008. 临床研究样本含量估算. 北京：人民卫生出版社

杨大干，郭希超，徐根云，等. 2008. 危急值项目的应用评估. 中华检验医学杂志，31（6）：695-698

杨有业. 2009. 临床检验方法学评价. 北京：人民卫生出版社

佚名. 2016. 临床检验危急值规范化管理京冀专家共识. 中华检验医学杂志，39（3）：154-160

余琳，刘忠民. 2004. 应用 ROC 曲线定量分析 CtnI 与 CK-MB 在心肌梗死诊断中的作用——应用 ROC 曲线验证 cTnI 的医学决定水平. 中华生物医学工程杂志，10（4）：308-309

曾洁，陈文祥，申子瑜. 2010. 参考区间研究现状概述. 中华检验医学杂志，33（6）：570-573

张灵玲，许安春，熊大迁. 2014. 临床化学项目基于医学决定水平和生物学参考区间上下限的不确定度评估及临床应用价值探讨. 临床和实验医学杂志，2014（20）：1718-1722

张妍，王薇，何法霖，等. 2014. 全国 150 家实验室心肌损伤标志物参考区间来源及决定限的分布. 中华心血管病杂志，42（3）：193-196

中华人民共和国卫生部. 2012. WS/T 402-2012. 临床实验室检验项目参考区间的制定
中华人民共和国卫生部. 2012. WS/T 403-2012. 临床生物化学检验常规项目分析质量指标
中华人民共和国卫生部. 2012. WS/T 404-2012. 临床常用生化项目参考区间
中华人民共和国国家卫生和计划生育委员会. 2017. WS/T 505-2017. 定性测定性能评价指南
中华医学会检验医学分会临床实验室管理学组. 2016. 医学检验危急值报告程序规范化专家共识. 中华检验医学杂志，39（7）：484-486
庄俊华，冯桂湘，黄宪章，等. 2009. 临床生化检验技术（第四版）. 北京：人民卫生出版社
Beyer H. Tukey，John W. 1981. Exploratory Data Analysis. Addison - Wesley Publishing Company Reading，Mass. —Menlo Park，Cal. London，Amsterdam，Don Mills，Ontario，Sydney 1977，XVI，688 S. Biometrical Journal，23（4）：413-414
Ceriotti F，Henny J. 2008. "Are my Laboratory Results Normal?" Considerations to be Made Concerning Reference Intervals and Decision Limits Ejifcc，19（2）：106-114
Clinical and Laboratory Standards Institute. 2013. EP09-A3 Measurement Procedure Comparison and Bias Estimation Using Subject Samples
Clinical and Laboratory Standards Institute. 2010. EP12-A2 User Protocol for Evaluation of Qualitative Test Performance
Clinical and Laboratory Standards Institute. 2011. EP24-A2 Assessment of the Diagnostic Accuracy of Laboratory Testsusing Receiver Operating Characteristic Curves
Clinical and Laboratory Standards Institute. 2010. EP28-A3C Defining，Establishing，and Verifying Reference Intervals in the Clinical Laboratory
Dybkaer R. 1982. International Federation of Clinical Chemistry（IFCC）. Approved recommendation on the theory of reference values. Part 6. Presentation of observed values related to reference values. Journal of Clinical Chemistry & Clinical Biochemistry Zeitschrift Für Klinische Chemie Und Klinische Biochemie，20（11）：841-845
England WL. 1988. An exponential model used for optimal threshold selection on ROC curves. Medical Decision Making An International Journal of the Society for Medical Decision Making，8（2）：120
Gallop RJ，Critschristoph P，Muenz LR，et al. 2003. Determination and interpretation of the optimal operating point for ROC curves derived through generalized linear models. Understanding Statistics，2（4）：219-242
Hanley D，Mcneil BJ. 1982. The meaning and use of the area under the ROC curve. Radiology，54：212-220
Hanley JA，Mcneil BJ. 1982. The meaning and use of the area under a receiver operating characteristic（ROC）curve. Radiology，143（1）：29
Hildebrandt P，Collinson PO. 2008. Amino-terminal pro-B-type natriuretic peptide testing to assist the diagnostic evaluation of heart failure in symptomatic primary care patients. American Journal of Cardiology，101（3）：25-28

Januzzi JL，Van KR，Lainchbury J，et al. 2006. NT-proBNP testing for diagnosis and short-term prognosis in acute destabilized heart failure：an international pooled analysis of 1256 patients：the International Collaborative of NT-proBNP Study. European Heart Journal，27（3）：330-337

Pagani F, Bonetti G, Stefini F, et al. 2000. Determination of decision limits for ACS：Systems cardiac troponin I. Clinical Chemistry & Laboratory Medicine，38（11）：1155-1157

Sikaris K. 2012. Application of the stockholm hierarchy to defining the quality of reference intervals and clinical decision limits. Clinical Biochemist Reviews，33（4）：141

Tuckey JW. 1977. Exploratory Data Analysis. Boston：Addison-Wesley

Xin Z，Yuan MX，Li HX，et al. 2012. Evaluation for fasting and 2-hour glucose and HbA1c for diagnosing diabetes based on prevalence of retinopathy in a Chinese population. Plos One，7（7）：e40610

附　录

采样调查问卷（通用）

所有信息将严格保密，仅用于患者疾病诊断。

项目 ID#＿＿＿＿＿＿＿＿＿＿　样本 ID#＿＿＿＿＿＿＿＿＿＿

姓名：＿＿＿＿＿＿＿＿＿＿　电话：＿＿＿＿＿＿＿＿＿＿

地址：＿＿＿＿＿＿＿＿＿＿＿＿＿＿＿＿＿＿＿＿

年龄：＿＿＿＿＿＿　性别：＿＿＿＿＿＿　民族：＿＿＿＿＿＿

身高：＿＿＿＿＿＿　体重：＿＿＿＿＿＿

职业：＿＿＿＿＿＿＿＿＿＿＿＿＿＿＿＿＿＿＿＿

医师姓名：＿＿＿＿＿＿

您认为自己健康吗？　是　否

您进行规律性的锻炼吗？

如果是，练习时间（小时/周）：＿＿＿＿＿＿

练习强度：（轻）1　2　3　4　5　6　7　8　9　10（重）

最近是否曾经生病？　是　否

如果是，生病时间：＿＿＿＿＿＿　疾病名称：＿＿＿＿＿＿

您正在服药吗？　是　否

如果是，服用哪些药品：＿＿＿＿＿＿＿＿＿＿＿＿

您是否有高血压？　是　否

您是否服用维生素类营养品？　是　否

如果是，服用哪些营养品：＿＿＿＿＿＿＿＿＿＿＿＿

您在工作时是否接触危险化学品？　是　否

如果是，接触哪些化学品：＿＿＿＿＿＿＿＿＿＿＿＿

您是否吸烟？　是　否

如果是，香烟种类：＿＿＿＿＿＿　吸烟频度：＿＿＿＿＿＿

您是否有特殊饮食习惯？　是　否

如果是，请描述：＿＿＿＿＿＿＿＿＿＿＿＿

您是否饮酒？　是　否

如果是，酒品种类：＿＿＿＿＿＿　饮酒频度：＿＿＿＿＿＿

续表

您是否正在接受医生治疗?	是	否
如果是，原因：______________________________		
您近期是否曾经住院治疗?	是	否
如果是，原因：________________ 地点：________________		
您是否有家族遗传病?	是	否
如果是，遗传病描述：______________________________		
您近期是否服用阿司匹林或其他止痛药?	是	否
如果是，原因：________________ 时间：________________		
您近期是否服用抗酸药或其他胃病药?	是	否
如果是，原因：________________ 时间：________________		
您近期是否服用减肥药?	是	否
女性调查者：		
是否月经?	是	否
如果是，上次月经期的时间：______________________________		
如果否，是否接受激素调节治疗?	是	否
是否在哺乳期?	是	否
是否在妊娠期?	是	否
如果是，预产期时间：______________________________		
您近期是否使用口服或植入的避孕药物?	是	否

第九部分

体外诊断试剂的稳定性评价

1

目　　的

本部分旨在指导体外诊断试剂生产商、临床实验室进行体外诊断试剂相关稳定性评价。

2

范　围

本部分适用于体外诊断类医疗器械（包括试剂、校准物、质控物、稀释液、缓冲液和试剂盒，以下称为“体外诊断试剂”）的稳定性评价。

本部分主要受众是体外诊断试剂生产商、临床实验室、监管机构。

本部分不涉及仪器系统、实验室设备、软件或患者样本的稳定性评价。

3

术语与定义

加速稳定性试验（accelerated stability testing）：通过使用极端的环境条件（如光照、温度、湿度）来加速 IVD 试剂的化学或物理降解。

注：此类考察的结果可用于比较产品设计/包装因素的影响，或者在某些情况下，估算产品在推荐储存条件下处理的有效期。

允许漂移（allowable drift）：在生产商规定的限制范围内产品保持性能的最大数量变化值。

阿伦尼乌斯公式（Arrhenius equation）：描述化学反应速率常数与反应温度和活化能之间近似关系的数学函数。

偏倚（bias of measurement）：系统测量误差的估值。[ISO/IEC 指南 99]

校准（calibration）：在规定的条件下，首先建立测量标准所示的测量不确定值和相关测量不确定值对应的指标之间的关系，然后用这些信息建立以从某指标获得测量结果的关系。[ISO/IEC 指南 99]

注 1：校准不应与测量系统的调整相混淆，后者通常被错误地称为"自校准"，也不应与验证校准相混淆。

注 2：校准是在特定条件下建立试剂系统/仪器和相应分析物浓度/活性之间关系的操作。

校准间隔（calibration interval）：在校准后的一段特定时间内，IVD 试剂被测量物在规定的条件下有明显变化，但仍在允许的漂移限度内且满足所有稳定性相关的标准。

设计输入要求（design input requirement）：仪器设备设计时基本的物理和性能要求。

环境因素（enviromental factors）：可能影响 IVD 试剂性能或效果的变量（如温度、气流、湿度、光照）。

失效期[expiration（expiry）date]：在规定的条件下贮存可以保证物质性能特征的时间区间上限。[GB/T 29791.1-2013，定义 3.17]

注：生产商基于试验确定的稳定性设定体外诊断试剂、校准品、质控品和其

他组分的失效期。

一级动力学降解（first-order kinetics degradation）：一种可由线性微分方程描述的产物降解反应速率，导致产物浓度与反应时间呈指数关系。

使用稳定性（in-use stability）：在打开生产商提供的包装容器后，IVD 试剂在失效期内的性能仍在规定的限度范围内，并在标准操作条件下投入使用的持续时间（如仪器上储存）。

体外诊断医疗器械（IVD 医疗器械）：单独或组合使用，被制造商预期用于人体标本体外检验的器械，检验单纯或主要以提供诊断监测或兼容性方面的信息为目的，器械包括试剂、校准物、质控物、样品容器、软件和相关的仪器或装置或其他物品。[GB/T 29791.1-2013，定义 3.29]

同步研究方案（isochronous protocol）：为了消除不同校准、仪器和操作者间的差异，方案设计为同一操作者在同一台仪器上对同一批次产品在各种不同保存条件下进行的测试。

注：这样可以使用较少的数据和不确定因素对宣称的稳定性进行评估。

IVD 试剂（IVD reagent）：被制造商预期用作体外诊断医疗器械的化学、生物学或免疫学组分、溶液或制备物。[GB/T 29791.1-2013，定义 3.28]

关键性能属性（key performance attributes）：产品活性（稳定性）最重要的指标。

被测量（measurand）：要测量的量。[ISO/IEC 指南 99]

注：本术语及其定义涵盖所有数量，而常用术语"组分"是指需要检测的有形实体；例如，"物质"浓度是与特定分析物有关的量。

测量漂移（measurand drift）：见允许漂移。

精密度（precision）：①在规定条件下获得的独立测试结果（测量）之间一致程度；②同一样品在指定的（规定的）条件下获得的独立测试结果之间的一致性。

实时稳定性试验（real-time stability testing）：将 IVD 试剂暴露于推荐的正常储存和使用条件下，评估其在这些条件下的耐受性和稳定性。

重复（repeats）：被测产品的多个独立样本。

注：例如，在稳定性研究中考虑把一个质控品分装成小管，在规定的每个时间点检测不同的瓶数（重复）及每个瓶子的重复数。

样品（sample）：取自系统的一个或多个部分，旨在提供有关系统的信息，通常作为系统或其生产决策的依据。

保存期（shelf life）：IVD 试剂直至失效期的时间段。此时间段内在制造商规定的储存条件下体外诊断试剂在其原始包装内保持其稳定性。[GB/T 29791.1-2013，定义 3.66]

注：稳定性和失效期是相关概念。

稳定性（stability）：体外诊断医疗器械在制造商规定界限内保持其性能特征的能力。[GB/T 29791.1-2013，定义 3.68]

注 1：稳定性适用于当体外诊断试剂、校准物或控制物在制造商规定的条件下储存、运输和使用时；按照制造商使用说明制备、使用和储存的复溶后冻干材料、工作液和从密闭容器中取出的材料。

注 2：体外诊断试剂或测量系统的稳定性通常用时间量化。计量学性能特征发生一定量变化的时间间隔长度；或一定的时间间隔内特征的变化。

稳定性监测（stability monitoring）：在保存期内（或使用中）的特定时间点进行实时稳定性试验，以确保 IVD 试剂性能符合特定声明。

稳定性测试计划（stability testing plan）：基于统计学上有效的样本量和测试间隔的书面方案，用于测试一个产品的主要稳定性特性是否满足预设的可接受标准，以支持标签上声明的有效期。

注：该计划记录用于 IVD 试剂稳定性要求的实验设计和验收标准。

储存条件（storage conditions）：制造商建议的存储条件，标注在产品包装标签上或使用说明中，包括温度、湿度和避光的要求。

运输条件（transport conditions）：产品从生产到客户收货的分销期间预期会遇到的条件（如温度、湿度、光照）。

运输稳定性测试（transport stability testing）：将 IVD 试剂暴露在模拟的极端环境条件下（最坏情况下）的测试，该环境条件是从生产商到客户收货的分销过程中可能会遇到的情况。

真实性（测量）：[trueness（measurement）]：无限数量的重复测量值和参考值之间的接近程度。[ISO/IEC 指南 99]

验证（verification）：提供客观证据证明给定项目满足规定要求。[ISO/IEC 指南 99]

4

总　　则

稳定性是 IVD 试剂必须具有的基本属性，是确保产品在使用过程中安全有效的重要指标。稳定性研究是根据产品的理化性质，设计合理的稳定性研究试验项目，以考察不同条件下产品的主要质量指标随时间的变化情况，为产品的保存条件和有效期的确定提供依据。

4.1　稳定性研究目的

IVD 试剂生产商使用稳定性测试来确定其产品在规定的储存和处理条件下保持满足其预期用途的持续时间。这个评估包括保存期和使用寿命。保存期是直至失效期的时间段。此时间段内在制造商规定的储存条件下 IVD 试剂在其原始包装内保持其稳定性。使用寿命是产品一旦投入使用而保持可用的时间段（例如，质控品开瓶后，试剂盒的校准间隔）。

产品稳定性的特点受多个内部和外部变量的影响，如组分、成品的容器系统、储存条件、复溶和操作流程。与其他性能指标（如精密度和真实性）不同，生产商的稳定性声明通常不由客户验证，除非通过日常质量控制（QC）结果的趋势进行的间接验证。

本部分假设待评估的 IVD 试剂是最终设计版本，且在终端用户包装或容器中是可用的，除非在风险评估中需要另一种配置，或者二次包装以保护产品不受外部影响，诸如湿度、光线、温度等物理因素。例如，包装试剂的密封纸箱，终端包装中装液体质控的螺帽管，以及用于装样品稀释液的密封瓶。

用户对产品的操作方法如与生产商的说明有所不同，需要用户进行测试以确认产品性能是可接受的。例如，将 QC 产品存储在塑料管中而不是通用的产品容器中，或者使用不同类型的瓶塞。

4.2 稳定性研究类型

4.2.1 保存期稳定性

这些研究用于确定最终客户包装中的 IVD 试剂的失效期。保存期包括从产品制造到推荐条件下的储存，直到可供使用的最后一天，无论是否投入使用。

一般而言，保存期测试应在产品批量生产后尽快进行。试剂使用稳定性则需分别在产品保存期的起点和终点时进行测试，这保证该生产批次在研究开始时具有预期的使用寿命，并维持于整个保存期。仅在研究开始时对使用寿命进行测试通常是不够的，需要风险评估提供合理的说明。仅在保存期终点时对使用寿命进行测试，对于新产品来说风险可能太大，但对于已有产品的稳定性监测是可以接受的。

如果可能的话，分别使用相对较新鲜的原料以及更接近失效期的原料来生产两个批次产品，用于保存期稳定性测试。这将原料稳定性纳入整体产品稳定性声明中。应在对应批次的产品中挑选有代表性的样品进行测试，即在整批产品中每隔 n 个单位进行抽样，而不是全部放在生产批次的前端或终端。在稳定性研究的过程中以随机顺序方式对这些样品进行测试，以尽可能减少由于检测顺序带来的结果偏倚。

对于开封稳定性，旨在考察试剂在正常使用条件下，外界因素对试剂性能指标的影响。对于很多生化类试剂而言，受空气影响较明显，比如含有 NaOH 的生化类试剂，吸收了空气中的 CO_2，导致试剂中 NaOH 的浓度下降，直接影响试剂分析质量；还原型辅酶Ⅰ（NADH）、邻-硝基酚-β-D-半乳糖苷（ONPG），以及其他部分发光底物等一些稳定性较差的物质，也会因暴露于空气中而影响测定效果。对于免疫类试剂，由于其主要组成成分为抗原、抗体和酶等蛋白类物质，此类试剂除与空气接触影响试剂的酸碱度外，微生物污染也是很重要的因素，因此对此类试剂进行开瓶稳定性研究是非常必要的。另外，对于胶体金试纸条/卡，由于生产时的低湿度要求，在开封时直接吸收空气中水分，也必须对开封后使用期限有明确要求。通常而言，开瓶稳定性的研究建议考察三批次样品，按照说明书的操作要求，合理设定时间间隔，在不同时间点，按照试剂的技术指标对其进行检测，以确定试剂的开封有效期。

4.2.2 复溶稳定性

复溶稳定性主要是考察试剂盒中或者与试剂盒配套使用的干粉在规定条件下

用指定的溶剂溶解后，是否影响试剂的性能。目前在临床实验室中，干粉试剂主要用于质量控制和校准活动中的干粉质控品和校准品。与液体试剂相比，干粉质控品有效期较长，稳定性好。另外，干粉质控品一般都是很多项目质控物的混合，能同时对多个项目进行质控，因此好的干粉质控品对检测结果的质量有着非常重要的影响。对于干粉试剂的复溶稳定性，一般要选择三个批次考察准确度、批内精密度和批间精密度等指标。在建立复溶条件时，应充分考虑诸如温度、溶剂等因素，并严格按照复溶的要求操作，减少非产品因素导致的误差，保证质控结果和临床检验结果可靠和准确。一般情况下，粉末状态的产品均需要提供复溶稳定性的研究资料，除非是复溶后立即且一次性适用的产品，这种情况下对复溶稳定性不作要求。另外，对于有些产品而言，开封稳定性就是复溶稳定性，比如某些冻干粉，开封后即用缓冲液溶解，并按照说明书的要求进行保存，因此选择开封或者复溶稳定性中的一项进行研究即可。

4.2.3 实时稳定性

诊断试剂的实时稳定性对于确定产品的有效期具有重要意义。实时稳定性研究应将至少三个批次的产品，按照制造商声称的条件，例如温度、湿度等，考察至预期的有效期后，按照产品技术要求进行全性能检测。在考察过程中，应结合产品情况，合理设置考察时间点，对环境影响敏感、保存要求较高的产品，建议增加相应的时间点，以及时了解产品性能。实时稳定性研究资料应包括研究方法的确定依据、研究所用试剂、仪器，以及校准品和质控品的信息、具体的研究方法及评价指标、详细的研究数据及结论。

将体外诊断试剂置于制造商规定的条件下建立或验证试剂保存期的实验（影响体外诊断试剂稳定性的条件可能包括温度、运输条件、振动、光、湿度）。为确定使用过程中的稳定性，打开真空包装后测试条的稳定性和重新配置溶液的稳定性等，应充分考虑到产品在使用过程中可能遇到的各种环境因素，设置稳定性研究的试验条件，考虑产品在一定时间内的稳定性。

实时研究计划的持续时间应长于声明的有效期，这确保了稳定性声明的持续时间完全包含在获得的测试数据时间内，而无须外推。例如，声明 366 天保存期的产品应至少经过 367 天的测试。同样，使用寿命为 8h 的产品应该至少经过 9h 测试。测试持续时间也要根据国家相关法规的具体要求进行延长。

4.2.4 在机稳定性

在机稳定性通常是指试剂从进入仪器的试剂仓（试剂槽）开始计算，可以保持其稳定性的有效时间。在机稳定性研究还应该包括如 PCR 试剂从反应液加入到上机之间的时间间隔等这些相关稳定性研究工作。

4.2.5 加速稳定性

加速稳定性评价是通过设定温度、湿度、光或振动等极端条件考察体外诊断试剂产品的各项物理、化学、生物性能，从而推断体外诊断试剂有效期的研究。通过设计剧烈稳定性条件增加化学和（或）物理降解、变化的速度，从而预测体外诊断试剂保存期的研究。加速稳定性的评价应可以被接受作为确立产品说明的最初失效期的基础。

开始检验前，研究材料应储存在制造商所提供信息中描述的储存条件下。实验开始后，材料应置于规定的剧烈条件下。应依据制造商所提供的信息中的描述，在规定的时间点取出样品进行检验或放回到储存条件下，检验依照既定方案进行。依据方案对加速稳定性数据进行数据分析（例如，阿伦尼乌斯公式，见本部分 5.4.6.1；非线性模型见本部分 5.4.6.4），在数据分析、结束和预先建立的可接受标准的基础上建立失效期。

4.2.6 运输稳定性

YY/T 1579-2018 要求制造商应验证规定的运输条件不影响体外诊断试剂的时效期。如果模拟运输条件，试验方案的设计应基于对运输条件的认知，如果无法获知，则应对实际的运输条件进行调查以作为模拟运输的基础，例如，运输时间、预期温度、湿度（YY/T 1579-2018 5.2.2）。

在将产品置于正常储存条件下并开始保存期和使用寿命测试之前，先将产品在预设的系列变化的温度、湿度、光线照射和/或其他环境因素下进行应力研究。将模拟运输研究的结果与正常储存条件的基线结果进行比较，以确定产品稳定性是否受到应力影响。在某些情况下，可以接受仅测试产品在运输后的性能，而不包含后期在正常储存条件下的长期研究。这个决策应该基于产品风险评估，以及类似产品的历史数据和/或信息。

生产商可能需要使用多个应力测试方案来评估使用产品在特定范围内的运输条件。这些方案的设计可以基于实际产品运输研究的数据或来自诸如 GB 4857.5-1992 和 GB/T 14710-2009 等标准提到的内容。测试多个应力方案使得生产商可以从一系列方案中挑选出成本和/或资源最节约的运输条件，同时确保产品稳定性。

在本部分中使用的方案[参见 5.1.2（1）]要求在研究期间当产品被置于建议的储存条件之前，需把产品先暴露于系列应力条件下，这反映了产品生产后即出库的分销模式。此外，厂家也经常会在生产后先储存一段时间后再出库，这样的话就需要额外的应力测试来模拟这种分销模式。在这里，产品将在推荐的储存条件下保存规定的一段时间，然后暴露于系列应力条件，最后放回在研究期间推荐的储存条件下。根据 5.1.3（4），将应力产品测试结果与日常储存条件的结果进行比较。

4.2.7　冻融稳定性

国内对体外诊断试剂的管理比较薄弱，其多数试剂需要冷链运输的属性易被忽视，存在安全隐患。本部分对体外诊断试剂存在的安全风险因素进行分析。有些体外诊断试剂含有酶、抗原或抗体等生物活性物质，超过一定温度后容易失活，其储存和运输都需要严格控制温度。目前冷链物流中大多采用冷藏箱加冷冻冰袋配送，冷藏箱厚薄不均，密封性能各有差异，在运送试剂过程中，其大多数没有温度记录设备。

体外诊断试剂大部分需要在 2～8℃低温冷藏保存，少数品种需-18℃冷冻保存，也有部分品种常温保存即可。生产、经营和使用单位应该按照《体外诊断试剂生产实施细则》的要求制定贮存和运输管理制度；并在产品运输过程中满足运输条件、产品包装的规定要求。对需要低温保存的诊断试剂采用能够保证运输过程中贮存温度要求的措施，如采用低温冷藏车、冰箱或泡沫塑料箱内放置冰袋等措施。新研究的医疗器械在上市前应确保在储存期（通常 1～5 年）内产品的质量不应发生任何影响安全性和有效性的变化。但在日新月异的市场条件下，新产品需要在尽可能短的时间内投入市场，实际时间的老化研究就不能满足这一需求。而按照《医疗器械生产监督办法》规定，必须取得医疗器械生产许可证以后才能量产，如果在量产以后再进行包装运输验证又不能满足法规的需求，医疗器械质量管理规范《体外诊断试剂现场检查指导原则》规定，因为包装运输验证也是产品有效期确认的一部分，所以有必要通过模拟运输提供包装运输验证的实验数据。

材料的物料性能、黏接剂可能随时间而发生降解，在贮运中发生的动态事件，可能会导致包装失去完整性。GB/T 19633-2005 中描述到：制造商应证实最终包装至少在医疗器械省城的货架寿命内，在严酷的销售、贮存、运输和老化的情况下，在制造商规定的贮存条件下保持其完整性，且包装不受损坏或不被打开。实际时间的老化程序为确保包装材料和包装完整性不随时间而降解提供了最佳数据。

4.3 检测要求

测试稳定性的第一部分，要求生产商选择最有可能体现存储期间产品的质量、安全性和/或功效的潜在重要变化的指标。这样的指标可以反映产品本身的物理、生物、化学和/或微生物特性或使用中产品的分析性能。前者包括颜色、pH、粒径、存在的沉淀物、生物负荷、均一性和纯度。后者则包括被测量漂移、检测限、特定分析物浓度下的方法精密度、回收率，以及由干扰物质引入的偏倚。定量和定性 IVD 试剂的稳定性测试均需要选择合适的性能指标参数。

要测试指标的数量和性质取决于具体产品、产品的设计输入要求，以及类似产品的稳定性经验数据。例如，对于一个新的体外诊断试剂的保存期的评价（即实时稳定性评价），要 3 个批次；模拟运输，1 个批次；等等。

没有必要在每个稳定性测试点评估所有指标，但至少在研究开始和结束时需对它们进行测试。如果在整个研究持续时间内产品表现出比预期更多的降解，则需要加入中间点或其他中间时间的测试，这对于最初设计的长期研究来说尤其重要。随着对产品稳定性的了解，在随后的研究中可以减少或去掉这些中间测试点。

使用回归分析评估不同时间对应的指标变化也需要在中间点测试。虽然回归分析应用于被测量漂移指标，但是其也可以应用于其他定量特性指标，如回收率或干扰偏倚、粒径、含水量和杂质含量。

4.4 验收标准

产品稳定性是观察到的变化量和时间的函数。为了确定产品被认为是稳定的持续时间，在开始研究之前，必须确定每个稳定性指标的最大允许变化范围。这些验收标准可能来自产品的设计输入要求，特别是其预期用途，或其他质量标准，类似产品的历史数据或现有产品的典型性能（用于产品设计变更的稳定性验证）。

大多数产品稳定性研究使用多个测试样品，以评估整个方法学分析测量范围内的性能。在这些情况下，首先为评估每个供试品独立的稳定时限，然后将最小稳定时限作为该批次产品的整体稳定期。根据包装标签的不同，校准品和质控品亦或每个水平具有独立的保存期，亦或采用试剂盒中所有水平的最小稳定时间。

4.5 稳定性研究设计的选择

最终稳定性结果的不确定性与生成这些结果的测量不确定性直接相关。一些不确定性可以通过方案设计来减少，这些方案设计用于从稳定性研究的测试存储条件放入和取出产品。有两种基本的方案设计：经典的和同步的。每种方案都有不同的优势，以及相应的前提条件和风险，下文将对此进行介绍。

4.5.1　经典设计

经典的方案设计要求在研究开始时即将产品置于试验储存条件下，然后在研究过程中规定的时间点取出进行测试。这种设计的优点是能够在给定的测试日得到结果，可以在制定的测试时间尽可能快地提供结果。缺点是这种设计稳定性评估的结果不仅包含了由于样品稳定性、仪器硬件维护、更换或替换导致的偏倚或变异性，还掺入了测试过程长期的变异性。此外还包括实验室环境波动，仪器通用试剂批次的变化，或跨越多个校准周期，以及在研究期间不同操作者的参与等。

4.5.2　同步设计

另一种方法是同步设计，它可以以交错起始或交错结束模式来完成（图9.4.1）。同步交错结束设计类似于经典设计，即在研究开始时将产品放置在测试储存条件下，然后在整个研究期间规定时间点取样测试。不同之处在于，当产品取出时，将其置于假定的稳定储存条件（如–70℃）直至研究结束。交错的起始模式仅颠倒了设计。从一开始就将产品保存在假定的稳定条件下，并且在不同时间点取出并放置于稳定性测试条件下。所有的产品在研究的最后一天同时进行测试。

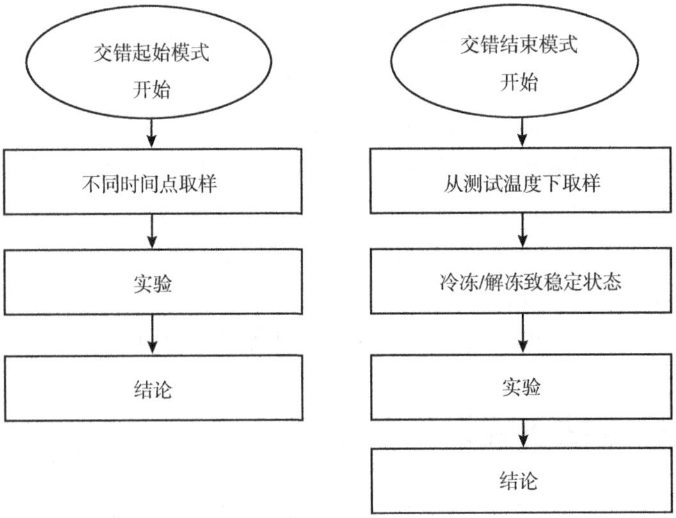

图 9.4.1　交错起始、交错结束模式流程对比

同步设计的优势在于，所有的样品都可以在一个批次中进行测试，采用通用测试材料、仪器系统、操作员和条件随机进行检测，这可以显著减少稳定性评估的不确定性，消除在研究期间对仪器或实验室出现问题的担忧。

使用同步设计既有前提条件也有严重缺陷。前提条件是产品必须能够经受至少一个冻结/解冻循环，或者可以找到稳定的储存条件来保存材料直到最后的测试日。缺点是直到研究结束才能得到最终结果，早期无法发现产品不稳定。这被认为是高风险的，特别对于新产品，建议用于衍生产品或者已知稳定性产品的稳定性监测研究。如果满足试剂可以冻结/解冻前提条件，同步设计也可用于短期研究，如校准周期，质控品的使用寿命或加速试验（见 5.4）。

4.6　研究依据

如果实验性方案提供了所需的统计置信度和功效，测试稳定性指标的结果可得出有效判断。需要适当的平行测试，由此每个测试都有足够的功效检测到重大的变化，并有足够的置信度去确认何时没有发生重大变化。

统计学家的协助可能有助于确保稳定性指标的实验方案能提供必要的统计置信度和功效。本部分使用单侧 95%置信区间，被测量漂移作为定量 IVD 试剂稳定性评估的依据。如果适当的话，通过使用 97.5%或 99%的置信区间可以实现更保守的稳定性评估。

5

研 究 方 案

5.1 实时稳定性研究方案

本部分介绍了用测量漂移作为主要稳定性指标建立IVD试剂保存期或使用寿命稳定性声明的通用方案。该方案是一个实时研究；关于加速稳定性测试的讨论见 5.4 部分。假定研究的产品不能耐受冻结，因此采用每个时间点都进行测试的经典试验方案设计。

这个方案仅作为指导，稳定性研究设计的类型、测试样品的数量、平行测试次数、测试时间表等可根据具体产品的稳定性测试计划的需要进行调整。

5.1.1 研究计划

（1）制定稳定性试验计划，并确保试验实施所需的信息、材料、仪器和资源。

（2）收集足够的试剂、校准品和外部样品，以满足研究的所有测试需求。额外预留 20%的余量以防在研究过程中由于测试的失败而需要额外的检测。

（3）确认所要使用的仪器系统。理想情况下，在整个研究中使用相同的仪器，以减少测量变异性。确保仪器处于正确的质量控制下，并定期进行维护和校准。

（4）查阅试剂处理方法和样品处理说明，以确保它们可以提供足够的信息并能被操作员理解。

（5）提供有关预期测试方法精密度和准确性的指导，以帮助操作员在收集数据时能及时识别和处理潜在的离群数据点。测试方案应提供说明是否允许进行简单的重新测试来替换，如果需要增加额外的测试点，则需要哪些文件。考虑为相对验收标准监测结果提供指导以检测产品无效，以及哪些条件可得出研究的早期结论。

（6）如果连续监测实时数据，只有在连续两个测试点的数据超过验收标准后才会考虑失败。在进行指标超限的失败原因分析后，可以将稳定性声明确定为达到验收标准最后时间点所持续的时间，这可以最大限度地减少那些由于非稳定性原因导致测试失败而带来的错误结论。

5.1.2 实验

（1）在时间 0 点将产品分别按不同条件储存（如推荐条件、应力条件、加速条件等，或按方案设计的其他条件）。

（2）此步骤仅适用于运输模拟研究：通过预先设定的应力测试顺序处理产品。应力条件处理后将产品存放在推荐的储存条件下。

（3）按照稳定性测试计划中的时间表，在规定的测试日随机地抽取不同储存条件的样品进行平行测试。采用随机的不同顺序来检测每次的测试样品。在测试前检查产品外观，并记录潜在的与稳定性有关的变化（如变色、沉淀、异常复溶时间等）。

注 1：通常，可以直接从仪器中收集到分析物单位的数据，或仪器响应值的数据，然后将其离线转换成分析物单位。后一种方法可能需要样品落在或超过分析测量范围，这些浓度不能由仪器给出定量值。如果有合适的稀释液，还可以将高浓度样品进行稀释得到检测范围内的系列样品来进行检测。

注 2：试剂保存期研究的数据，分析时应包括基于已知或预设校准间隔的定期重新校准。这可以在仪器上进行，也可以通过在脱机状态下分析仪器的响应值进行校准。

注 3：基于相对回收率的研究（例如，比较在推荐条件下储存的产品与在假设稳定条件下储存的产品），应该使所有样品和储存条件在同一时间段内或尽可能在相近的时间点进行操作。

（4）在每个测试日检查每个样品的平行测试结果，根据稳定性测试计划的规定（参见《北京市第二类体外诊断试剂临床试验指导原则》2016 年版），找出潜在的离群值。

（5）如果由于离群值、质量控制程序或操作困难而导致一个样品或全天的检测结果不被接受，则只有经过调查确定并纠正问题原因之后才可进行替换测试。记录这次调查的结果。

（6）根据稳定性试验计划进行任何其他稳定性指标测试。

5.1.3 数据分析

（1）根据每个测试样品的测量漂移评估产品批次的稳定性

1）将检测到分析物的平均值（y 轴）与时间（x 轴）绘图并进行线性回归。

注 1：如果校准品和/或质控品研究用参考温度产品，则 y 轴值用在正常条件下储存的产品分析物测值的平均绝对差、百分比差或相对差。

注 2：大多数产品预期在保存期内仅有轻微的降解（≤10%），因此线性模型通常是足够的。如果绘图明显是非线性的，可以考虑使用对数变换或非线性模型拟合。

2）如果回归斜率没有统计学意义（$P \geqslant 0.05$），则将该样品的稳定时间作为测试的最大时间点。作为分析输出的一部分，现有大多数回归软件包提供斜率 P 值。或者，用 t 统计量手动计算斜率，并与 Student t 分布表中的相应临界值进行统计学意义比较。

3）如果回归斜率具有统计学意义（$P < 0.05$），在回归直线的单侧 95%置信区间与验收标准相交的时间取样的测量漂移即为稳定性持续时间，这可以由线性回归图直观地确定，其中置信区间由相应的统计软件产生。如果需要的话，可以计算对应的时间点 X_i 的估值结果 $\hat{Y}_i$ 的置信区间值 Y_{CL_i}，所选的时间跨度为研究持续时间，然后绘图。

在测量漂移斜率为负值的情况下，通过下面的公式计算 95%置信区间下限，如果测量漂移斜率为正值，则将计算的置信区间加到估算结果上，而不是减去它。

$$Y_{\mathrm{CL}_i} = \hat{Y}_i - (t_{\alpha=0.05,n-2}) s_{Y,X} \sqrt{\frac{1}{n} + \frac{(X_i - \bar{X})^2}{\sum_{i=1}^{n}(X_i - \bar{X})^2}} \tag{9.5.1}$$

$$\hat{Y}_i = b_0 + b_i X_i \tag{9.5.2}$$

b_0 和 b_1 是线性回归 Y 的截距和斜率值，$t_{\alpha=0.05,\ n-2}$ 是 $\alpha=0.05$ 和 $n-2$ 自由度的 t 统计值，n 是回归中使用的数据对的数量，$\bar{X}$ 是所有 X_i 值的平均值。

$$s_{Y,X} = \sqrt{\frac{\sum_{i=1}^{n}(Y_i - \hat{Y}_i)^2}{n-2}} \tag{9.5.3}$$

可见稳定持续时间（X_{int}）可以用二次方程解出来，而不是用图形方法：

$$X_{\mathrm{int}} = \frac{-C_2 \pm \sqrt{{C_2}^2 - 4C_1C_3}}{2C_1} \tag{9.5.4}$$

$$C_1 = 1 - Z{b_1}^2 \tag{9.5.5}$$

$$C_2 = 2Zb_1(Y_{\mathrm{CL}_{\mathrm{int}}} - b_0) - 2\bar{X} \tag{9.5.6}$$

$$C_3 = \bar{X}^2 + \frac{s_{X,X}}{n} - Z(Y_{\mathrm{CL}_{\mathrm{int}}} - b_0)^2 \tag{9.5.7}$$

$$Z = \frac{s_{X,X}}{t^2_{\alpha=0.05,n-2}{s_{Y,X}}^2} \tag{9.5.8}$$

$$s_{X,X} = \sum_{i=1}^{n}(X_i - \bar{X})^2 \tag{9.5.9}$$

$Y_{CL_{int}}$是预定义为置信度截距的分析物值，Z为常数。

请注意，稳定性估值应该在研究期限内。如果计算的估计值超过了研究持续时间，则将估计值设置为最后一次测量的时间点。超出研究期限的外推是不合适的。

4）通过测量漂移评估产品批次的稳定性时，将所有测试样品中观察到的稳定持续时间最小值作为该批次的稳定期。

（2）根据稳定性试验计划评估产品批次的其他稳定性指标（如果有的话）

1）根据相应的验收标准，评估整个研究过程中所有其他稳定性指标的结果。

2）将所有这些稳定性指标达到其各自验收标准的最大时间点作为稳定期。

（3）在稳定性测试计划中，将所有产品批次及所有单个稳定性指标估值稳定期的最小值作为该 IVD 试剂的稳定期

（4）对于运输模拟研究，每个应力条件都有其自身的稳定持续时间

1）如果稳定性持续时间等于正常条件下储存产品的稳定性持续时间，则认为由该模拟方案的运输条件不会影响产品的稳定性。

2）如果稳定性持续时间显著小于正常条件下储存产品的稳定性持续时间，则该模拟方案的运输条件很可能对产品稳定性有负面影响。需要缩短产品的稳定性声明的时间，或使用不会造成这种影响的运输条件代替。

（5）在最后的报告中总结研究结果。本报告还应包括或涉及稳定性试验计划，明确所有测试产品批次，并包含关于产品稳定性的结论。

5.2 使用稳定性研究方案

5.2.1 研究计划

（1）准备稳定性研究所必需的信息、材料、仪器、资源等。

（2）收集充足的产品、校准品和外部样品以适应所研究的测试，应考虑 20% 左右的富余。

（3）实验中所使用的校准品、质控品等应保证为同一批次。

（4）在整个研究过程中，应使用同样的仪器将测试的变异性降到最低，确保仪器处于正确的质控及最新的维护保养校准中。

（5）操作者应按照试剂及样品的处理要求正确操作。

5.2.2 实验过程及数据分析

使用稳定性主要包含校准周期及在机稳定期两部分内容，两项工作可在一个

试剂通道同时开展；试剂需在试剂仓内持续开盖保存 28 天以上（中途不得拿出放冰箱保存）。具体实验方案及内容如下：

5.2.2.1　临时靶值及允许偏倚标准确定的四种方式

（1）连续 5 天每天上下午分别检测质控品和一个浓度混合临床样品（cut-off 值浓度水平）2 次，5 天累计 20 个数据，依据此 20 个数据计算均值（临时靶值）、标准差（*s*）和 CV，以 2*s* 作为允许偏倚判断标准。

（2）如此前已完成 20 天中间精密度的实验，并且本次实验所采用的样品与 20 天中间精密度为相同样品，那么可直接采用 20 天中间精密度实验获得的均值作为临时靶值，以 2*s* 作为允许偏倚判断标准。

（3）也可以以 1/4 卫生部室间质评、《临床生物化学检验常规项目分析质量指标》（WS/T403-2012）、《美国临床实验室改进修正法案 88》（CLIA'88）允许偏倚作为判断是否重新定标的标准，此时仍需进行不同时间点的 20 次测定，求均值以获得临时靶值。

（4）对于稳定性较差的项目（定标周期小于 5 天的项目），可以在一天内不同时段进行重复测定，累计 20 个数据，进行均值（临时靶值）和标准差计算，以 2*s* 作为允许偏倚判断标准。

以上获得的临时靶值和允许偏倚标准均可接受，根据研发工作进展情况，可以自由选择，时间比较充裕时，建议采用（2）方案进行。

5.2.2.2　校准周期/间隔的确定

获得临时靶值和允许偏倚判断标准后，继续进行至少 20 个工作日的连续监测（总计不少于 28 天），每天固定时间点分别测定质控品和一个浓度混合临床样品（cut-off 值浓度水平）进行单次测定，将该均值与累计的临时靶值进行比较，与靶值的绝对偏倚超过 2*s* 者，则需进行重新定标。连续监测至少 28 天（必要时延长监测时限），根据 28 天内的定标次数及每次定标的间隔，初步确定该项目在该机型的定标周期/间隔。

5.2.2.3　在机稳定期的确定

在 5.2.2.2 的实验过程中，当通过重复定标也无法将质控品或混合临床样品测值拉回至允许偏倚的标准内时，该时间点则视为该项目的最长在机稳定期。若 28 天内一直未出现偏倚超过允许偏倚判断标准且定标后无法拉回正常水平的现象，则持续跟踪 2 个月，直至定标后检测结果无法恢复为止，得出在机稳定性数据；或宣称最长在机稳定期 28 天。

数据分析：建议以检测次数为 *x* 轴，以质控测定值为 *y* 轴，结合靶值及标准差绘制 L-J 质控图（图 9.5.1）。示例如下：

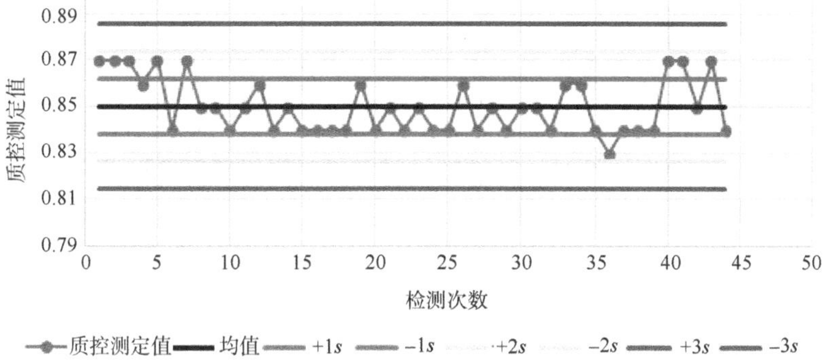

图 9.5.1 质控图 HDL-C 低值质控

结果判断：根据 L-J 质控图进行判断，判断标准为当测定的质控或样品其中一个水平连续两天偏倚超出 2*s* 或两个水平同时偏倚超出 2*s*，则需要重新定标。

5.2.3 复溶稳定性的确定

对于冻干粉型试剂，应评估其复溶后放置在 2～8℃下的稳定性。

建议复溶后放置在 2～8℃，分别于第 1 天、3 天、5 天、7 天、14 天、21 天、28 天进行检测，对于稳定性较差的项目，可以选择一天内不同时间段进行测定，每个时间点测定质控品，重复测定 3 次，测定结果与靶值比较进行结果判定，按照 *t* 检验方法进行趋势分析作为辅助判定。

5.3 运输稳定性研究方案

运输稳定性主要是考察产品在市售包装条件下，在运输过程中的稳定性情况。虽然可以通过实际运输试验对产品运输稳定性进行一定程度的考察，但是由于我国气候情况复杂，道路交通状况不一，通过某一两条运输线路，很难覆盖该产品未来实际的运输条件。鉴于以上情况，考察公司现有产品的实际运输情况，从中选择相对苛刻的运输条件，对产品进行模拟运输不失为一个考察产品运输稳定性的良好办法。

在模拟运输条件的设定过程中，应在充分考虑产品稳定性特点的基础上，确立产品的稳定性影响因素，对模拟运输条件进行设置。一般而言应考虑以下几方面。

5.3.1 温度的影响

根据产品规定的保存温度条件或者运输温度条件，同时结合运输过程中可能出现的温度不受控的特殊情况，对模拟运输的温度进行设定。一般情况下以高于保存温度上限的2～5℃为好。例如，2～8℃冷藏保存产品，其模拟运输温度可以设置在10～12℃；而常温保存产品，其模拟运输温度可以设置在35～37℃，以此类推。

另外，如果产品容易受低温或者冻融的影响，可以追加进行低温试验或者冻融试验。一般来说，如果产品未来在运输过程中温度的变化范围在冰点以上，应进行低温试验；如果温度变化在冰点以下，进行冻融试验。

5.3.2 湿度的影响

一般来说，并非所有的产品都必须考虑湿度的因素。对于采用不可透过性包装的水性介质的产品可不要求相对湿度。对采用半通透性容器包装的非水性介质的产品应考虑湿度的影响，一般在65%±5%相对湿度（RH）的条件下进行。

5.3.3 运输时间的影响

模拟运输试验的时间，可以参照已有产品最长的实际运输时间进行设定。

5.3.4 其他方面的影响

实际运输过程中，由于公路条件的不同，汽车颠簸是否会对产品造成破坏也是模拟运输条件设定的依据之一。一般来说，颠簸主要会对产品外观和包装带来影响，所以需要确认产品及包装在运输过程中是否有损坏，可在模拟运输中增加震荡。

运输试验完成后需对产品性能进行测定，主要可以依据产品技术要求的内容来设定。一般来说，诊断试剂可对模拟运输后产品的空白、灵敏度、准确度、重复性、线性等指标进行确认；校准品和质控品可对靶值的变化进行确认。

5.4 加速稳定性研究方案

5.4.1 加速稳定性试验的应用

如本部分所考虑的，加速稳定性测试是使用应激环境条件，产品可能比在正常储存条件下有显著的降解，且时间更快。虽然高温是常见的情况，但湿度、压

力和光线照射也是需要考虑的适当因素。这些研究对一些目的可能是有用的，如

（1）比较不同产品配方或包装系统的相对有效性。

（2）建立设计风险分析的稳定性失败模式知识。

（3）评估产品配方或生产发生变化的影响。

（4）通过使用阿伦尼乌斯公式或其他可以预测所研究产品的数据分析来提供产品稳定性的初始估测。

5.4.2 筛选或比较设计

使用加速稳定性测试可以加快选择产品开发过程中多种产品配方和/或包装选项。典型的做法是在短时间内（通常为 1 个月或更短的时间），将各种设计选项存储在应力环境条件下，然后评估产品外观和性能变化的结果。

然而，需注意的是，加速测试条件可能诱发导致产品失败的非典型变化，如在正常储存条件下不会发生蛋白质变性。另外，并非所有的产品都遵循可预期的失败趋势，并且可以在没有预警的情况下持续进展到失败。

加速稳定性测试也有助于识别与温度、光照或其他环境条件有关的产品设计失败模式，这些条件在产品保存期内可能会出现。早期发现这些问题可以使开发人员设计和测试合适的缓解策略，而无实时研究的风险或资源投入。

5.4.3 证明设计变更合格

加速稳定性测试最有用的应用之一是证明一个有明确稳定性声明的现有产品配方和/或包装设计的变更合格。在这种情况下，原产品和改良产品的样品在加速测试储存条件下放在一起。在储存期结束时，将改良产品与原产品做外观和性能比较。如果改良后的产品至少等同于原产品，则原产品的稳定性声明可作为改良产品的初始稳定性声明。

使用这种方法来证明产品设计变更合格，需要在测试开始之前建立具有适当稳定性指标和验收标准的稳定性计划，如同任何新产品的要求。至少需要对一批改良产品进行测试；根据产品的性质、组分的可变性和失败风险，可测试更多批次。将所有结果和结论总结记录在最终报告中。这种加速测试方法确定的初始稳定性声明可能需要酌情由随后的实时数据加以确认。

5.4.4 建立初始稳定性声明

加速稳定性研究可能是建立新型 IVD 试剂稳定性声明的可接受的基础。例如，

一个新的 IVD 试剂可能是一个稳定性声明已知且一致的现有产品的衍生物。谨慎起见，还需要与监管机构确认所要采用的方法。

使用加速测试方法建立新产品稳定性声明与实时研究要求相同。在测试开始之前，应该建立一个稳定性试验计划，其中包含适当的稳定性指标和验收标准，至少应该测试三个产品批次，并且在最终报告中提供所有结果和结论的总结。几乎在所有情况下，均需通过后续的实时研究证实加速测试所确立的初始稳定性声明。

5.4.5　基于温度的加速稳定性研究计划

加速测试计划涉及高温水平的数量、平行测试次数、每个温度的时间点数量和每个水平的测试持续时间。

（1）通常使用 3～5 个高温水平，小心避免变性条件。应该适当选择相邻的温度水平，由此降解趋势可以从实验变化中辨别出来。例如，如果产品通常在 2～8℃的冷藏条件下储存，则可以使用 15℃、20℃、25℃、30℃和 45℃的储存条件进行加速稳定性研究。另外，为了减少阿伦尼乌斯曲线的外推误差，应该使用接近正常的储存温度；当然，在可接受的时间范围内也可有足够高的温度来生成数据。

（2）每个温度的平行测试次数和时间点数的确定标准同实时测试。

（3）研究的持续时间应该足以观察到显著的产品降解，这取决于所选择的温度，通常是 2～6 周。这些研究应根据 5.1.1 和 5.1.2 进行。

（4）保持对测试环境的适当控制非常重要，以避免温度变化或其他可能影响分析的因素。

（5）对受温度影响的产品进行根本原因分析以了解产品的特定失效模式，以及在所研究的整个高温范围内是否保持一致。

5.4.6　用于保存期声明的加速稳定性试验数据分析

下文提供了用于分析加速稳定性测试数据的建议方法，其他数据分析方法也可以使用，只要它们在技术上可支持和预测所研究的产品，包括通用模型的使用。

5.4.6.1　阿伦尼乌斯公式

基于多个高温储存温度下的加速稳定性测试，阿伦尼乌斯公式已用于预测实时产品稳定性。产品降解速率与储存温度的关系如下：

$$k = Ae^{-\frac{E_a}{RT}} \tag{9.5.10}$$

其中 k 是降解速率，A 是阿伦尼乌斯因子，E_a 是活化能（kcal/mol），R 是气体常数（0.001 99 kcal/mol · K），T 是开尔文温度（$T=t+273$）。

有几个假设强调使用阿伦尼乌斯公式。如果不能用于某一特定产品，阿伦尼乌斯公式可能会得出错误的结果。

（1）对于监测降解的每个参数，在每个高温以及正常的储存温度下只会发生一次零级或一级动力学反应。

（2）降解反应是单分子的。

（3）降解反应的对数速率与温度（T）成正比。

尽管含有复杂分子的 IVD 试剂（如免疫试剂）的测试可能不能完全满足这些假设，但观察到的产品不稳定性动力学仍然可能足够接近于阿伦尼乌斯公式的实际应用。

注：适用于阿伦尼乌斯公式的多个高温下产品可能表现出不稳定性。如果观测期内被测量的变化不显著，则在该温度下计算回归斜率（见方程 9.5.6 和 9.5.11）将不会有意义，而且不应用阿伦尼乌斯公式计算。

5.4.6.2 保存期估算：一级降解动力学

通过使用阿伦尼乌斯公式进行加速稳定性测试的保存期估算，需要来自多个保存期稳定性研究的数据，且每个保存期稳定性研究在不同的高温下进行。在这些研究过程中，测试结果的分析准确度是非常重要的，以便可靠地区分降解率。

假定典型的一级降解过程作为产品不稳定性模型，给定温度下的被测物含量可以表示为存储时间的指数函数：

$$C_i = C_0 e^{-k_j t_i} \tag{9.5.11}$$

其中 C_0 是 t_0 时刻的起始被测物的含量，C_i 是 t_i 时刻的被测物的含量，k_j 是温度 T_j 下的降解反应常数。这可以用线性模型格式表示，通过取等式两边的对数来给出：

$$\ln(C_i) = \ln(C_0) - k_j t_i \tag{9.5.12}$$

将高温 T_j 的加速稳定性数据拟合到该方程并进行线性回归分析，所得到的斜率项是反应常数 k_j 的估算值。这个过程是在若干个（至少三个）高温下完成的，以给出反应常数的数据集作为温度的函数。这些符合阿伦尼乌斯公式的线性化版本[方程（9.5.4）]，依照：

$$\ln(k_j) = \ln A - \frac{E_a}{R}\left(\frac{1}{T_j}\right) = a + b\left(\frac{1}{T_j}\right) \tag{9.5.13}$$

产品在正常储存温度（T_{norm}）下的估算反应速率可以从模型系数 a 和 b 中计算得出，依照：

$$k_{\text{norm}} = e^{\left(a+\frac{b}{T_{\text{norm}}}\right)} \tag{9.5.14}$$

最后，可以从方程（9.5.12）计算稳定持续时间 t_{stab}，以得到期望允许的产品最大降解量，根据：

$$t_{\text{stab}} = -\frac{\ln\left(\frac{C_i}{C_0}\right)}{k_{\text{norm}}} \tag{9.5.15}$$

如果稳定性研究计划里允许高达 10%的降解作为可接受的性能，那么方程（9.5.15）就变成了：

$$t_{\text{stab}} = -\frac{\ln\left(\frac{0.9}{1.0}\right)}{k_{\text{norm}}} = \frac{0.10536}{k_{\text{norm}}} \tag{9.5.16}$$

5.4.6.3 保存期估算：零级降解动力学

如果产品不稳定性遵循简单的线性零级动力学，则模型为

$$C_i = C_0 - k_j t_i \tag{9.5.17}$$

在这种情况下，不需要对方程（9.5.12）中使用的初始进行对数变换，并且可以从观察到的被测物含量与时间的线性回归关系来确定温度依赖型反应常数 k_j。如上所述，使用方程（9.5.13）至（9.5.14）估算正常储存温度下的速率常数 k_{norm}，以及使用稳定期间 t_{stab} 计算所需的产品最大降解量，依照：

$$t_{\text{stab}} = \frac{(C_0 - C_i)}{k_{\text{norm}}} \tag{9.5.18}$$

5.4.6.4 非线性回归估算保存期

如果不使用以上一系列线性回归方程，可以使用非线性回归方程将模型参数直接拟合到实验数据中。如方程（9.5.4）直接代入方程（9.5.5）给出了一个这样的非线性模型，用于测量一级降解动力学的产品待测物，作为储存温度（T_j）和时间（t_i）的函数如下：

$$C_{i,j} = C_0 e^{-t_i A e^{\frac{E_a}{RT_i}}} \tag{9.5.19}$$

这种方法可以在保存期估算时产生更严格的置信区间，如果产品有一些非阿伦尼乌斯的表现，则这种方法可能特别有用，而且产品可从更强大的模型中获益。非线性回归和模型拟合算法的描述不在本部分范畴内。市场上销售的统计计算机软件包，可用来分析并提供与模型参数相关的标准误差的估值。

6

应用实例

6.1 保存期稳定性：血清淀粉样蛋白 A 检测试剂盒

6.1.1 稳定性研究方法

取连续 3 个批次的产品，按贮藏条件储存，将此 3 批产品取样并按照《医疗器械产品技术要求 苏械注准 20202400056》的要求进行稳定性试验，检测这 3 批产品的外观检查、试纸条、最低检出限、线性范围、准确度和重复性，考察开封稳定性，根据试验结果来确定产品的有效期。开封稳定性：

（1）4℃、30℃开封后，分别于 12h、24h 进行取样检测。

（2）4℃、30℃开封后，将未使用完的试剂使用试剂盒内的原自封包装袋密封保存，密封保存 24h、7 天进行取样检测。

（3）4℃、30℃开封后，分别于 30min、60min 进行取样检测。

6.1.2 试验数据及分析

6.1.2.1 检测卡开封后 4℃ 12h

（1）试纸条

1）外观（表 9.6.1）

表 9.6.1 试纸条外观要求

批次	要求	检验结果
批次一	外观整洁平整、无毛刺、无破损、无污染；材料附着牢固	符合
批次二		符合
批次三		符合
产品技术要求：外观整洁平整、无毛刺、无破损、无污染；材料附着牢固 检测结果符合要求		

2）试纸条宽度（表 9.6.2）

表 9.6.2　试纸条宽度

批次	测试一（mm）	测试二（mm）	均值（mm）
批次一	3.96	4.16	4.06
批次二	4.05	4.02	4.04
批次三	3.96	4.05	4.01

产品技术要求：（4.50±0.80）mm。检测结果符合要求

3）移行速度（表 9.6.3）

表 9.6.3　移行速度

批次	测试一			测试二			均值（mm/min）
	长度（L）（mm）	时间（t）（min）	速度（L/t）（mm/min）	长度（L）（mm）	时间（t）（min）	速度（L/t）（mm/min）	
批次一	18.96	1.24	15.29	18.37	1.18	15.57	15.43
批次二	18.87	1.26	14.98	18.34	1.12	16.38	15.68
批次三	18.74	1.23	15.24	18.82	1.25	15.06	15.15

产品技术要求：≥10mm/min。检测结果符合要求

（2）最低检出限：三个批次电压和浓度线性方程如下（表 9.6.4）。

批次一：$y=0.000\,002\,77x^2+0.075x-6.41$

批次二：$y=0.000\,002\,76x^2+0.082x-6.91$

批次三：$y=0.000\,002\,32x^2+0.078x-6.56$

表 9.6.4　最低检出限

电压值（mV）	1	2	3	4	5	6	7	8	9	10	$\bar{x}+s$	最低检出限（mg/L）
	11	12	13	14	15	16	17	18	19	20		
批次一	95	91	95	94	93	92	91	91	94	91	97	0.84
	90	91	95	95	92	92	95	91	95	91		
批次二	97	110	98	97	105	106	108	97	96	106	113	2.05
	97	97	107	101	108	110	97	106	99	106		
批次三	98	105	108	100	104	104	98	95	98	106	112	1.97
	108	98	107	108	103	99	100	109	107	99		

产品技术要求：最低检出限应不高于 5.0mg/L，检测结果符合要求

（3）线性范围：血清样品（5.4mg/L、52.2mg/L、99.0mg/L、145.8mg/L、192.6mg/L）（表 9.6.5～表 9.6.7）。

表 9.6.5　批次一

血清样品（mg/L）	测试一（mg/L）	测试二（mg/L）	测试三（mg/L）	均值（mg/L）	*r* 值
5.4	6.3	6.1	6.4	6.3	0.998 7
52.2	50.9	47.5	58.8	52.4	
99.0	102.4	110.2	109.4	107.3	
145.8	157.1	123.4	136.1	138.9	
192.6	173.6	170.3	181.2	175.0	
线性方程	$y=1.0658x-4.2295$				
产品技术要求：在 5.0～200.0mg/L 范围内，线性相关系数 $r \geq 0.990$，检测结果符合要求					

表 9.6.6　批次二

血清样品（mg/L）	测试一（mg/L）	测试二（mg/L）	测试三（mg/L）	均值（mg/L）	*r* 值
5.4	6.3	5.7	5.9	5.9	0.993 9
52.2	49.8	59.2	54.0	54.3	
99.0	89.8	111.4	86.7	95.9	
145.8	132.2	137.2	133.9	134.4	
192.6	199.1	193.0	169.4	187.2	
线性方程	$y=1.0920x-3.5390$				
产品技术要求：在 5.0～200.0mg/L 范围内，线性相关系数 $r \geq 0.990$，检测结果符合要求					

表 9.6.7　批次三

血清样品（mg/L）	测试一（mg/L）	测试二（mg/L）	测试三（mg/L）	均值（mg/L）	*r* 值
5.4	5.2	5.2	5.5	5.3	0.998 5
52.2	50.2	49.2	59.9	53.1	
99.0	102.0	100.2	97.0	99.7	
145.8	113.8	122.2	135.6	123.9	
192.6	163.1	186.4	177.2	175.6	
线性方程	$y=1.1084x-1.3456$				
产品技术要求：在 5.0～200.0mg/L 范围内，线性相关系数 $r \geq 0.990$，检测结果符合要求					

（4）准确度（表 9.6.8）

1）企业内部准确度参考品 1：8.0mg/L。

2）企业内部准确度参考品 2：55.1mg/L。

3）企业内部准确度参考品 3：118.2mg/L。

表 9.6.8　各批次准确度测试

批次	参考品浓度（mg/L）	测试一（mg/L）	测试二（mg/L）	测试三（mg/L）	均值（mg/L）	相对偏倚（%）
批次一	8.0	7.9	7.6	8.2	7.9	–1.1
	55.1	56.1	58.6	59.7	58.1	5.5
	118.2	125.4	127.0	113.0	121.8	3.0
批次二	8.0	7.4	7.6	6.9	7.3	–9.0
	55.1	50.6	59.8	56.3	55.6	0.8
	118.2	130.2	110.5	123.0	121.2	2.6
批次三	8.0	7.3	7.1	7.2	7.2	–9.6
	55.1	58.9	50.2	53.5	54.2	–1.6
	118.2	113.6	105.8	105.7	108.4	–8.3
产品技术要求：相对偏倚均≤20%。检测结果符合要求						

（5）重复性（表 9.6.9～表 9.6.11）

表 9.6.9　企业内部质控品（8.0mg/L）

序号	质控品（mg/L）		
	批次一	批次二	批次三
1	7.8	7.4	7.5
2	8.1	7.7	7.3
3	8.5	8.1	7.8
4	7.6	8.7	7.9
5	7.3	8.1	8.0
6	8.7	7.9	8.6
7	8.4	8.5	7.3
8	7.8	7.5	8.2
9	8.1	8.1	7.5
10	8.6	8.5	8.1
均值	8.1	8.0	7.8
s	0.45	0.44	0.42
CV	7.8%	7.4%	7.5%
产品技术要求：CV≤10%。检测结果符合要求			

表 9.6.10 企业内部质控品（52.5mg/L）

序号	质控品（mg/L）		
	批次一	批次二	批次三
1	54.3	49.6	54.9
2	56.1	53.6	47.9
3	52.0	49.7	55.3
4	56.3	53.3	51.9
5	55.9	51.3	49.7
6	48.4	56.4	52.0
7	55.4	47.6	55.6
8	56.3	52.3	49.8
9	56.7	55.1	55.5
10	53.0	56.4	52.0
均值	54.4	52.5	52.5
s	2.64	3.00	2.78
CV	4.8%	5.7%	5.3%

产品技术要求：CV≤10%。检测结果符合要求

表 9.6.11 企业内部质控品（129.2mg/L）

序号	质控品（mg/L）		
	批次一	批次二	批次三
1	128.2	135.3	118.5
2	130.3	117.2	120.3
3	134.7	117.4	134.1
4	116.8	126.2	125.9
5	134.0	132.3	131.9
6	129.8	118.0	135.8
7	125.1	134.1	120.9
8	122.3	134.2	130.8
9	125.1	114.8	129.3
10	126.1	125.5	133.9
均值	127.2	125.5	128.1
s	5.40	8.15	6.34
CV	4.2%	6.5%	5.0%

产品技术要求：CV≤10%。检测结果符合要求

6.1.2.2　检测卡开封后 30℃ 12h

（1）试纸条

1）外观（表 9.6.12）

表 9.6.12　试纸条外观要求

批次	要求	检验结果
批次一	外观整洁平整、无毛刺、无破损、无污染；材料附着牢固	符合
批次二		符合
批次三		符合

产品技术要求：外观整洁平整、无毛刺、无破损、无污染；材料附着牢固

检测结果符合要求

2）试纸条宽度（表 9.6.13）

表 9.6.13　试纸条宽度

批次	测试一（mm）	测试二（mm）	均值（mm）
批次一	3.96	3.95	3.96
批次二	4.00	4.08	4.04
批次三	3.92	4.05	3.99

产品技术要求：（4.50±0.80）mm。检测结果符合要求

3）移行速度（表 9.6.14）

表 9.6.14　移行速度

批次	测试一			测试二			均值（mm/min）
	长度（L）（mm）	时间（t）（min）	速度（L/t）（mm/min）	长度（L）（mm）	时间（t）（min）	速度（L/t）（mm/min）	
批次一	18.57	1.11	16.73	18.76	1.23	15.25	15.99
批次二	18.84	1.17	16.10	18.75	1.14	16.45	16.27
批次三	18.97	1.16	16.35	18.15	1.13	16.06	16.21

产品技术要求：≥10mm/min。检测结果符合要求

（2）最低检出限：三个批次电压和浓度线性方程如下（表 9.6.15）。

批次一：$y=0.000\,002\,77x^2+0.075x-6.41$

批次二：$y=0.000\,002\,76x^2+0.082x-6.91$

批次三：$y=0.000\,002\,32x^2+0.078x-6.56$

表 9.6.15 最低检出限

电压值（mV）	1 / 11	2 / 12	3 / 13	4 / 14	5 / 15	6 / 16	7 / 17	8 / 18	9 / 19	10 / 20	$\bar{x}+s$	最低检出限（mg/L）
批次一	98	92	87	99	91	88	93	94	89	94	99	1.02
	97	89	93	91	90	95	89	90	93	92		
批次二	97	96	88	97	91	91	94	91	97	88	100	0.62
	87	92	91	93	92	90	92	97	86	99		
批次三	89	91	90	88	91	100	92	91	90	89	99	0.89
	87	92	98	86	100	86	88	87	92	88		
产品技术要求：最低检出限应不高于 5.0mg/L，检测结果符合要求												

（3）线性范围：血清样品（5.4mg/L、52.2mg/L、99.0mg/L、145.8mg/L、192.6mg/L）（表 9.6.16～表 9.6.18）。

表 9.6.16 批次一

血清样品（mg/L）	测试一（mg/L）	测试二（mg/L）	测试三（mg/L）	均值（mg/L）	r 值
5.4	5.1	5.6	6.4	5.7	0.992 7
52.2	49.2	50.1	48.6	49.3	
99.0	105.0	95.7	109.9	103.5	
145.8	116.1	145.6	133.1	131.6	
192.6	171.4	193.7	163.5	176.2	
线性方程	$y=0.8538x+1.3539$				
产品技术要求：在 5.0～200.0mg/L 范围内，线性相关系数 $r\geq0.990$，检测结果符合要求					

表 9.6.17 批次二

血清样品（mg/L）	测试一（mg/L）	测试二（mg/L）	测试三（mg/L）	均值（mg/L）	r 值
5.4	5.8	5.2	5.8	5.6	0.993 9
52.2	50.5	54.4	58.1	54.3	
99.0	111.4	91.8	97.3	100.2	
145.8	129.3	129.5	156.8	138.5	
192.6	164.2	178.8	179.8	174.3	
线性方程	$y=1.0920x-3.5390$				
产品技术要求：在 5.0～200.0mg/L 范围内，线性相关系数 $r\geq0.990$，检测结果符合要求					

表 9.6.18　批次三

血清样品（mg/L）	测试一（mg/L）	测试二（mg/L）	测试三（mg/L）	均值（mg/L）	*r* 值
5.4	6.5	5.7	5.1	5.7	0.998 5
52.2	48.2	51.6	47.1	48.9	
99.0	103.0	91.0	109.3	101.1	
145.8	154.4	120.1	116.6	130.4	
192.6	197.0	198.5	184.6	193.4	
线性方程	y=1.1084x–1.3456				
产品技术要求：在 5.0～200.0mg/L 范围内，线性相关系数 r≥0.990，检测结果符合要求					

（4）准确度（表 9.6.19）

1）企业内部准确度参考品 1：8.0mg/L。

2）企业内部准确度参考品 2：55.1mg/L。

3）企业内部准确度参考品 3：118.2mg/L。

表 9.6.19　各批次准确度测试

批次	参考品浓度（mg/L）	测试一（mg/L）	测试二（mg/L）	测试三（mg/L）	均值（mg/L）	相对偏倚（%）
批次一	8.0	7.0	6.8	7.7	7.2	–10.2
	55.1	58.4	58.1	51.0	55.8	1.3
	118.2	105.0	127.7	113.0	115.2	–2.5
批次二	8.0	7.0	8.7	8.6	8.1	0.9
	55.1	50.5	55.3	53.8	53.2	–3.5
	118.2	107.3	111.7	104.0	107.7	–8.9
批次三	8.0	7.5	8.8	7.2	7.8	–2.2
	55.1	54.3	52.7	52.7	53.2	–3.4
	118.2	124.2	106.7	112.7	114.5	–3.1
产品技术要求：相对偏倚均≤20%。检测结果符合要求						

（5）重复性（表 9.6.20～表 9.6.22）

表 9.6.20　企业内部质控品（8.0mg/L）

序号	质控品（mg/L）		
	批次一	批次二	批次三
1	7.5	7.4	8.1
2	8.1	8.1	7.2
3	8.0	7.4	7.9

续表

序号	质控品（mg/L）		
	批次一	批次二	批次三
4	7.9	8.1	8.2
5	8.5	7.7	8.1
6	7.3	8.5	7.7
7	8.5	8.7	8.5
8	7.3	8.1	7.9
9	7.6	7.5	8.6
10	7.3	7.6	7.8
均值	7.8	7.9	8.0
s	0.48	0.46	0.39
CV	6.2%	5.8%	4.9%
产品技术要求：CV≤10%。检测结果符合要求			

表 9.6.21　企业内部质控品（52.5mg/L）

序号	质控品（mg/L）		
	批次一	批次二	批次三
1	49.5	50.0	53.4
2	49.0	48.5	53.6
3	55.7	48.3	54.4
4	54.1	55.5	49.4
5	51.0	47.5	51.2
6	54.5	47.7	52.5
7	55.5	52.2	47.7
8	48.7	50.6	49.2
9	56.3	47.7	53.4
10	48.1	54.6	55.4
均值	52.2	50.3	52.0
s	3.27	2.94	2.54
CV	6.3%	5.8%	4.9%
产品技术要求：CV≤10%。检测结果符合要求			

表 9.6.22　企业内部质控品（129.2mg/L）

序号	质控品（mg/L）		
	批次一	批次二	批次三
1	120.0	118.9	109.5
2	119.0	125.2	119.5
3	123.0	117.9	109.5
4	122.9	110.4	108.5
5	106.0	120.8	120.3
6	125.2	117.8	111.2
7	105.4	110.8	122.5
8	110.4	120.7	122.7
9	117.2	124.7	111.9
10	120.9	123.9	123.4
均值	117.0	119.1	115.9
s	7.19	5.22	6.27
CV	6.1%	4.4%	5.4%

产品技术要求：CV≤10%。检测结果符合要求

6.1.2.3　检测卡开封后 4℃ 24h

（1）试纸条

1）外观（表 9.6.23）

表 9.6.23　试纸条外观要求

批次	要求	检验结果
批次一	外观整洁平整、无毛刺、无破损、无污染；材料附着牢固	符合
批次二		符合
批次三		符合

产品技术要求：外观整洁平整、无毛刺、无破损、无污染；材料附着牢固

检测结果符合要求

2）试纸条宽度（表 9.6.24）

表 9.6.24　试纸条宽度

批次	测试一（mm）	测试二（mm）	均值（mm）
批次一	4.05	3.97	4.01
批次二	4.14	4.14	4.14
批次三	3.99	3.99	3.99

产品技术要求：（4.50±0.80）mm。检测结果符合要求

3）移行速度（表 9.6.25）

表 9.6.25 移行速度

批次	测试一			测试二			均值（mm/min）
	长度（L）（mm）	时间（t）（min）	速度（L/t）（mm/min）	长度（L）（mm）	时间（t）（min）	速度（L/t）（mm/min）	
批次一	18.84	1.24	15.19	18.50	1.11	16.67	15.93
批次二	18.85	1.22	15.45	18.23	1.18	15.45	15.45
批次三	18.72	1.11	16.86	18.84	1.22	15.44	16.15
产品技术要求：≥10mm/min。检测结果符合要求							

（2）最低检出限：三个批次电压和浓度线性方程如下（表 9.6.26）。

批次一：y=0.000 002 77x^2+0.075x−6.41

批次二：y=0.000 002 76x^2+0.082x−6.91

批次三：y=0.000 002 32x^2+0.078x−6.56

表 9.6.26 最低检出限

电压值（mV）	1	2	3	4	5	6	7	8	9	10	$\bar{x}+s$	最低检出限（mg/L）
	11	12	13	14	15	16	17	18	19	20		
批次一	98	94	87	98	95	96	86	92	98	89	102	1.27
	87	89	88	99	96	88	98	91	88	97		
批次二	91	88	92	97	93	92	99	92	95	90	97	0.42
	91	89	90	87	87	87	88	89	91	94		
批次三	86	97	98	99	86	93	86	94	86	89	102	1.14
	96	87	86	90	95	100	97	87	97	92		
产品技术要求：最低检出限应不高于 5.0mg/L，检测结果符合要求												

（3）线性范围：血清样品（5.4mg/L、52.2mg/L、99.0mg/L、145.8mg/L、192.6mg/L）（表 9.6.27～表 9.6.29）。

表 9.6.27 批次一

血清样品（mg/L）	测试一（mg/L）	测试二（mg/L）	测试三（mg/L）	均值（mg/L）	r 值
5.4	6.4	5.6	6.1	6.0	0.998 7
52.2	55.8	54.7	45.6	52.0	
99.0	99.5	97.6	102.0	99.7	
145.8	130.6	128.7	162.6	140.7	
192.6	195.2	173.7	195.4	188.1	
线性方程	y=1.0658x−4.2295				
产品技术要求：在 5.0～200.0mg/L 范围内，线性相关系数 r≥0.990，检测结果符合要求					

表 9.6.28　批次二

血清样品（mg/L）	测试一（mg/L）	测试二(mg/L)	测试三(mg/L)	均值（mg/L）	r 值
5.4	6.3	5.8	5.2	5.8	0.993 9
52.2	55.6	45.5	48.2	49.8	
99.0	102.6	100.5	108.0	103.7	
145.8	144.2	130.4	164.1	146.2	
192.6	175.9	193.5	189.9	186.4	
线性方程	y=1.0920x–3.5390				
产品技术要求：在 5.0～200.0mg/L 范围内，线性相关系数 r≥0.990，检测结果符合要求					

表 9.6.29　批次三

血清样品（mg/L）	测试一（mg/L）	测试二(mg/L)	测试三(mg/L)	均值（mg/L）	r 值
5.4	6.2	5.9	5.2	5.8	0.992 3
52.2	50.0	56.2	45.5	50.6	
99.0	103.5	86.0	96.7	95.4	
145.8	165.7	138.3	154.1	152.7	
192.6	165.1	172.8	174.4	170.8	
线性方程	y =0.8946x +3.4876				
产品技术要求：在 5.0～200.0mg/L 范围内，线性相关系数 r≥0.990，检测结果符合要求					

（4）准确度（表 9.6.30）

1）企业内部准确度参考品 1：8.0mg/L。

2）企业内部准确度参考品 2：55.1mg/L。

3）企业内部准确度参考品 3：118.2mg/L。

表 9.6.30　各批次准确度测试

批次	参考品浓度（mg/L）	测试一（mg/L）	测试二（mg/L）	测试三（mg/L）	均值（mg/L）	相对偏倚（%）
批次一	8.0	7.4	6.5	8.2	7.4	–8.1
	55.1	56.2	52.9	51.7	53.6	–2.7
	118.2	108.8	112.5	110.1	110.5	–6.5
批次二	8.0	7.3	7.2	7.2	7.2	–9.8
	55.1	51.2	60.2	51.7	54.4	–1.3
	118.2	118.8	116.1	110.6	115.2	–2.6
批次三	8.0	7.6	7.4	8.8	7.9	–1.1
	55.1	54.6	51.3	56.9	54.3	–1.5
	118.2	129.0	121.0	126.0	125.3	6.0
产品技术要求：相对偏倚均≤20%。检测结果符合要求						

（5）重复性（表 9.6.31～表 9.6.33）

表 9.6.31　企业内部质控品（8.0mg/L）

序号	质控品（mg/L）		
	批次一	批次二	批次三
1	7.8	8.0	7.4
2	7.5	8.3	8.2
3	8.2	8.4	7.4
4	7.6	7.7	8.4
5	7.8	8.0	7.9
6	7.5	8.1	8.3
7	7.4	7.5	8.1
8	8.1	7.7	8.2
9	8.6	7.6	8.0
10	8.7	8.6	7.9
均值	7.9	8.0	8.0
s	0.46	0.36	0.35
CV	5.8%	4.5%	4.4%
产品技术要求：CV≤10%。检测结果符合要求			

表 9.6.32　企业内部质控品（52.5mg/L）

序号	质控品（mg/L）		
	批次一	批次二	批次三
1	51.6	48.2	54.8
2	50.2	55.5	48.2
3	52.1	55.2	56.2
4	54.6	54.3	51.1
5	51.1	48.2	51.2
6	49.3	51.0	49.6
7	51.3	49.4	48.8
8	52.6	50.5	53.3
9	51.7	50.8	50.2
10	51.0	53.1	54.6
均值	51.5	51.6	51.8
s	1.42	2.75	2.76
CV	2.8%	5.3%	5.3%
产品技术要求：CV≤10%。检测结果符合要求			

表 9.6.33　企业内部质控品（129.2mg/L）

序号	质控品（mg/L）		
	批次一	批次二	批次三
1	105.1	112.6	110.8
2	107.2	121.1	116.5
3	121.6	113.8	116.8
4	113.1	114.8	121.5
5	118.8	125.0	113.4
6	112.8	123.2	115.4
7	106.1	124.7	119.4
8	108.7	116.1	106.1
9	125.0	123.7	116.7
10	119.9	116.2	116.5
均值	113.8	119.1	115.3
s	7.11	4.88	4.36
CV	6.2%	4.1%	3.8%

产品技术要求：CV≤10%。检测结果符合要求

6.1.2.4　检测卡开封后 30℃ 24h

（1）试纸条

1）外观（表 9.6.34）

表 9.6.34　试纸条外观要求

批次	要求	检验结果
批次一	外观整洁平整、无毛刺、无破损、无污染；材料附着牢固	符合
批次二		符合
批次三		符合

产品技术要求：外观整洁平整、无毛刺、无破损、无污染；材料附着牢固

检测结果符合要求

2）试纸条宽度（表 9.6.35）

表 9.6.35　试纸条宽度

批次	测试一（mm）	测试二（mm）	均值（mm）
批次一	3.95	3.98	3.97
批次二	4.07	4.08	4.08
批次三	4.01	4.01	4.01

产品技术要求：（4.50±0.80）mm。检测结果符合要求

3）移行速度（表 9.6.36）

表 9.6.36 移行速度

批次	测试一			测试二			均值（mm/min）
	长度（L）（mm）	时间（t）（min）	速度（L/t）（mm/min）	长度（L）（mm）	时间（t）（min）	速度（L/t）（mm/min）	
批次一	18.16	1.15	15.79	18.06	1.15	15.70	15.75
批次二	18.16	1.24	14.65	18.96	1.18	16.07	15.36
批次三	18.28	1.13	16.18	18.33	1.17	15.67	15.92
产品技术要求：≥10mm/min。检测结果符合要求							

（2）最低检出限：三个批次电压和浓度线性方程如下（表 9.6.37）。

批次一：y=0.000 002 77x^2+0.075x−6.41

批次二：y=0.000 002 76x^2+0.082x−6.91

批次三：y=0.000 002 32x^2+0.078x−6.56

表 9.6.37 最低检出限

电压值（mV）	1	2	3	4	5	6	7	8	9	10	$\bar{x}+2s$	最低检出限（mg/L）
	11	12	13	14	15	16	17	18	19	20		
批次一	93	94	89	99	98	92	98	96	90	94	102	1.28
	98	93	95	96	90	99	99	100	89	96		
批次二	95	96	99	92	93	96	91	96	90	91	101	0.68
	88	93	88	92	97	99	93	98	86	88		
批次三	92	86	93	93	95	96	99	93	90	87	100	0.98
	90	98	89	88	94	91	87	98	88	95		
产品技术要求：最低检出限应不高于 5.0mg/L，检测结果符合要求												

（3）线性范围：血清样品（5.4mg/L、52.2mg/L、99.0mg/L、145.8mg/L、192.6mg/L）（表 9.6.38～表 9.6.40）。

表 9.6.38 批次一

血清样品（mg/L）	测试一（mg/L）	测试二（mg/L）	测试三（mg/L）	均值（mg/L）	r 值
5.4	5.1	5.1	5.3	5.2	0.991 1
52.2	57.2	57.8	58.2	57.7	
99.0	91.2	99.9	111.0	100.7	
145.8	149.7	155.0	162.4	155.7	
192.6	192.4	163.1	196.5	184.0	
线性方程	y=0.9837x−3.2458				
产品技术要求：在 5.0～200.0mg/L 范围内，线性相关系数 r≥0.990，检测结果符合要求					

表 9.6.39　批次二

血清样品（mg/L）	测试一（mg/L）	测试二(mg/L）	测试三(mg/L）	均值（mg/L）	*r* 值
5.4	5.8	5.5	5.6	5.6	0.998 8
52.2	52.2	49.6	55.7	52.5	
99.0	98.5	111.1	99.7	103.1	
145.8	137.8	165.8	137.0	146.9	
192.6	184.6	197.2	181.1	187.6	
线性方程	$y=1.0134x+0.9701$				
产品技术要求：在 5.0～200.0mg/L 范围内，线性相关系数 $r \geqslant 0.990$，检测结果符合要求					

表 9.6.40　批次三

血清样品（mg/L）	测试一（mg/L）	测试二(mg/L）	测试三(mg/L）	均值（mg/L）	*r* 值
5.4	5.8	6.1	5.1	5.6	0.993 9
52.2	50.7	46.1	53.0	49.9	
99.0	90.8	110.1	108.8	103.2	
145.8	121.8	136.4	156.4	138.2	
192.6	164.8	176.7	192.3	177.9	
线性方程	$y=0.9540x+2.3748$				
产品技术要求：在 5.0～200.0mg/L 范围内，线性相关系数 $r \geqslant 0.990$，检测结果符合要求					

（4）准确度（表 9.6.41）

1）企业内部准确度参考品 1：8.0mg/L。

2）企业内部准确度参考品 2：55.1mg/L。

3）企业内部准确度参考品 3：118.2mg/L。

表 9.6.41　各批次准确度测试

批次	参考品浓度（mg/L）	测试一（mg/L）	测试二（mg/L）	测试三（mg/L）	均值（mg/L）	相对偏倚（%）
批次一	8.0	7.1	7.7	7.5	7.4	−7.2
	55.1	55.5	57.3	53.3	55.3	0.4
	118.2	118.6	115.1	131.8	121.9	3.1
批次二	8.0	8.3	7.7	7.6	7.9	−1.8
	55.1	58.4	59.1	57.1	58.2	5.6
	118.2	110.6	108.4	106.2	108.4	−8.3
批次三	8.0	8.6	8.3	7.9	8.3	3.4
	55.1	55.6	58.5	53.6	55.9	1.5
	118.2	118.3	127.4	125.4	123.7	4.7
产品技术要求：相对偏倚均≤20%。检测结果符合要求						

（5）重复性（表 9.6.42～表 9.6.44）

表 9.6.42　企业内部质控品（8.0mg/L）

序号	质控品（mg/L）		
	批次一	批次二	批次三
1	7.6	8.3	7.6
2	7.7	7.3	7.3
3	7.8	8.3	8.5
4	8.2	7.3	8.3
5	7.3	7.3	7.5
6	8.6	7.6	7.5
7	7.8	7.8	7.5
8	8.2	7.4	8.2
9	8.7	7.2	7.4
10	8.2	8.4	7.7
均值	8.0	7.7	7.7
s	0.42	0.48	0.43
CV	5.3%	6.3%	5.6%
产品技术要求：CV≤10%。检测结果符合要求			

表 9.6.43　企业内部质控品（52.5mg/L）

序号	质控品（mg/L）		
	批次一	批次二	批次三
1	54.8	48.8	49.0
2	47.5	48.7	50.9
3	53.5	48.3	56.4
4	53.0	50.0	48.6
5	49.7	56.8	48.9
6	56.5	49.2	53.9
7	53.8	48.4	50.1
8	49.2	51.4	55.3
9	48.1	55.3	49.1
10	53.8	54.2	55.2
均值	52.0	51.1	51.7
s	3.08	3.18	3.10
CV	5.9%	6.2%	6.0%
产品技术要求：CV≤10%。检测结果符合要求			

表 9.6.44　企业内部质控品（129.2mg/L）

序号	质控品（mg/L）		
	批次一	批次二	批次三
1	112.0	114.8	108.2
2	108.9	114.1	116.6
3	123.4	117.2	120.2
4	113.4	109.2	112.9
5	116.1	124.4	118.5
6	124.1	111.9	118.4
7	120.8	122.0	115.2
8	113.5	117.3	107.4
9	125.4	113.6	120.9
10	111.0	125.4	118.2
均值	116.8	117.0	115.7
s	6.04	5.39	4.76
CV	5.2%	4.6%	4.1%

产品技术要求：CV≤10%。检测结果符合要求

6.1.2.5　检测卡开封后 4℃密封保存 24h

（1）试纸条

1）外观（表 9.6.45）

表 9.6.45　试纸条外观要求

批次	要求	检验结果
批次一	外观整洁平整、无毛刺、无破损、无污染；材料附着牢固	符合
批次二		符合
批次三		符合

产品技术要求：外观整洁平整、无毛刺、无破损、无污染；材料附着牢固

检测结果符合要求

2）试纸条宽度（表 9.6.46）

表 9.6.46　试纸条宽度

批次	测试一（mm）	测试二（mm）	均值（mm）
批次一	4.04	4.03	4.04
批次二	4.05	3.94	4.00
批次三	4.03	3.99	4.01

产品技术要求：（4.50±0.80）mm。检测结果符合要求

3）移行速度（表 9.6.47）

表 9.6.47　移行速度

批次	测试一			测试二			均值（mm/min）
	长度（L）（mm）	时间（t）（min）	速度（L/t）（mm/min）	长度（L）（mm）	时间（t）（min）	速度（L/t）（mm/min）	
批次一	18.11	1.23	14.72	18.61	1.26	14.77	14.75
批次二	18.26	1.19	15.34	18.22	1.16	15.71	15.53
批次三	18.14	1.24	14.63	18.14	1.24	14.63	14.63
产品技术要求：≥10mm/min。检测结果符合要求							

（2）最低检出限：三个批次电压和浓度线性方程如下（表 9.6.48）。

批次一：y=0.000 002 77x^2+0.075x−6.41

批次二：y=0.000 002 76x^2+0.082x−6.91

批次三：y=0.000 002 32x^2+0.078x−6.56

表 9.6.48　最低检出限

电压值（mV）	1	2	3	4	5	6	7	8	9	10	$\overline{x}+2s$	最低检出限（ng/mL）
	11	12	13	14	15	16	17	18	19	20		
批次一	89	93	95	88	94	93	92	91	87	92	100	1.14
	97	89	92	87	99	97	87	97	90	99		
批次二	92	94	97	99	93	91	100	87	96	99	103	0.81
	96	93	88	89	99	92	86	91	99	94		
批次三	96	98	94	87	97	94	94	97	99	91	102	1.09
	86	92	97	95	99	94	93	89	86	90		
产品技术要求：最低检出限应不高于 5.0mg/L，检测结果符合要求												

（3）线性范围：血清样品（5.4mg/L、51.2mg/L、97.0mg/L、142.8mg/L、188.6mg/L）（表 9.6.49～表 9.6.51）。

表 9.6.49　批次一

血清样品（mg/L）	测试一（mg/L）	测试二（mg/L）	测试三（mg/L）	均值（mg/L）	r 值
5.4	5.5	5.1	6.0	5.5	0.998 7
51.2	48.6	55.3	50.6	51.5	
97.0	88.6	94.7	102.6	95.3	
142.8	163.6	164.4	155.6	161.2	
188.6	192.1	191.1	189.1	190.8	
线性方程	y=0.9556x−2.2205				
产品技术要求：在 5.0～200.0mg/L 范围内，线性相关系数 r≥0.990，检测结果符合要求					

表 9.6.50　批次二

血清样品（mg/L）	测试一（mg/L）	测试二(mg/L)	测试三(mg/L)	均值（mg/L）	r 值
5.4	6.4	6.3	6.1	6.3	0.993 6
51.2	53.8	59.4	57.1	56.8	
97.0	98.9	107.1	90.5	98.8	
142.8	112.8	142.3	139.1	131.4	
188.6	188.0	184.4	180.2	184.2	
线性方程	$y=0.9818x+1.3898$				
产品技术要求：在 5.0～200.0mg/L 范围内，线性相关系数 r≥0.990，检测结果符合要求					

表 9.6.51　批次三

血清样品（mg/L）	测试一（mg/L）	测试二(mg/L)	测试三(mg/L)	均值（mg/L）	r 值
5.4	5.8	6.0	5.6	5.8	0.992 9
51.2	57.2	51.7	46.4	51.8	
97.0	90.8	106.5	110.1	102.4	
142.8	150.5	133.1	152.7	145.4	
188.6	163.2	188.2	188.3	179.9	
线性方程	$y=0.9693x+1.7773$				
产品技术要求：在 5.0～200.0mg/L 范围内，线性相关系数 r≥0.990，检测结果符合要求					

（4）准确度（表 9.6.52）

1）企业内部准确度参考品 1：8.0mg/L。

2）企业内部准确度参考品 2：55.1mg/L。

3）企业内部准确度参考品 3：118.2mg/L。

表 9.6.52　各批次准确度测试

批次	参考品浓度（mg/L）	测试一（mg/L）	测试二（mg/L）	测试三（mg/L）	均值（mg/L）	相对偏倚（%）
批次一	8.0	7.9	7.5	7.5	7.6	−4.5
	55.1	56.2	52.0	53.1	53.7	−2.5
	118.2	121.7	118.0	131.5	123.7	4.7
批次二	8.0	8.6	8.1	8.2	8.3	4.0
	55.1	58.4	55.5	55.9	56.6	2.7
	118.2	105.6	125.3	131.7	120.9	2.3
批次三	8.0	7.7	7.7	8.2	7.9	−1.8
	55.1	56.1	54.4	60.6	57.0	3.5
	118.2	126.4	105.1	110.0	113.8	−3.7
产品技术要求：相对偏倚均≤20%。检测结果符合要求						

（5）重复性（表 9.6.53～表 9.6.55）

表 9.6.53　企业内部质控品（8.0mg/L）

序号	质控品（mg/L）		
	批次一	批次二	批次三
1	8.0	8.6	8.5
2	8.0	7.5	8.1
3	7.5	8.1	8.5
4	8.2	7.8	7.2
5	7.7	7.9	7.9
6	7.8	8.2	7.4
7	8.5	8.0	7.2
8	8.0	7.8	7.4
9	7.3	8.6	8.4
10	8.4	8.2	8.3
均值	7.9	8.1	7.9
s	0.38	0.35	0.55
CV	4.8%	4.4%	6.9%
产品技术要求：CV≤10%。检测结果符合要求			

表 9.6.54　企业内部质控品（52.5mg/L）

序号	质控品（mg/L）		
	批次一	批次二	批次三
1	56.3	56.2	49.9
2	52.2	56.4	54.9
3	51.4	50.4	49.8
4	47.5	51.9	56.2
5	48.3	56.1	56.1
6	53.0	51.7	50.9
7	49.0	54.4	50.8
8	47.8	51.0	55.1
9	49.8	53.5	50.5
10	53.0	55.6	51.0
均值	50.8	53.7	52.5
s	2.84	2.34	2.68
CV	5.6%	4.4%	5.1%
产品技术要求：CV≤10%。检测结果符合要求			

表 9.6.55　企业内部质控品（129.2mg/L）

序号	质控品（mg/L）		
	批次一	批次二	批次三
1	109.4	109.0	104.9
2	106.0	112.7	111.5
3	119.9	114.5	108.7
4	116.9	109.6	124.1
5	104.9	117.6	107.7
6	112.8	124.2	114.8
7	110.2	124.8	109.3
8	115.9	108.6	123.4
9	114.8	120.7	121.0
10	117.8	110.2	122.5
均值	112.8	115.2	114.8
s	5.09	6.27	7.33
CV	4.5%	5.4%	6.4%

产品技术要求：CV≤10%。检测结果符合要求

6.1.2.6　检测卡开封后 30℃密封保存 24h

（1）试纸条

1）外观（表 9.6.56）

表 9.6.56　试纸条外观要求

批次	要求	检验结果
批次一	外观整洁平整、无毛刺、无破损、无污染；材料附着牢固	符合
批次二		符合
批次三		符合

产品技术要求：外观整洁平整、无毛刺、无破损、无污染；材料附着牢固

检测结果符合要求

2）试纸条宽度（表 9.6.57）

表 9.6.57　试纸条宽度

批次	测试一（mm）	测试二（mm）	均值（mm）
批次一	4.08	3.96	4.02
批次二	3.98	4.09	4.04
批次三	3.94	4.10	4.02

产品技术要求：（4.50±0.80）mm。检测结果符合要求

3）移行速度（表 9.6.58）

表 9.6.58 移行速度

批次	测试一			测试二（mm/min）			均值（mm/min）
	长度（L）（mm）	时间（t）（min）	速度（L/t）（mm/min）	长度（L）（mm）	时间（t）（min）	速度（L/t）（mm/min）	
批次一	18.05	1.24	14.56	18.47	1.14	16.20	15.38
批次二	18.48	1.18	15.66	18.78	1.19	15.78	15.72
批次三	18.66	1.25	14.93	18.64	1.18	15.80	15.36
产品技术要求：≥10mm/min。检测结果符合要求							

（2）最低检出限：三个批次电压和浓度线性方程如下（表 9.6.59）。

批次一：$y=0.000\,002\,77x^2+0.075x-6.41$

批次二：$y=0.000\,002\,76x^2+0.082x-6.91$

批次三：$y=0.000\,002\,32x^2+0.078x-6.56$

表 9.6.59 最低检出限

电压值（mV）	1	2	3	4	5	6	7	8	9	10	$\bar{x}+2s$	最低检出限（ng/mL）
	11	12	13	14	15	16	17	18	19	20		
批次一	93	96	95	92	91	94	90	91	90	90	96	0.84
	90	90	94	91	94	95	93	91	92	94		
批次二	91	94	91	95	94	92	94	93	91	90	96	1.00
	93	91	89	90	95	91	90	93	95	95		
批次三	92	91	90	93	93	91	92	92	93	94	95	0.86
	92	93	91	95	93	94	93	92	90	91		
产品技术要求：最低检出限应不高于 5.0mg/L，检测结果符合要求												

（3）线性范围：血清样品（5.4mg/L、51.2mg/L、97.0mg/L、142.8mg/L、188.6mg/L）（表 9.6.60～表 9.6.62）。

表 9.6.60 批次一

血清样品（mg/L）	测试一（mg/L）	测试二（mg/L）	测试三（mg/L）	均值（mg/L）	r 值
5.4	5.1	6.5	6.4	6.0	0.999 1
51.2	56.6	52.2	53.6	54.1	
97.0	86.2	87.6	104.9	92.9	
142.8	124.0	123.4	152.1	133.1	
188.6	183.4	187.0	184.6	185.0	
线性方程	$y=1.0251x-0.3792$				
产品技术要求：在 5.0～200.0mg/L 范围内，线性相关系数 r≥0.990，检测结果符合要求					

表 9.6.61　批次二

血清样品（mg/L）	测试一（mg/L）	测试二（mg/L）	测试三（mg/L）	均值（mg/L）	*r* 值
5.4	5.6	5.9	5.8	5.8	0.995 4
51.2	54.5	53.6	51.8	53.3	
97.0	89.1	96.7	101.1	95.6	
142.8	150.1	142.2	157.2	149.8	
188.6	194.9	181.7	169.2	182.0	
线性方程	$y=1.0715x-4.8477$				
产品技术要求：在 5.0～200.0mg/L 范围内，线性相关系数 $r\geqslant0.990$，检测结果符合要求					

表 9.6.62　批次三

血清样品（mg/L）	测试一（mg/L）	测试二（mg/L）	测试三（mg/L）	均值（mg/L）	*r* 值
5.4	5.4	5.0	5.3	5.2	0.992 7
51.2	57.2	51.5	47.4	52.0	
97.0	110.4	98.0	108.8	105.7	
142.8	117.5	150.0	122.2	129.9	
188.6	168.4	170.8	186.4	175.2	
线性方程	$y=1.1170x-6.4987$				
产品技术要求：在 5.0～200.0mg/L 范围内，线性相关系数 $r\geqslant0.990$，检测结果符合要求					

（4）准确度（表 9.6.63）

1）企业内部准确度参考品 1：8.0mg/L。

2）企业内部准确度参考品 2：55.1mg/L。

3）企业内部准确度参考品 3：118.2mg/L。

表 9.6.63　各批次准确度测试

批次	参考品浓度（mg/L）	测试一（mg/L）	测试二（mg/L）	测试三（mg/L）	均值（mg/L）	相对偏倚（%）
批次一	8.0	6.5	7.6	6.8	7.0	−12.7
	55.1	50.0	55.1	52.3	52.5	−4.8
	118.2	116.1	124.3	106.8	115.8	−2.1
批次二	8.0	7.3	7.8	6.5	7.2	−10.1
	55.1	56.9	59.4	60.9	59.1	7.2
	118.2	127.2	126.4	117.8	123.8	4.7
批次三	8.0	7.7	7.2	7.0	7.3	−9.1
	55.1	58.5	53.1	58.4	56.7	2.8
	118.2	126.9	111.1	104.6	114.2	−3.4
产品技术要求：相对偏倚均≤20%。检测结果符合要求						

（5）重复性（表 9.6.64～表 9.6.66）

表 9.6.64 企业内部质控品（8.0mg/L）

序号	质控品（mg/L）		
	批次一	批次二	批次三
1	7.8	7.9	8.0
2	8.6	7.8	8.1
3	8.1	8.1	8.6
4	8.6	8.1	7.5
5	7.9	8.3	7.7
6	7.4	7.6	7.5
7	8.3	8.1	8.5
8	7.4	7.5	7.4
9	8.3	8.6	7.3
10	8.1	7.7	8.5
均值	8.0	8.0	7.9
s	0.44	0.34	0.49
CV	5.5%	4.3%	6.2%
产品技术要求：CV≤10%。检测结果符合要求			

表 9.6.65 企业内部质控品（52.5mg/L）

序号	质控品（mg/L）		
	批次一	批次二	批次三
1	48.9	48.9	51.8
2	55.7	54.7	51.8
3	50.8	54.0	55.1
4	50.9	51.6	48.0
5	53.9	50.1	49.0
6	55.2	48.6	50.6
7	48.4	55.4	56.4
8	47.8	50.4	52.3
9	53.0	51.7	52.0
10	54.0	55.2	55.6
均值	51.8	52.1	52.3
s	2.89	2.60	2.74
CV	5.6%	5.0%	5.2%
产品技术要求：CV≤10%。检测结果符合要求			

表 9.6.66　企业内部质控品（129.2mg/L）

序号	质控品（mg/L）		
	批次一	批次二	批次三
1	117.9	136.3	120.7
2	120.0	114.5	114.0
3	129.5	125.3	122.0
4	126.9	117.4	133.1
5	131.0	119.0	122.7
6	132.1	126.8	121.5
7	123.3	128.2	116.1
8	127.8	128.6	128.8
9	132.8	130.7	116.6
10	119.1	121.6	116.7
均值	126.0	124.8	121.2
s	5.59	6.69	5.97
CV	4.4%	5.4%	4.9%

产品技术要求：CV≤10%。检测结果符合要求

6.1.2.7　检测卡开封后 4℃密封保存 7 天

（1）试纸条

1）外观（表 9.6.67）

表 9.6.67　试纸条外观要求

批次	要求	检验结果
批次一	外观整洁平整、无毛刺、无破损、无污染；材料附着牢固	符合
批次二		符合
批次三		符合

产品技术要求：外观整洁平整、无毛刺、无破损、无污染；材料附着牢固

检测结果符合要求

2）试纸条宽度（表 9.6.68）

表 9.6.68　试纸条宽度

批次	测试一（mm）	测试二（mm）	均值（mm）
批次一	4.13	4.09	4.11
批次二	4.10	4.11	4.11
批次三	3.92	4.12	4.02

产品技术要求：（4.50±0.80）mm。检测结果符合要求

3）移行速度（表 9.6.69）

表 9.6.69 移行速度

批次	测试一			测试二			均值（mm/min）
	长度（L）（mm）	时间（t）（min）	速度（L/t）（mm/min）	长度（L）（mm）	时间（t）（min）	速度（L/t）（mm/min）	
批次一	18.06	1.12	16.13	18.25	1.15	15.87	16.00
批次二	18.09	1.13	16.01	18.48	1.24	14.90	15.46
批次三	18.51	1.13	16.38	18.68	1.19	15.70	16.04
产品技术要求：≥10mm/min。检测结果符合要求							

（2）最低检出限：三个批次电压和浓度线性方程如下（表 9.6.70）。

批次一：$y=0.000\,002\,77x^2+0.075x-6.41$

批次二：$y=0.000\,002\,76x^2+0.082x-6.91$

批次三：$y=0.000\,002\,32x^2+0.078x-6.56$

表 9.6.70 最低检出限

电压值（mV）	1	2	3	4	5	6	7	8	9	10	$\bar{x}+2s$	最低检出限（ng/mL）
	11	12	13	14	15	16	17	18	19	20		
批次一	92	89	92	96	91	86	94	95	89	93	98	0.94
	94	86	91	91	96	93	91	94	86	91		
批次二	95	91	87	90	98	86	96	88	93	88	99	0.55
	92	86	93	91	87	88	95	92	96	96		
批次三	90	93	91	95	96	90	89	88	87	95	99	0.93
	97	95	87	92	87	98	96	95	88	92		
产品技术要求：最低检出限应不高于 5.0mg/L，检测结果符合要求												

（3）线性范围：血清样品（5.4mg/L、51.2mg/L、97.0mg/L、142.8mg/L、188.6mg/L）（表 9.6.71～表 9.6.73）。

表 9.6.71 批次一

血清样品（mg/L）	测试一（mg/L）	测试二（mg/L）	测试三(mg/L）	均值（mg/L）	r 值
5.4	5.4	5.2	5.3	5.3	0.997 1
51.2	55.5	58.9	51.4	55.3	
97.0	102.4	92.6	106.0	100.4	
142.8	148.6	114.8	157.5	140.3	
188.6	172.1	177.6	166.1	171.9	
线性方程	$y=0.9534x+1.1903$				
产品技术要求：在 5.0～200.0mg/L 范围内，线性相关系数 $r≥0.990$，检测结果符合要求					

表 9.6.72　批次二

血清样品（mg/L）	测试一（mg/L）	测试二（mg/L）	测试三（mg/L）	均值（mg/L）	r 值
5.4	6.1	5.3	5.7	5.7	0.992 4
51.2	58.6	55.5	53.4	55.8	
97.0	112.0	86.0	95.4	97.8	
142.8	125.8	112.6	115.2	117.9	
188.6	192.7	173.7	188.6	185.0	
线性方程	$y=0.8882x+1.9249$				
产品技术要求：在 5.0～200.0mg/L 范围内，线性相关系数 $r \geqslant 0.990$，检测结果符合要求					

表 9.6.73　批次三

血清样品（mg/L）	测试一（mg/L）	测试二（mg/L）	测试三（mg/L）	均值（mg/L）	r 值
5.4	6.0	5.2	5.2	5.5	0.991 9
51.2	59.3	56.4	52.8	56.2	
97.0	91.9	91.3	101.7	95.0	
142.8	118.7	164.0	139.9	140.9	
188.6	182.5	170.4	162.1	171.7	
线性方程	$y=0.9198x-1.1303$				
产品技术要求：在 5.0～200.0mg/L 范围内，线性相关系数 $r \geqslant 0.990$，检测结果符合要求					

（4）准确度（表 9.6.74）

1）企业内部准确度参考品 1：8.0mg/L。

2）企业内部准确度参考品 2：55.1mg/L。

3）企业内部准确度参考品 3：118.2mg/L。

表 9.6.74　各批次准确度测试

批次	参考品浓度（mg/L）	测试一（mg/L）	测试二（mg/L）	测试三（mg/L）	均值（mg/L）	相对偏倚（%）
批次一	8.0	7.9	7.5	8.0	7.8	−2.3
	55.1	56.9	55.2	57.7	56.6	2.8
	118.2	109.8	119.9	131.0	120.2	1.7
批次二	8.0	7.8	7.1	7.4	7.4	−7.0
	55.1	57.7	56.3	51.1	55.0	−0.1
	118.2	132.0	108.6	119.6	120.0	1.6
批次三	8.0	7.0	8.4	8.0	7.8	−2.7
	55.1	50.5	60.1	60.0	56.9	3.2
	118.2	107.4	105.7	132.3	115.1	−2.6
产品技术要求：相对偏倚均≤20%。检测结果符合要求						

（5）重复性（表 9.6.75～表 9.6.77）

表 9.6.75　企业内部质控品（8.0mg/L）

序号	质控品（mg/L）		
	批次一	批次二	批次三
1	7.9	8.6	8.2
2	8.5	8.5	7.4
3	8.7	7.4	8.6
4	8.0	7.3	8.6
5	7.4	8.5	7.8
6	8.7	7.6	8.0
7	7.5	7.5	8.7
8	7.4	7.7	8.1
9	8.1	8.6	7.4
10	8.5	7.8	7.6
均值	8.1	7.9	8.0
s	0.52	0.56	0.49
CV	6.5%	7.0%	6.1%
产品技术要求：CV≤10%。检测结果符合要求			

表 9.6.76　企业内部质控品（52.5mg/L）

序号	质控品（mg/L）		
	批次一	批次二	批次三
1	51.1	55.8	49.7
2	54.4	47.7	48.4
3	54.9	48.6	55.0
4	54.0	55.7	51.6
5	48.9	56.9	48.5
6	53.5	52.1	51.6
7	52.7	47.9	52.3
8	54.1	54.9	56.1
9	49.1	54.2	51.4
10	49.8	54.4	52.9
均值	52.2	52.8	51.8
s	2.31	3.51	2.51
CV	4.4%	6.6%	4.9%
产品技术要求：CV≤10%。检测结果符合要求			

表 9.6.77　企业内部质控品（129.2mg/L）

序号	质控品（mg/L）		
	批次一	批次二	批次三
1	112.3	105.9	117.6
2	115.4	113.6	112.7
3	125.4	107.2	114.5
4	123.8	123.2	113.8
5	117.8	114.1	110.6
6	106.2	111.0	115.9
7	106.3	125.2	111.5
8	114.0	105.5	113.7
9	112.2	112.1	125.3
10	114.7	107.7	125.6
均值	114.8	112.5	116.1
s	6.35	6.87	5.31
CV	5.5%	6.1%	4.6%
产品技术要求：CV≤10%。检测结果符合要求			

6.1.2.8　检测卡开封后 30℃密封保存 7 天

（1）试纸条

1）外观（表 9.6.78）

表 9.6.78　试纸条外观要求

批次	要求	检验结果
批次一	外观整洁平整、无毛刺、无破损、无污染；材料附着牢固	符合
批次二		符合
批次三		符合
产品技术要求：外观整洁平整、无毛刺、无破损、无污染；材料附着牢固		

2）试纸条宽度（表 9.6.79）

表 9.6.79　试纸条宽度

批次	测试一（mm）	测试二（mm）	均值（mm）
批次一	4.08	3.97	4.03
批次二	4.09	3.94	4.02
批次三	3.93	4.08	4.01
产品技术要求：（4.50±0.80）mm。检测结果符合要求			

3）移行速度（表 9.6.80）

表 9.6.80 移行速度

批次	测试一			测试二			均值（mm/min）
	长度（L）（mm）	时间（t）（min）	速度（L/t）（mm/min）	长度（L）（mm）	时间（t）（min）	速度（L/t）（mm/min）	
批次一	18.29	1.24	14.75	18.28	1.14	16.04	15.39
批次二	18.64	1.13	16.50	18.14	1.26	14.40	15.45
批次三	18.84	1.14	16.53	18.55	1.17	15.85	16.19
产品技术要求：≥10mm/min。检测结果符合要求							

（2）最低检出限：三个批次电压和浓度线性方程如下（表 9.6.81）。

批次一：y=0.000 002 77x^2+0.075x−6.41

批次二：y=0.000 002 76x^2+0.082x−6.91

批次三：y=0.000 002 32x^2+0.078x−6.56

表 9.6.81 最低检出限

电压值（mV）	1	2	3	4	5	6	7	8	9	10	$\overline{x}$ +2s	最低检出限（ng/mL）
	11	12	13	14	15	16	17	18	19	20		
批次一	96	98	99	98	99	94	88	86	89	95	101	1.20
	96	92	89	93	88	87	92	94	93	95		
批次二	89	95	95	91	96	96	89	98	99	89	102	0.73
	93	86	91	99	98	95	93	87	97	90		
批次三	100	99	96	96	99	98	97	86	90	98	103	1.22
	91	92	86	87	97	87	89	98	87	91		
产品技术要求：最低检出限应不高于 5.0mg/L，检测结果符合要求												

（3）线性范围：血清样品（5.4mg/L、51.2mg/L、97.0mg/L、142.8mg/L、188.6mg/L）（表 9.6.82～表 9.6.84）。

表 9.6.82 批次一

血清样品（mg/L）	测试一（mg/L）	测试二（mg/L）	测试三（mg/L）	均值（mg/L）	r 值
5.4	6.0	5.6	6.2	5.9	0.992 1
51.2	56.8	49.5	59.8	55.4	
97.0	98.3	85.3	91.0	91.5	
142.8	152.3	119.1	156.4	142.6	
188.6	194.9	183.2	198.2	192.1	
线性方程	y =0.9790x+2.4678				
产品技术要求：在 5.0～200.0mg/L 范围内，线性相关系数 r≥0.990，检测结果符合要求					

表 9.6.83　批次二

血清样品（mg/L）	测试一（mg/L）	测试二（mg/L）	测试三（mg/L）	均值（mg/L）	r 值
5.4	6.1	5.4	5.2	5.5	0.991 8
51.2	46.9	47.6	54.0	49.5	
97.0	109.1	87.6	111.4	102.7	
142.8	117.7	138.8	115.6	124.0	
188.6	197.3	197.7	197.2	197.4	
线性方程	y =0.9686x+0.0394				
产品技术要求：在 5.0～200.0mg/L 范围内，线性相关系数 r≥0.990，检测结果符合要求					

表 9.6.84　批次三

血清样品（mg/L）	测试一（mg/L）	测试二（mg/L）	测试三（mg/L）	均值（mg/L）	r 值
5.4	5.1	6.2	5.0	5.4	0.996 6
51.2	57.9	58.8	52.8	56.5	
97.0	97.4	109.2	92.6	99.7	
142.8	118.9	159.8	149.2	142.6	
188.6	162.4	167.7	197.3	175.8	
线性方程	y =0.9444x+1.2382				
产品技术要求：在 5.0～200.0mg/L 范围内，线性相关系数 r≥0.990，检测结果符合要求					

（4）准确度（表 9.6.85）

1）企业内部准确度参考品 1：8.0mg/L。

2）企业内部准确度参考品 2：55.1mg/L。

3）企业内部准确度参考品 3：118.2mg/L。

表 9.6.85　各批次准确度测试

批次	参考品浓度（mg/L）	测试一（mg/L）	测试二（mg/L）	测试三（mg/L）	均值（mg/L）	相对偏倚（%）
批次一	8.0	7.4	7.4	6.8	7.2	–9.9
	55.1	50.0	56.4	52.8	53.1	–3.7
	118.2	111.6	120.5	104.5	112.2	–5.1
批次二	8.0	8.0	8.8	8.9	8.5	6.6
	55.1	56.8	57.2	52.5	55.5	0.7
	118.2	121.3	124.1	114.6	120.0	1.5
批次三	8.0	8.5	8.1	7.1	7.9	–1.2
	55.1	54.9	52.0	59.3	55.4	0.5
	118.2	128.2	103.4	125.0	118.9	0.6
产品技术要求：相对偏倚均≤20%。检测结果符合要求						

（5）重复性（表 9.6.86～表 9.6.88）

表 9.6.86　企业内部质控品（8.0mg/L）

序号	质控品（mg/L）		
	批次一	批次二	批次三
1	8.4	8.1	8.0
2	8.2	8.3	7.6
3	7.8	8.3	7.7
4	7.8	8.0	8.4
5	8.6	7.4	8.4
6	8.5	8.6	7.6
7	8.0	8.7	7.7
8	8.2	7.5	7.7
9	8.7	7.9	8.0
10	8.6	8.0	7.2
均值	8.3	8.1	7.8
s	0.33	0.42	0.37
CV	4.0%	5.2%	4.7%
产品技术要求：CV≤10%。检测结果符合要求			

表 9.6.87　企业内部质控品（52.5mg/L）

序号	质控品（mg/L）		
	批次一	批次二	批次三
1	47.7	51.6	51.9
2	48.2	52.7	51.3
3	53.2	56.2	54.6
4	56.0	52.6	54.3
5	52.8	48.5	53.6
6	51.8	52.6	48.4
7	53.4	54.0	54.0
8	51.4	48.8	56.6
9	55.4	55.2	55.0
10	52.8	53.4	55.2
均值	52.3	52.6	53.5
s	2.68	2.46	2.37
CV	5.1%	4.7%	4.4%
产品技术要求：CV≤10%。检测结果符合要求			

表 9.6.88 企业内部质控品（129.2mg/L）

序号	质控品（mg/L）		
	批次一	批次二	批次三
1	115.2	119.6	123.8
2	105.1	122.7	111.2
3	116.4	124.0	109.0
4	112.7	107.5	110.7
5	122.2	112.4	114.2
6	125.1	119.1	113.0
7	112.7	119.6	115.3
8	116.3	110.9	117.1
9	113.7	124.1	112.4
10	119.2	122.9	105.1
均值	115.9	118.3	113.2
s	5.56	5.93	5.01
CV	4.8%	5.0%	4.4%
产品技术要求：CV≤10%。检测结果符合要求			

6.1.3 样品稳定性

6.1.3.1 血清样品（表 9.6.89）

表 9.6.89 血清样品检测结果

保存温度（℃）	检测时间	检测结果（mg/L）	偏倚（%）	检测结果（mg/L）	偏倚（%）	检测结果（mg/L）	偏倚（%）
15	血清样品	6.8	/	52.3	/	168.9	/
	1h	6.1	−10	50.2	−4	172.1	2
	2h	7.1	5	46.2	−12	162.9	−4
	3h	6.4	−6	50.6	−3	166.3	−2
	4h	6.4	−6	45.5	−13	173.2	3
	5h	5.2	−23	41.4	−21	115.8	−31
30	1h	7.1	4	55.3	6	146.2	−13
	2h	6.5	−4	45.7	−13	147.0	−13
	3h	6.0	−11	49.3	−6	185.9	10
	4h	6.5	−4	57.3	10	174.5	3
	5h	5.1	−24	38.8	−26	130.9	−22

续表

保存温度（℃）	检测时间	检测结果（mg/L）	偏倚（%）	检测结果（mg/L）	偏倚（%）	检测结果（mg/L）	偏倚（%）
−20	1个月	6.3	−7	46.5	−11	145.6	−14
	3个月	6.5	−5	49.6	−5	185.1	10
	5个月	6.8	0	47.9	−8	173.8	3
	6个月	6.5	−5	57.7	10	148.8	−12
	7个月	5.0	−25	40.0	−22	120.9	−28
2	1天	7.2	5	50.2	−4	174.2	3
	3天	7.1	4	48.8	−7	158.7	−6
	5天	6.6	−3	50.4	−4	182.2	8
	7天	6.9	2	57.1	9	179.3	6
	9天	5.1	−24	41.7	−23	105.6	−37
8	1天	6.9	2	56.3	8	175.4	4
	3天	6.1	−10	52.3	0	149.0	−12
	5天	6.7	−1	58.5	12	180.6	7
	7天	5.7	−17	47.8	−9	168.0	−1
	9天	5.5	−22	37.2	−29	124.8	−26

通过以上实验，考虑检测结果（血清样品偏倚在20%以内），血清样品于室温下可保存4h；2～8℃下可保存7天；−20℃以下可保存6个月。

6.1.3.2 血浆样品（表9.6.90）

表9.6.90 血浆样品检测结果

保存温度（℃）	检测时间	检测结果（mg/L）	偏倚（%）	检测结果（mg/L）	偏倚（%）	检测结果（mg/L）	偏倚（%）
15	血浆样品	6.9	/	53.2	/	165.6	/
	1h	7.5	8	56.6	6	182.8	10
	2h	5.8	−16	52.9	−1	183.1	11
	3h	6.0	−14	52.8	−1	181.0	9
	4h	6.2	−11	49.2	−8	150.4	−9
	5h	5.3	−24	38.1	−28	130.8	−21
30	1h	7.2	5	46.4	−13	179.6	8
	2h	6.0	−13	45.7	−14	170.8	3
	3h	6.2	−10	57.0	7	157.6	−5
	4h	5.8	−17	55.6	4	167.1	1
	5h	5.1	−26	41.9	−21	121.3	−27

续表

保存温度（℃）	检测时间	检测结果（mg/L）	偏倚（%）	检测结果（mg/L）	偏倚（%）	检测结果（mg/L）	偏倚（%）
−20	1个月	7.4	7	49.0	−8	146.2	−12
	3个月	6.2	−11	51.1	−4	150.5	−9
	5个月	6.8	−2	54.4	2	153.5	−7
	6个月	7.0	2	45.5	−15	183.0	11
	7个月	5.0	−28	41.8	−21	116.3	−30
2	1天	6.2	−10	53.5	0	163.2	−1
	3天	6.9	0	45.1	−15	184.9	12
	5天	6.6	−3	55.8	5	188.2	14
	7天	7.0	1	47.6	−11	184.8	12
	9天	5.4	−21	40.0	−23	126.1	−24
8	1天	5.9	−15	52.9	−1	154.6	−7
	3天	6.9	0	48.1	−10	151.5	−8
	5天	6.3	−8	45.0	−15	149.1	−10
	7天	5.7	−15	46.9	−12	157.7	−5
	9天	5.0	−28	41.3	−22	120.0	−28

通过以上实验，考虑检测结果（血浆样品偏倚在20%以内），血浆样品于室温下可保存4h；2～8℃下可保存7天；−20℃以下可保存6个月。

6.1.3.3 全血样品（表9.6.91）

表9.6.91 全血样品检测结果

保存温度（℃）	检测时间	检测结果（mg/L）	偏倚（%）	检测结果（mg/L）	偏倚（%）	检测结果（mg/L）	偏倚（%）
2	全血样品	7	/	55.2	/	170.2	/
	12h	6.5	−7	53.7	−3	147.5	−13
	1天	6.8	−3	48.0	−13	183.3	8
	2天	6.7	−4	46.3	−16	185.7	9
	3天	6.2	−11	47.5	−14	186.7	10
	4天	5.2	−26	40.1	−27	128.7	−24
8	12h	6.6	−6	46.9	−15	156.9	−8
	1天	6.4	−8	52.0	−6	145.7	−14
	2天	7.4	6	57.0	3	164.2	−4
	3天	7.4	6	55.3	0	175.2	3
	4天	5.4	−23	44.2	−20	117.7	−31

通过以上实验，考虑检测结果（全血样品偏倚在20%以内），全血样品于2～8℃下可保存3天。

6.1.3.4 末梢血样品（表9.6.92）

表9.6.92 末梢血样品检测结果

保存温度（℃）	检测时间	检测结果（mg/L）	偏倚（%）	检测结果（mg/L）	偏倚（%）	检测结果（mg/L）	偏倚（%）
2	末梢血样品	7.2	/	57.1	/	169.8	/
	12h	6.3	−12	52.4	−8	160.8	−5
	1天	6.3	−12	57.1	0	169.2	0
	2天	7.5	4	60.3	6	156.6	−8
	3天	6.6	−8	53.0	−7	162.8	−4
	4天	5.2	−27	43.9	−23	130.5	−23
8	12h	6.2	−15	49.6	−13	184.1	8
	1天	7.2	0	54.4	−5	158.9	−6
	2天	7.3	1	61.7	7	170.6	1
	3天	7.1	−1	51.4	−10	146.0	−14
	4天	5.6	−23	37.2	−35	123.5	−27

通过以上实验，考虑检测结果（末梢血样品偏倚在20%以内），末梢血样品于2～8℃下可保存3天。

6.1.4 稳定性评价报告

经过稳定性实验测定，稳定性评价报告见表9.6.93。

表9.6.93 稳定性评价报告

试剂名称：血清淀粉样蛋白A检测试剂盒（干式免疫荧光法）			
实验单位：			
通讯地址：			
操作者：			
试剂批次	有效期外试剂盒	批次一批次/生产日期：	××××/20××/××/××
		批次二批次/生产日期：	××××/20××/××/××
		批次三批次/生产日期：	××××/20××/××/××
评价内容	血清淀粉样蛋白A检测试剂盒（干式免疫荧光法）稳定性研究		

续表

评价依据	试剂盒原理：以两株高特异性、高敏感性的SAA单克隆抗体，其中SAA单克隆抗体Ⅰ为荧光标记抗体，包被于硝酸纤维素膜上，SAA单克隆抗体Ⅱ包被于膜上检测区，膜上质控区包被有兔抗鼠免疫球蛋白G抗体。当样品加入试剂条后，待测物通过层析作用移动，首先与荧光标记的抗体发生特异性结合，形成荧光标记抗原-抗体复合物，该复合物继续移动至检测区，再与包被于检测区的抗体结合，最终形成荧光标记的双抗体夹心复合物，通过配套仪器对该复合物进行测量和分析，可定量检测人血中SAA的含量 抗体作为一种有生物活性的免疫物质，其性能受温度、湿度等的影响，通过考察三批有效期满1个月、铝箔袋开封1h内试剂盒的性能参数，为试剂盒有效期的确定提供有用的数据
所用仪器	免疫定量分析仪
评价系统	血清淀粉样蛋白A检测试剂盒（干式免疫荧光法）
评价结果：检验结果均符合《血清淀粉样蛋白A检测试剂盒（干式免疫荧光法）产品技术要求》	
结论：血清淀粉样蛋白A检测试剂盒（干式免疫荧光法）稳定性好，检测卡于4～30℃，密封状态下存放，有效期为18个月。检测卡于4～30℃开封后，有效期为1h；检测卡于4～30℃开封后，暴露在空气中的累计时长不超过24h；未使用完的试剂建议使用试剂盒内的原自封包装袋密封保存，最长不超过7天	
复核者：	技术负责人：
审核者：	
报告日期：	

6.2 使用稳定性

6.2.1 研究目的

使用稳定性是体外诊断试剂必须具有的基本属性，是确保产品在使用过程中安全有效的重要指标，是厂家和用户共同关心的问题，也是评定试剂盒质量的一个至关重要的指标。

6.2.2 研究方法的依据

ISO23640-2011 In Vitro Diagnostic Medical Devices-Evaluation of Stability of In Vitro Diagnostic Reagents 和《临床体外诊断试剂与仪器的稳定性评价》。

6.2.3 实验方法

定标周期及在机稳定性如下：

两项工作可一个试剂通道同时开展，试剂需在试剂仓内持续开盖保存28天以上（中途不得拿出放冰箱保存），具体实验内容及数据分析方法如下：

（1）确定临时靶值及允许偏倚标准：由于已完成20天中间精密度的实验，且本次实验采用的样品与中间精密度样品相同，故直接采用中间精密度获得的 2*s* 作为允许偏倚判断标准，以 20 天测定时的质控品及混合临床样品测定的均值作为临时靶值。

（2）连续检测 28 天，每次测得的均值与靶值计算偏倚，与 2*s* 进行比较，判断是否需要重新定标，从而确定定标周期。

（3）持续跟踪 2 个月，直至定标后检测结果无法恢复为止，得出在机稳定性数据，或宣称最长在机稳定期 28 天。

6.2.4 实验结果汇总

实验结果见表 9.6.94～表 9.6.96、图 9.6.1、图 9.6.2。

表 9.6.94 校准周期/间隔实验结果（靶值及 2*s*）

	低值质控		高值质控		血清样品	
	靶值（ng/mL）	CV（%）	靶值（ng/mL）	CV（%）	靶值（ng/mL）	CV（%）
天数（*I*）	20	/	20	/	20	/
批均值标准差（*A*）	0.25	/	0.51	/	0.30	/
日均值标准差（*B*）	0.35	/	0.52	/	0.32	/
总均值（*X*）	30.4	/	69.3	/	50.8	/
重复性（*S*r）	0.338	1.12	0.649	0.94	0.374	0.74
批间精密度（*S*rr）	0.081 4	0.27	0.218	0.32	0.145	0.29
日间精密度（*S*dd）	0.302 9	1.00	0.380	0.55	0.240	0.47
室内精密度（S_T）	0.461 2	1.53	0.783	1.26	0.467	0.92
临时靶值（ng/mL）	30.4		69.3		50.8	
2*s*	0.922		1.566		0.934	
测定天数	测定值（ng/mL）	与靶值绝对偏倚	测定值（ng/mL）	与靶值绝对偏倚	测定值（ng/mL）	与靶值绝对偏倚
1	30.3	−0.1	70.1	0.8	50.6	−0.2
2	30.6	0.2	69.4	0.1	50.9	0.1
3	30.7	0.3	69.8	0.5	50.9	0.1
6	29.5	−0.9	68.1	−1.2	50.0	−0.8
7	30.5	0.1	70.5	1.2	50.9	0.1
8	30.1	−0.3	69.5	0.2	51.1	0.3
9	30.6	0.2	68.3	−1.0	50.3	−0.5
10	30.2	−0.2	69.3	0.0	51.1	0.3
13	29.6	−0.8	69.0	−0.3	50.6	−0.2
14	30.4	0.0	68.6	−0.7	50.7	−0.1

续表

测定天数	测定值（ng/mL）	与靶值绝对偏倚	测定值（ng/mL）	与靶值绝对偏倚	测定值（ng/mL）	与靶值绝对偏倚
15	29.8	−0.6	69.3	0.0	50.6	−0.2
16	30.2	−0.2	69.7	0.4	50.9	0.1
17	30.1	−0.3	69.0	−0.3	50.6	−0.2
20	29.8	−0.6	68.3	−1.0	50.8	0.0
21	29.9	−0.5	69.2	−0.1	50.8	0.0
22	29.9	−0.5	68.0	−1.3	50.7	−0.1
23	30.2	−0.2	68.9	−0.4	50.9	0.1
24	30.0	−0.4	68.8	−0.5	50.9	0.1
27	29.6	−0.8	68.3	−1.0	51.0	0.2
28	29.9	−0.5	69.9	0.6	50.4	−0.4

低值质控

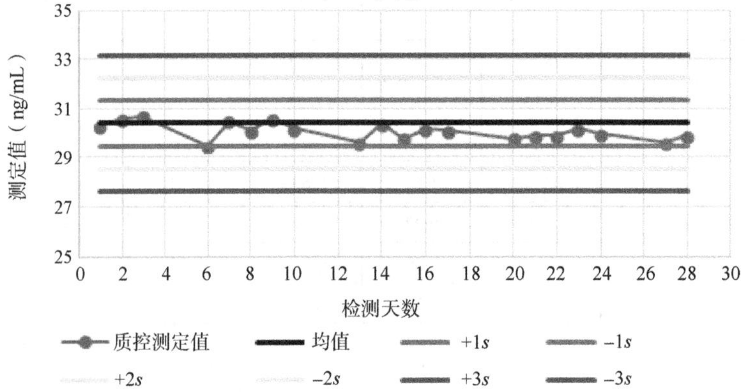

高值质控

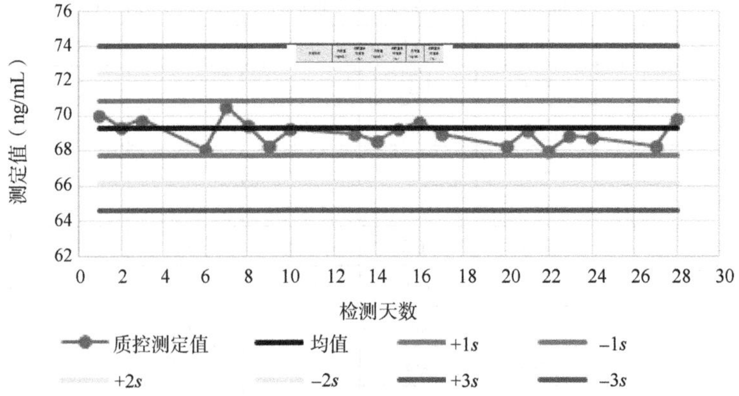

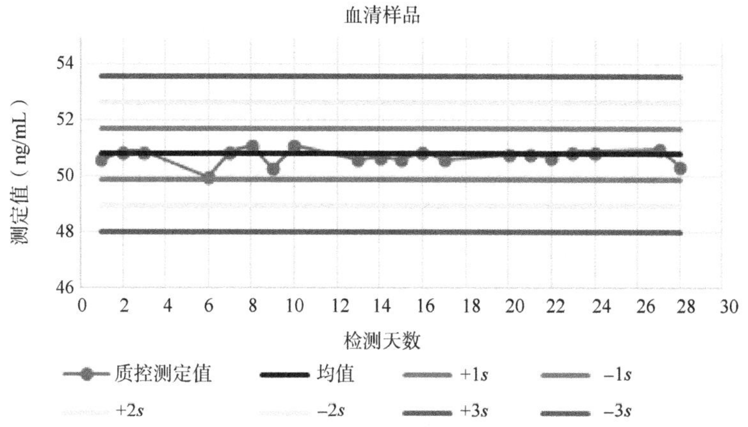

图 9.6.1　定标周期

结论：可以得出 28 天内检测的低值质控、高值质控和血清样品与临时靶值偏倚均没有超过 2*s*，所以定标周期为 28 天。

表 9.6.95　在机稳定期实验结果（靶值及 2*s*）

	低值质控		高值质控		血清样品	
	靶值（ng/mL）	CV（%）	靶值（ng/mL）	CV（%）	靶值（ng/mL）	CV（%）
天数（*I*）	20	/	20	/	20	/
批均值标准差（*A*）	0.25	/	0.51	/	0.30	/
日均值标准差（*B*）	0.35	/	0.52	/	0.32	/
总均值（*X*）	30.4	/	69.3	/	50.8	/
重复性（*S*r）	0.338	1.12	0.649	0.94	0.374	0.74
批间精密度（*S*rr）	0.081 4	0.27	0.218	0.32	0.145	0.29
日间精密度（*S*dd）	0.302 9	1.00	0.380	0.55	0.240	0.47
室内精密度（S_T）	0.461 2	1.53	0.783	1.26	0.467	0.92
临时靶值（ng/mL）	30.4		69.3		50.8	
2*s*	0.922		1.566		0.934	
测定天数	测定值（ng/mL）	与靶值绝对偏倚	测定值（ng/mL）	与靶值绝对偏倚	测定值（ng/mL）	与靶值绝对偏倚
1	30.3	−0.1	70.3	69.8	50.6	50.8
2	30.6	0.2	70.1	69.7	50.9	50.7

续表

测定天数	测定值（ng/mL）	与靶值绝对偏倚	测定值（ng/mL）	与靶值绝对偏倚	测定值（ng/mL）	与靶值绝对偏倚
3	30.7	0.3	69.6	69.9	50.9	51.2
6	29.5	–0.9	67.6	67.8	50.0	50.2
7	30.5	0.1	68.5	70.2	50.9	50.9
8	30.1	–0.3	69.3	69.7	51.1	50.9
9	30.6	0.2	68.8	69.9	50.3	50.4
10	30.2	–0.2	70.1	69.3	51.1	50.8
13	29.6	–0.8	67.9	68.9	50.6	51.0
14	30.4	0	69.7	68.9	50.7	50.6
15	29.8	–0.6	69.9	68.5	50.6	50.7
16	30.2	–0.2	68.9	70.0	50.9	50.6
17	30.1	–0.3	68.0	69.3	50.6	50.7
20	29.8	–0.6	68.5	67.6	50.8	50.2
21	29.9	–0.5	68.6	68.4	50.8	50.8
22	29.9	–0.5	68.3	67.8	50.7	50.3
23	30.2	–0.2	69.2	69.2	50.9	50.6
24	30.0	–0.4	67.8	69	50.9	51.0
27	29.6	–0.8	69.2	69.3	51.0	50.8
28	29.9	–0.5	69.0	68.5	50.4	50.7
29	30.4	0.0	68.4	68.7	50.4	50.7
30	30.5	0.1	70.0	68.4	50.9	50.8
31	30.4	0.0	68.8	69.3	50.7	50.2
34	29.7	–0.7	67.7	69.3	49.8	50.4
35	30.5	0.1	69.5	68.8	50.7	50.8
37	29.8	–0.6	68.6	68.5	50.6	50.5
43	30.5	0.1	69.6	69.3	50.6	50.7
48	30.1	–0.3	68.2	69.1	50.8	50.6
51	30.4	0.0	69.3	68.1	50.6	50.7
55	30.4	0.0	68.4	69.4	50.7	50.3
58	29.3	–1.1	67.4	67.2	50.8	50.7
60	29.9	–0.5	68.0	68.3	50.5	50.1

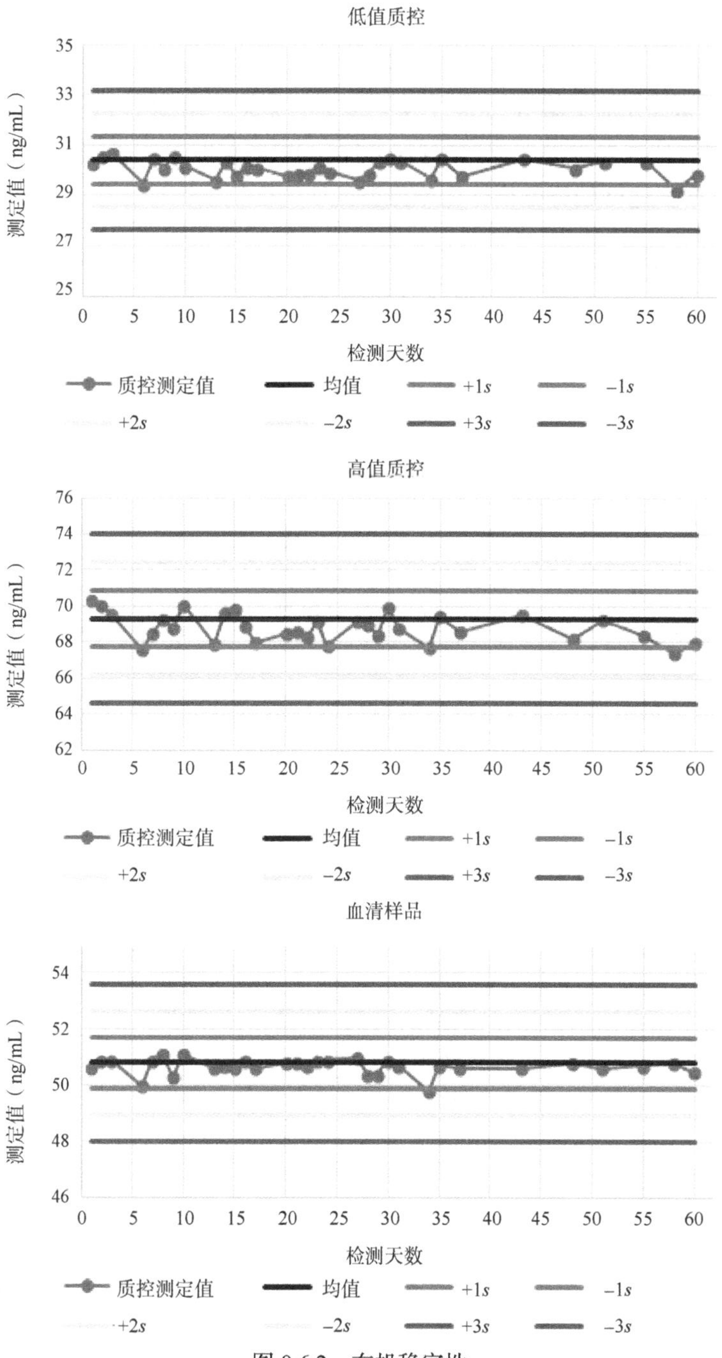

图 9.6.2　在机稳定性

结论：可以得出在机检测 60 天内低值质控、高值质控和血清样品与临时靶值偏倚均没有超过 2*s*，所以在机稳定性为 60 天。

6.2.5　复溶稳定性

试剂复溶后分别于第 1 天、3 天、5 天、7 天、14 天、21 天、28 天进行检测，测定质控品（单水平），重复测定 3 次，测定结果与靶值比较进行结果判定，按照 *t* 检验方法进行趋势分析作为辅助判定。

6.2.6　实验结果汇总（表 9.6.96、表 9.6.97）

表 9.6.96　复溶稳定性实验结果

测定天数	质控品（靶值：58U/L）				
	测定 1	测定 2	测定 3	平均值	与靶值相对偏倚(%)
1	59.77	59.99	59.45	59.74	2.99
3	57.97	58.58	57.70	58.08	0.14
5	58.02	56.65	57.84	57.50	-0.86
7	59.00	59.03	58.49	58.84	1.45
14	57.23	57.88	58.15	57.75	-0.43
21	59.21	57.44	57.48	58.04	0.07
28	58.20	57.82	58.35	58.12	0.21

以上数据用 *t* 检验观测趋势，作为辅助判断：

表 9.6.97　*t* 检验趋势分析结果

复溶保存温度	测定天数	（测定天数–测定天数均值）^{2}	质控品测定值（U/L）			
			测定 1	测定 2	测定 3	平均值
2～8℃	1	105.80	59.77	59.99	59.45	59.74
2～8℃	3	68.65	57.97	58.58	57.70	58.08
2～8℃	5	39.51	58.02	56.65	57.84	57.50
2～8℃	7	18.37	59.00	59.03	58.49	58.84
2～8℃	14	7.37	57.23	57.88	58.15	57.75
2～8℃	21	94.37	59.21	57.44	57.48	58.04
2～8℃	28	279.37	58.20	57.82	58.35	58.12
均值	11.29	613.43				
均值 $^{1/2}$		24.767				
s_{xy}	0.768					
$s_{(b_1)}$	0.031					
t	2.093					

续表

复溶保存温度	测定天数	（测定天数–测定天数均值）^{2}	质控品测定值（U/L）			
			测定 1	测定 2	测定 3	平均值
b_1	–0.028					
$t\times s_{(b_1)}$	0.065					
结果判断	当 $\lvert b_1 \rvert < t\times s_{(b_1)}$ 时趋势不显著，反之显著					
结果	不显著					

结论：试剂复溶 28 天内，质控品与靶值偏倚在 5%以内，t 检验结果趋势变化不著，所以试剂的复溶稳定性为 28 天。

6.3 实时稳定性：抗甲状腺过氧化物酶抗体检测试剂盒（化学发光免疫分析法）

6.3.1 稳定性研究的目的

稳定性是体外诊断试剂必须具有的基本属性，是确保产品在使用过程中安全有效的重要指标。试剂盒的有效期是厂家和用户共同关心的问题，也是评定试剂盒质量的一个至关重要的指标。

通过开展实时效期稳定性的研究，为抗甲状腺过氧化物酶抗体检测试剂盒（化学发光免疫分析法）（以下简称本试剂盒）的储存条件和有效期的确定提供依据。

6.3.2 稳定性研究方法的确定依据

根据《体外诊断医疗器械体外诊断试剂稳定性评价》（YY/T 1579-2018）的行业标准，设计了常规稳定性，即实际储存条件下稳定性的研究。

6.3.3 稳定性研究的具体方法与过程

6.3.3.1 试剂及其来源、拟定储存条件

用于稳定性研究的试剂为连续生产的、经检验合格的 3 批成品试剂盒，批号分别为 20160608、20160609、20160612。

本试剂盒拟定储存温度为 2～8℃。

6.3.3.2　判定试剂合格的标准

充分考虑试剂盒在临床应用的实际情况，按照成品检定项目进行，主要考察试剂盒的外观、准确度、线性、检出限、重复性、产品校准品相关要求。

（1）外观

1）试剂盒各组分齐全、完整，液体无渗漏。

2）中文包装标签应清晰，无磨损。

（2）技术指标

根据《抗甲状腺过氧化物酶抗体定量检测试剂（盒）（化学发光免疫分析法）》（YY/T 1458-2016）的要求，对本试剂盒进行实时稳定性（有效期）研究。研究内容包括准确度、线性、检出限、重复性和产品校准品的相关要求，检测结果要求符合以下质量标准：

1）准确度：检测标准物质，相对偏倚应在±10%范围内。

2）线性：在 5～500IU/mL 范围，其相关系数 r 应不小于 0.9900。

3）检出限：不大于 2IU/mL。

4）重复性：分别用（30±6）IU/mL 及（200±40）IU/mL 浓度水平的样品各重复检测 10 次，其变异系数不超过 10%。

5）产品校准品

a. 外观：液体澄清、无混浊或沉淀。

b. 准确度：实测值与标识值[校准品 1（15±3）IU/mL、校准品 2（150±30）IU/mL、校准品 3（50±10）IU/mL] 相对偏倚应在±10%范围内。

c. 均一性：瓶间变异系数不超过 5%。

6.3.3.3　试验的质量控制

（1）实验中所需的设备均经过校验，具备实验条件。

（2）选择有经验的人员进行实验操作，实验前仔细阅读说明书。

（3）实验必须在符合校准条件前提下进行室内质控测定，只有在室内质控合格的情况下，当天的实验室数据才有效。

6.3.3.4　稳定性试验的具体方法与过程

实时稳定性（有效期）试验：根据医院的订货需求，本试剂盒拟定效期为 18 个月。将 3 批试剂保存于（–20±5）℃，分别于第 3、6、9、12、15、18、21 个月每批取出 8 个试剂盒，以企业工作参考品为待检样品，按操作说明书进行操作，检测各项指标是否符合 6.3.3.2 的要求。根据 21 个月的实验结果，按照体外诊断试剂的相关原则，确定成品有效期。

6.3.4 成品试剂盒稳定性实验结果汇总

成品试剂盒实时稳定性（有效期）实验结果汇总见表 9.6.98～表 9.6.100。

表 9.6.98 实时稳定性（有效期）实验结果 20160608 批

检测内容		标准		检测结果 0个月	3个月	6个月	9个月	12个月	15个月	18个月	21个月
外观		a. 试剂盒各组分齐全、完整，液体无渗漏 b. 中文包装标签清晰，无磨损		符合	符合	符合	符合	符合	符合	符合	符合
准确度		检测标准物质，相对偏差应在±10%范围内		−6.4%	0.9%	−1.5%	−2.1%	5.2%	2.7%	−1.6%	4.4%
线性		在 5～500IU/mL 范围，其相关系数 *r* 应不小于 0.990 0		0.999 0	0.999 1	0.999 2	0.999 2	0.999 6	0.999 9	0.999 2	0.999 0
检出限		不大于 2IU/mL		0.48	0.36	0.37	0.43	0.35	0.32	0.53	0.47
重复性		分别用（30±6）IU/mL 及（200±40）IU/mL 浓度水平的样品各重复检测 10 次，其变异系数不超过 10%	水平 1	2.6%	3.9%	4.3%	3.6%	2.5%	4.0%	3.8%	4.1%
			水平 2	3.6%	3.1%	5.2%	3.8%	3.9%	3.5%	4.2%	4.7%
产品校准品	外观	液体澄清、无混浊或沉淀		符合	符合	符合	符合	符合	符合	符合	符合
	准确度	实测值与标识值[校准品 1（15±3）IU/mL、校准品 2（150±30）IU/mL、校准品 3（50±10）IU/mL]相对偏差应在±10%范围内	校准品 1	−3.7%	3.7%	5.8%	3.3%	−6.0%	−4.4%	0.3%	0.5%
			校准品 2	4.8%	−5.6%	5.8%	−0.5%	−2.6%	−3.0%	−1.3%	1.0%
			校准品 3	−2.3%	6.9%	1.5%	7.3%	−1.1%	−3.2%	−3.4%	−1.6%
	均一性	瓶间变异系数不超过 5%	校准品 1	0.5%	0.0	3.7%	0.0	1.9%	3.6%	0.0	0.0
			校准品 2	3.6%	3.8%	1.8%	1.9%	0.0	0.0	0.0	0.0
			校准品 3	0.0	3.5%	0.0	0.0	0.0	1.6%	0.0	0.0

表 9.6.99 实时稳定性（有效期）实验结果 20160609 批

检测内容		标准		检测结果							
				0个月	3个月	6个月	9个月	12个月	15个月	18个月	21个月
外观		a. 试剂盒各组分齐全、完整，液体无渗漏 b. 中文包装标签清晰，无磨损		符合	符合	符合	符合	符合	符合	符合	符合
准确度		检测标准物质，相对偏差应在±10%范围内		−5.2%	−1.8%	−4.9%	−5.3%	−0.9%	1.7%	−2.4%	−3.7%
线性		在 5～500IU/mL 范围，其相关系数 r 应不小于 0.990 0		0.999 2	0.999 4	0.999 2	0.999 0	0.999 8	0.999 6	0.999 7	0.999 6
检出限		不大于 2IU/mL		0.67	0.41	0.39	0.40	0.46	0.48	0.49	0.40
重复性		分别用（30±6）IU/mL 及（200±40）IU/mL 浓度水平的样品各重复检测 10 次，其变异系数不超过 10%	水平 1	4.7%	4.9%	4.9%	3.9%	3.8%	4.3%	4.0%	4.9%
			水平 2	3.7%	3.9%	3.8%	4.4%	4.7%	2.7%	4.2%	4.5%
产品校准品	外观	液体澄清、无混浊或沉淀		符合	符合	符合	符合	符合	符合	符合	符合
	准确度	实测值与标识值[校准品 1（15±3）IU/mL、校准品 2（150±30）IU/mL、校准品 3（50±10）IU/mL]相对偏差应在±10%范围内	校准品 1	−0.4%	2.0%	1.5%	0.3%	−5.2%	−4.5%	3.9%	6.9%
			校准品 2	−1.9%	0.3%	2.0%	−1.2%	−3.2%	−1.2%	−0.5%	−0.6%
			校准品 3	0.9%	−0.9%	−4.0%	−1.2%	−4.0%	−2.3%	2.8%	−3.3%
	均一性	瓶间变异系数不超过 5%	校准品 1	0.8%	2.7%	0.0	0.0	0.0	2.1%	0.0	0.0
			校准品 2	0.0	0.0	0.0	3.6%	0.0	0.0	1.5%	0.0
			校准品 3	0.0	1.0%	2.6%	0.0	0.0	0.0	0.0	0.0

表 9.6.100 实时稳定性（有效期）实验结果 20160612 批

检测内容	标准	检测结果							
		0个月	3个月	6个月	9个月	12个月	15个月	18个月	21个月
外观	a. 试剂盒各组分齐全、完整，液体无渗漏 b. 中文包装标签清晰，无磨损	符合	符合	符合	符合	符合	符合	符合	符合
准确度	检测标准物质，相对偏差应在±10%范围内	−4.9%	3.0%	0.7%	−3.0%	−1.0%	−7.1%	−2.9%	1.2%
线性	在 5～500IU/mL 范围，其相关系数 r 应不小于 0.990 0	0.999 8	0.999 0	0.999 2	0.998 5	0.999 4	0.999 1	0.999 1	0.999 0

续表

检测内容		标准		检测结果							
				0个月	3个月	6个月	9个月	12个月	15个月	18个月	21个月
检出限		不大于 2IU/mL		0.31	0.36	0.36	0.51	0.48	0.45	0.40	0.41
重复性		分别用（30±6）IU/mL 及（200±40）IU/mL 浓度水平的样品各重复检测 10 次,其变异系数不超过10%	水平 1	4.2%	3.9%	4.8%	3.2%	4.7%	3.2%	3.8%	3.9%
			水平 2	4.0%	4.9%	3.3%	4.8%	4.2%	4.1%	4.0%	4.3%
产品校准品	外观	液体澄清、无混浊或沉淀		符合	符合	符合	符合	符合	符合	符合	符合
	准确度	实测值与标识值[校准品 1（15±3）IU/mL、校准品 2（150±30）IU/mL、校准品 3（50±10）IU/mL]相对偏差应在±10%范围内	校准品 1	–2.3%	–1.9%	1.0%	7.5%	0.1%	–2.4%	6.1%	4.9%
			校准品 2	–4.6%	–5.2%	2.2%	6.3%	–0.8%	–1.8%	–0.3%	0.6%
			校准品 3	4.2%	1.1%	–6.3%	3.0%	4.8%	–4.7%	1.4%	0.7%
	均一性	瓶间变异系数不超过 5%	校准品 1	3.8%	2.0%	3.7%	0.4%	2.3%	0.0	0.0	3.5%
			校准品 2	0.0	0.0	0.0	0.0	0.0	2.8%	0.0	0.0
			校准品 3	0.0	0.0	2.7%	0.0	0.0	0.0	0.0	0.0

6.3.5 稳定性研究结论

从上述实时稳定性的实验结果得出以下结论：本试剂盒在实际储存条件（2～8℃）下储存 18 个月后检测，性能稳定。

6.4 运输稳定性：生化试剂模拟运输试验

6.4.1 试验目的

通过模拟运输试验，确认产品运输稳定性。

6.4.2 试验方法

取试做的试剂一批（带外包），设定运输温度为 10℃，震荡放置 7 天。模拟运输完成后，测定产品的外观、空白吸光度、分析灵敏度、准确度、重复性、线性区间。

6.4.3 结果

（1）外观（表 9.6.101）

表 9.6.101 外观

运输时间		0 天	7 天
批号		T001	T001
外观	R1	符合标准	符合标准
	R2	符合标准	符合标准
标准		R1 应为无色透明溶液，并且无混浊、无未溶解物 R2 应为淡黄色透明溶液，并且无混浊、无未溶解物	
判定		运输 7 天的试剂外观合格	

（2）空白吸光度、分析灵敏度（表 9.6.102）

表 9.6.102 空白吸光度、分析灵敏度

运输时间	0 天	7 天
批号	T001	T001
空白吸光度	0.090	0.089
空白吸光度变化率	0.005	0.005
校准品吸光度变化率（220U/L）	0.038	0.038
分析灵敏度	0.00015	0.00015
标准	空白吸光度≤0.15，分析灵敏度≥0.00005	
判定	运输 7 天的试剂空白吸光度和分析灵敏度合格	

（3）准确度（表 9.6.103）

表 9.6.103 准确度（单位：U/L）

参考物质	企业参考品	
运输时间	0 天	7 天
批号	T001	T001
1	235.5	235.1
2	237.9	235.5
3	238.5	234.0
平均值	237.3	234.9
偏倚	−1.5%	−2.5%
靶值（U/L）	241.0	241.0
标准	相对偏倚应在±10.0%范围内	
判定	运输 7 天的试剂准确度合格	

（4）重复性（表 9.6.104）

表 9.6.104 重复性（单位：U/L）

质控品	企业参考品	
运输时间	0 天	7 天
批号	T001	T001
1	235.5	235.1
2	237.9	235.5
3	238.5	234.0
4	238.5	236.3
5	238.0	234.7
6	237.2	235.2
7	239.6	237.4
8	239.3	236.4
9	240.3	236.4
10	238.2	234.4
平均值	238.3	235.5
标准差 *s*	1.337	1.177
CV	0.6%	0.5%
标准	重复性（变异系数 CV）≤5.0%	
判定	运输 7 天的试剂重复性合格	

（5）线性区间（表 9.6.105）

9.6.105 线性区间（单位：U/L）

运输时间	0 天						
批号	T001						
稀释浓度	理论浓度	1	2	3	平均值	绝对偏倚（%）	相对偏倚（%）
18.5	14.7	18.8	18.4	18.4	18.5	3.8	—
182.2	178.7	177.4	176.6	176.9	177.0	—	–1.0
345.9	342.8	340.0	338.1	338.4	338.8	—	–1.2
509.6	506.9	508.2	506.1	506.0	506.8	—	0.0
673.3	670.9	665.1	672.9	674.5	670.8	—	0.0
837.0	835.0	835.9	843.9	831.3	837.0	—	0.2
回归方程	y=1.0022x–3.8591					相关系数	1.000
运输时间	7 天						
批号	T001						

续表

稀释浓度	理论浓度	1	2	3	平均值	绝对偏倚（%）	相对偏倚（%）
19.7	15.0	19.5	19.7	19.8	19.7	4.7	—
181.2	176.3	179.0	181.2	181.2	180.5	—	2.4
342.7	337.6	323.3	324.0	325.6	324.3	—	–3.9
504.3	499.0	499.1	500.0	499.8	499.6	—	0.1
665.8	660.3	657.9	658.9	658.6	658.5	—	–0.3
827.3	821.7	828.2	826.7	826.9	827.3	—	0.7
回归方程	y=0.9989x–4.7268					相关系数	0.999 7
标准	试剂盒线性区间应覆盖[20.0，800.0] U/L a. 线性相关系数 $r\geqslant0.990$ b. [20.0，100.0] U/L 区间内，线性绝对偏倚应在±10.0U/L 范围内 [100.0，800.0] U/L 区间内，线性相对偏倚应在±10.0%范围内						
判定	运输 7 天的试剂线性区间合格						

6.4.4　结论

通过模拟运输试验确认该产品在正常运输过程中可以保持稳定。

6.5　加速稳定性：乙型肝炎病毒核酸定量检测试剂盒（PCR–荧光法）

6.5.1　稳定性研究的目的

通过开展不同条件下的稳定性研究，为乙型肝炎病毒核酸定量测定试剂盒（PCR-荧光法）（以下简称本试剂盒）的储存条件和有效期的确定提供依据。

6.5.2　稳定性研究方法的确定依据

根据《中国药典》（2010 年版）第二部“附录XIX C 原料药与药物制剂稳定性试验指导原则”中规定的相关内容及相关文献，设计了常规稳定性（即实际储存条件下的稳定性）研究、运输稳定性研究、加速破坏稳定性研究和开盖（或叫开瓶）稳定性（即使用过程中的稳定性）研究。

6.5.3 稳定性研究的具体方案

6.5.3.1 试剂及其来源、拟定储存条件

用于稳定性研究的试剂为连续生产的、经检验合格的 3 批成品试剂盒，包括 2016001 批。

本试剂盒拟定储存温度为（–20±5）℃。

6.5.3.2 判定试剂合格的标准

充分考虑试剂盒在临床应用的实际情况，按照成品检定项目进行，主要考察试剂盒的参考品线性、样品线性、准确度、特异性（阴阳参考品符合率）、最低检出量、精密度。

（1）外观检查：外包装盒完整无破损，说明书清楚完整，品名、批号和有效期清楚。各管试剂外观应完整，标记应清晰，无破损。试剂溶化后，溶液澄清，无明显沉淀，无悬浊物。

（2）技术指标：根据《乙型肝炎病毒脱氧核糖核酸定量检测试剂注册技术审查指导原则》的要求，对本试剂盒实时稳定性（有效期）、运输稳定性、开瓶稳定性及冻融次数限制等进行研究。研究内容包括参考品线性、样品线性、准确度、特异性（阴阳参考品符合率）、最低检出量、精密度，检测结果要求符合以下质量标准：

1）参考品线性：检测试剂盒中参考品，线性相关系数$|r|\geqslant 0.98$。

2）线性：检测企业线性参考品 L0～L6 或国家标准品梯度稀释样品，线性相关系数$|r|\geqslant 0.98$。

3）准确度：检测企业线性参考品 L0～L6 或国家标准品梯度稀释样品，理论值与实测值的对数值偏倚在±0.4 范围内。

4）阳性参考品符合率：检测企业参考品中的 19 份阳性参考品或国家参考品中的 9 份阳性参考品，阳性符合率（+/+）为 100%。

5）阴性参考品符合率：检测企业或国家参考品中的 8 份阴性参考品，阴性符合率（–/–）为 8/8。

6）最低检出量：检测样品体积为 200μL 时，检测企业检出限参考品 S1 或用国家参考品稀释至 8IU/mL，检测结果为阳性。检测样品体积为 400μL 时，检测企业检出限参考品 S2 或用国家参考品稀释至 5IU/mL，检测结果为阳性。

7）精密度：检测企业高浓度精密度参考品或用国家参考品稀释至 5×10^2IU/mL，浓度对数值的变异系数（CV）≤5%。检测企业低浓度精密度参考品或用国家参考品稀释至 2×10^2IU/mL，浓度对数值的 CV≤10%。

6.5.3.3 试验的质量控制

（1）HBV 阴性对照：HBV 阴性对照无 C_t 值（每个 PcR 反应管内的荧光信号达到设定的阈值时所经历的循环数）显示，但内标为阳性（$C_t \leqslant 40$）。

（2）HBV 强阳性对照检测浓度值介于 1.58×10^4～1.58×10^5IU/mL，临界阳性对照检测浓度值介于 1.58×10^2～1.58×10^3IU/mL。

（3）4 个定量参考品均为阳性，且线性相关系数$|r|\geqslant0.98$。

6.5.3.4 稳定性试验的具体方法与过程

实时稳定性（有效期）试验：取 1 个批次的试剂，置于 40℃、45℃、50℃保存 24h、48h、72h 后检测，按说明书进行操作，检测各项指标是否符合 6.5.3.2 的要求。

6.5.4 成品试剂盒稳定性实验结果汇总

加速稳定性实验结果见表 9.6.106。

表 9.6.106 加速稳定性实验结果

保存温度（℃）	保存时间（h）	参考品线性	样品线性		阴阳性符合率		检出限		精密度浓度对数值 CV		结论
		ABCD |r|	L0～L6 |r|	L0～L6 准确度	P1～P19（+/+）	N1～N8（-/-）	S1	S2	R1（500IU/mL，%）	R2（200IU/mL，%）	
25	24	0.997	0.999	合格	19/19	8/8	阳性	阳性	1.42	1.76	合格
	48	0.999	0.998	合格	19/19	8/8	阳性	阳性	2.44	3.53	合格
	72	0.989	0.982	合格	19/19	8/8	阳性	阳性	3.97	4.47	合格
30	24	0.997	0.997	合格	19/19	8/8	阳性	阳性	2.63	1.32	合格
	48	0.999	0.998	合格	19/19	8/8	阳性	阳性	2.75	3.31	合格
	72	0.989	0.982	合格	19/19	8/8	阳性	阳性	3.24	4.42	合格
35	24	0.997	0.998	合格	19/19	8/8	阳性	阳性	2.23	2.61	合格
	48	0.989	0.982	合格	19/19	8/8	阳性	阳性	3.91	4.15	合格
	72	0.984	0.980	合格	18/19	8/8	阴性	阳性	5.67	7.83	不合格
40	24	0.997	0.995	合格	19/19	8/8	阳性	阳性	3.84	3.79	合格
	48	0.981	0.987	合格	19/19	8/8	阳性	阴性	3.84	3.79	不合格
	72	0.935	0.976	合格	16/19	8/8	阴性	阴性	6.07	8.30	不合格

参 考 文 献

陈立星，高小坤. 2012. 医院体外诊断试剂冷链管理初探. 国际检验医学杂志，33(21)：2672-2673

邓建平. 朱海波. 徐继勋. 等. 2010. 改良试剂瓶提高生化试剂开瓶稳定性的应用研究. 现代检验医学杂志，25（1）：91-94

冯艳敏. 2017. 浅谈体外诊断试剂包装运输验证方法. 养生保健指南，49，163

国家药品监督管理局. 2018. YY/T 1579-2018 5.2.2/ISO 23640：2011. 体外诊断医疗器械体外诊断试剂稳定性评价. 1

国家药品监督管理局. 2018. YY/T 1579-2018 5.2.2/ISO 23640：2011. 体外诊断医疗器械体外诊断试剂稳定性评价. 2

国家药品监督管理局. 2018. YY/T 1579-2018 5.2.2/ISO 23640：2011. 体外诊断医疗器械体外诊断试剂稳定性评价. 4

国家药品监督管理局. 2018. YY/T 1579-2018 5.2.2/ISO 23640：2011. 体外诊断医疗器械体外诊断试剂稳定性评价. 5

徐加发，蔡瑶. 2017. 浅析体外诊断试剂稳定性研究. 中国医疗器械信息，15：31

张力心. 2016. 浅议生化类体外诊断试剂开瓶稳定性. 中国卫生标准管理，7（1）：135-136

张丽. 2006. 关于体外诊断试剂的稳定性研究. 中国新药杂志，15（22）：1899

张妍，王治国. 2012. 体外诊断试剂的稳定性测试. 现代检验医学杂志，27（2）：1

郑松柏. 庄俊华. 王建兵. 等. 2012. 复溶过程中多种因素对干粉质控品检测结果的影响评估. 国际检验医学杂志，33（15）：1866-1869

第十部分

体外诊断产品的临床试验及其结果评价

1

目　的

本共识旨在将国家药品监督管理局的相关文件细化和落实，为从事相关工作的人员提供参考。

2

范　围

本共识适用于按照医疗器械管理的体外诊断试剂在中国境内进行的、用于中国境内注册申请的临床试验。体外诊断试剂临床试验是指在相应的临床环境中，对体外诊断试剂的临床性能进行的系统性研究。临床试验的目标在于通过考察产品的临床性能是否满足使用要求或预期用途，确认产品的风险/受益比是否可接受，并确定产品的适用人群及适应证。申办者应根据产品具体情况，可以参考本共识制定合理的临床试验方案和实施措施。

3

规范性引用文件

下列文件对于本部分的应用是必不可少的。凡是注明日期的引用文件，仅该日期的版本适用于本部分。凡是不注日期的引用文件，其最新版本适用于本部分：

（1）《体外诊断医疗器械 制造商提供的信息（标示）第 1 部分：术语、定义和通用要求》（GB/T 29791.1-2013/ISO 18113.1：2009，IDT）。

（2）《国家食品药品监督管理总局 体外诊断试剂注册管理办法》（2014 年）。

（3）《国家食品药品监督管理总局 体外诊断试剂临床试验技术指导原则》（2014 年）。

（4）《国家食品药品监督管理总局 医疗器械临床试验质量管理规范》（2016 年）。

（5）《国家药品监督管理局 体外诊断试剂临床试验指导原则（征求意见稿）》（2018 年）。

（6）《国家卫生健康委医学伦理专家委员会办公室 中国医院协会 涉及人的临床研究伦理审查委员会建设指南（2019 版）》。

（7）*Measurement Procedure Comparison and Bias Estimation Using Patient Samples；Approved Guideline*-Third Edition. 2013（CLSI）。

（8）*Method Comparison and Bias Estimation Using Patient Samples；Approved Guideline*-Second Edition. 2002（CLSI）。

4

术语与定义

体外诊断试剂（IVD reagent）：被制造商预期用作体外诊断医疗器械的化学、生物学或免疫学组分、溶液或制备物。[GB/T 29791.1-2013/ISO 18113.1：2009，3.28]

预期用途（intended use）：体外诊断制造商在技术指标、使用说明和体外诊断制造商提供的信息中给出的关于产品、过程或服务使用的目标意图。[GB/T 29791.1-2013/ISO 18113.1：2009，3.31]

注：体外诊断标示中的预期用途说明可包括两部分，即关于体外诊断医疗器械功能的说明（例如一个用于检测血清或血浆分析物 x 的免疫化学测量程序）和关于检验结果预期医学用途的说明。

试剂盒（kit）：旨在用于完成一个特定体外诊断检验、包装在一起的一组组成。[GB/T 29791.1-2013/ISO 18113.1：2009，3.32]

注：试剂盒组成可包括试剂（如抗体、酶、缓冲液和稀释液）、校准物、控制物质和其他物品和材料。

性能评价（performance evaluation）：对预期成为体外诊断医疗器械的器械，为建立或验证其性能声明而进行的研究。[GB/T 29791.1-2013/ISO 18113.1：2009，3.52]

标本（specimen）：一种体液或组织的独立取出部分，该部分供检验、研究或分析一个或多个量或特征，以便确定其整体的特征。[GB/T 29791.1-2013/ISO 18113.1：2009，3.54]

参考测量程序（reference measurement procedure）：被接受作为提供适合下列预期用途的测量结果的测量程序，即评价测量同类量的其测量程序测得量值的测量正确度、校准或参考物质赋值。[GB/T 29791.1-2013/ISO 18113.1：2009，3.59]

干扰（interference）：由一个影响量引起的测量的系统效应，该影响量自身不在测量系统中产生信号，但它会引起示值的增加或减少。[GB/T 29791.1-2013/ISO 18113.1：2009，A.3.2]

注：对测量结果的干扰与分析特异性概念相关。测量程序相对于样品的其他成分特异性越好，越不易于受到这些化合物的分析干扰。

风险（risk）：危害的发生概率与其严重程度的结合。[GB/T 29791.1-2013/ISO 18113.1：2009，3.61]

最低风险（minimal risk）：是指不高于日常生活中面临的伤害，或是在身体或心理的常规检查/检测中面临的伤害。[《涉及人的临床研究伦理审查委员会建设指南（2019 版）》]

安全性（safety）：免除于不可接受风险的程度。[GB/T 29791.1-2013/ISO 18113.1：2009，3.63]

样品（sample）：取自某一系统的一个或多个代表性部分，旨在提供该系统的相关信息。[GB/T 29791.1-2013/ISO 18113.1：2009，3.64]

培训（training）：安全和正确使用体外诊断医疗器械所要求的以操作者为中心、依应用而异的指导。[GB/T 29791.1-2013/ISO 18113.1：2009，3.69]

浓度（concentration）：组分的物质的量除以系统的体积。[GB/T 29791.1-2013/ISO 18113.1：2009，A.3.10]

注 1：除非指明质量浓度、体积浓度或数目浓度，术语浓度认为是指物质浓度。

注 2：对于临床化学推荐采用单位“摩尔每升”，对此量不推荐使用。

注 3：不赞成使用术语“水平”作为浓度的同义词。

注 4：描述一个量时，浓度必须与含量清楚区分开。

注 5：样品或系统的物质的量是与实际基本实体的数目成比例的物理量。基本实体可以是原子、分子、离子、电子或颗粒，其选择依情境而定，对此须做说明。

注 6：物质的量的国际单位制（SI）单位是摩尔（mol），它被定义为与 0.012kg（或 12g）碳-12 中的原子数目相等的基本实体的物质的量。该数是阿伏伽德罗常数，NA。它的值是 6.02214179（30）$\times 10^{23}mol^{-1}$。

注 7：在一个系统中规定成分的颗粒或基本实体数目除以该系统的体积称为数目浓度。

参考区间（reference interval）：来自生物参考人群的数值的特定分布区间。[GB/T 29791.1-2013/ISO 18113.1：2009，3.7]

注 1：健康成年男性和女性人群的血清钠离子浓度值的 95%生物参考区间是 135～145mmol/L。

注 2：参考区间通常规定为中心 95%区间，在特别情况下其他大小或不对称分布的参考区间可能会更合适。

注 3：参考区间可能依赖于原始样品类型和使用的检验程序。

注 4：在有些情况下，只有一端的生物学参考界限是重要的，通常是上限“x”，相应的生物学参考区间将是小于或等于“x”。

注 5：“正常范围”、“正常值”和“临床范围”等术语含糊不清，因此不鼓励使用。

临界值（cut-off value）：用于鉴别样品，作为判断特定疾病、状态或被测量存在或不存在的界限的量值。[GB/T 29791.1-2013/ISO 18113.1：2009，A.3.13]

注 1：测量结果高于临界值被认为是阳性而低于临界值被认为是阴性。

注 2：测量结果接近临界值可被认为是非确定性。

注 3：临界值的选择决定检验的诊断特异性和诊断灵敏度。

诊断灵敏度（diagnostic sensitivity）：体外诊断检验程序可以识别与特定疾病或状态相关的目标标志物存在的能力。[GB/T 29791.1-2013/ISO 18113.1：2009，A.3.15]

注 1：在已知目标标志物存在的样品（阳性样品）中也定义为阳性百分数（即真阳性率、阳性标本检出率）。

注 2：诊断灵敏度以百分数表达（数值分数乘以 100）。以 100×真阳性值数（TP）除以真阳性值数与假阴性值数（FN）的和，即总已知阳性样品数来计算，或 100×TP/（TP+FN）。此计算基于从每个研究对象中只取一个样品的研究设计。

注 3：目标状态由独立于被考察检查程序的标准定义。

诊断特异性（diagnostic specificity）：体外诊断检验程序可以识别特定疾病或状态相关的目标标志物不存在的能力。[GB/T 29791.1-2013/ISO 18113.1：2009，A.3.16]

注 1：在已知目标标志物不存在的样品中也定义为阴性百分数。

注 2：诊断特异性以百分分数表达（数值分数乘以 100）。以 100×真阴性值数（TN）除以真阴性值数（TN）与假阳性值数（FP）的和来计算，或 100×TN/（TN+FP）。此计算基于从每个对象中只取出一个样品的研究设计。

注 3：目标状况由独立于被考察检查程序的标准定义。

线性（linearity）：给出与样品中被测量的值直接成比例的测得量值的能力。[GB/T 29791.1-2013/ISO 18113.1：2009，A.3.21]

注 1：对于体外诊断医疗器械，线性与测量示值校正或线性化后给定测量区间内的测量结果有关。

注 2：线性通过测量包含配方已知或的相对关系已知（不必绝对知道）的被测量样品来评价。当测量结果相对被测量绝对或相对数值作图时，所作曲线对直线的符合程度即线性度的量度。

偏倚（bias）：系统测量误差的估计值。[GB/T 29791.1-2013/ISO 18113.1：2009，A.3.25]

注 1：偏倚反相关于正确度。

注 2：偏倚的估计是一系列测量值的平均值减去参考量值。

定性检验（qualitative examination）：基于物质的化学或物理特性将其识别或分类的一组操作。[GB/T 29791.1-2013/ISO 18113.1：2009，A.3.43]

注：化学反应、溶解性、分子量、熔点、辐射特性（发射、吸收）、质谱、核半衰期。

定量检验（quantitative examination）：测量分析物的量或浓度并以适当测量单位的数字量值表达的一组操作。[GB/T 29791.1-2013/ISO 18113.1：2009，A.3.45]

注：定性检验可以在没有定量检验之前进行，但定量检验要求识别要指定数值的分析物。

标准差（standard deviation）：方差的平方根。[GB/T 29791.1-2013/ISO 18113.1：2009，A.3.52]

注 1：可表达为变异系数，用标准差除以均值乘以 100 计算并以百分数表达。

注 2：以前的术语相对标准差被术语变异系数替代。

Ⅰ类错误（α）[type Ⅰ error（α）]：当一个物质存在时，错误地拒绝其不存在的零假设的概率，即假阳性结果。[EP17-A2]

Ⅱ类错误（β）[type Ⅱ error（β）]：当实际上物质存在预指定水平，错误地接受其不存在的零假设的概率，即假阴性结果。[EP17-A2]

离群值（outlier）：样本中的观察值，其值与其余值相差甚远，以表明它可能来自不同的总体，或测量误差的结果。[EP09-A3]

注 1：WHO 将其定义为"一组值中的一个数值与该组的其他数值不一致"。[WHO-BS/95.1793]

注 2：可以使用统计检验来识别离群值，但是使用目视检查数据的"常识"判断通常更为有效。

Deming 回归（Deming regression）：一种比较实验的测量程序中估计斜率和截距参数的方法，同时考虑到两种测量程序的不精确性。[EP09-A3]

注：各测量程序的测量误差均计入估计程序。

Passing-Bablok 回归（Passing-Bablok regression）：通过非参数方法估计比较实验的测量程序中斜率和截距的方法。[EP09-A3]

普通线性回归[ordinary linear regression（OLR）]：最小二乘线性回归，通常是指非加权最小二乘回归。[EP09-A3]

注：OLR 也可以描述为均匀加权的普通最小二乘回归。

受试者操作特征曲线（receiver operator characteristic curve）：将不同分析或判断标准获得的结果以（1–特异性）为横坐标，以敏感性为纵坐标绘制成的曲线。曲线下的面积反映了试验的效能，面积越大，试验的效能越高。选择曲线最左上段（敏感性高、特异性好）可以协助试验最佳指标的确定。[《核医学名词》]

临床试验（clinical trial）：指临床干预性研究，通常包括新的干预（如新药临床试验）或者已有干预新的使用方法或目的（如扩大适应证）。[《涉及人的临床研究伦理审查委员会建设指南（2019 版）》]

多中心临床试验（multicentre trial）：遵循同一方案，在多个试验中心，分别由多名研究者负责实施完成的临床试验。[《涉及人的临床研究伦理审查委员会建设指南（2019 版）》]

临床研究（clinical research）：涉及人类受试者的研究，目的是增进医学知识，通常包括临床观察性研究和干预性研究。[《涉及人的临床研究伦理审查委员会建设指南（2019 版）》]

伦理审查委员会（ethics review committee，institutional review board）：由医学专业人员、伦理学专家、法律专家及非医务人员组成的独立组织，其职责为核查临床研究方案及附件是否合乎伦理，并为之提供公众保证，确保受试者的安全、健康和权益受到保护。该委员会的组成和一切活动不应受临床试验组织和实施者的干扰或影响。[《涉及人的临床研究伦理审查委员会建设指南（2019 版）》]

不良事件（adverse event）：患者或者临床研究受试者接受某种试验干预后出现的不良医学事件。当事件存在可能的合理性证明时，不良事件与试验有关。[《涉及人的临床研究伦理审查委员会建设指南（2019 版）》]

受试者（research participant）：参加生物医学研究的个人或人群，可以作为试验组、对照组或观察组。一般包括健康自愿者、与试验目标人群无直接相关性的自愿参加者，或是来自试验用药所针对的患病人群。[《涉及人的临床研究伦理审查委员会建设指南（2019 版）》]

受试者招募（recruit）：是从潜在研究受试者（参与者）或受试者的法定监护人获得有效的知情同意以进行相关试验的过程。凡涉及人类研究受试者的临床试验，应已获得伦理审查委员会的批准，受试者的招募才能开始。[《涉及人的临床研究伦理审查委员会建设指南（2019 版）》]

修正案（protocol amendment）：对试验方案，以及有关试验组织实施的其他文件及信息的书面修改或澄清。[《涉及人的临床研究伦理审查委员会建设指南（2019 版）》]

严重不良事件（serious adverse event）：临床研究中发生需住院治疗、延长住院时间、伤残、影响工作能力、危及生命或死亡、导致先天畸形等的事件。[《涉及人的临床研究伦理审查委员会建设指南（2019 版）》]

知情同意（informed consent）：指向受试者告知一项研究的各方面情况后，受试者自愿确认其同意参加该项临床研究的过程，须以签名和注明日期的知情同意书作为文件证明。[《涉及人的临床研究伦理审查委员会建设指南（2019 版）》]

知情同意书（informed consent form）：是每位受试者表示自愿参加某一临床研究的文件证明。研究者需向受试者说明研究性质、目的、可能的受益和风险、可供选用的其他治疗方法以及符合《世界医学大会赫尔辛基宣言》规定的受试者的权利和义务等，使受试者充分了解后表达其同意。[《涉及人的临床研究伦理审查委员会建设指南（2019 版）》]

试验用体外诊断试剂（*in vitro* diagnostic reagent for testing）：是指临床试验中对其安全性、有效性进行确认或者验证的拟申请注册的体外诊断试剂。[《体外诊断试剂临床试验技术指导原则》（2014 年）]

临床试验方案（clinical trial protocol）：是指有关临床试验的题目、目的、设计、方法学、统计学考虑和组织等文件，通常也包括试验的背景、理论基础。[《体外诊断试剂临床试验技术指导原则》（2014 年）]

研究者（the researchers）：是指负责在一个临床试验机构中实施临床试验的人，如果在一个临床试验机构中是由一组人员实施试验的，则研究者指的是这个组的负责人，也称主要研究者。[《体外诊断试剂临床试验技术指导原则》（2014 年）]

标准操作规程[standard operating procedure（SOP）]：是指为有效地实施和完成某一临床试验中每项工作所拟定的标准和详细的书面规程。[《体外诊断试剂临床试验技术指导原则》（2014 年）]

5

共　　识

5.1 基本原则

5.1.1 伦理原则

临床试验必须遵循《世界医学大会赫尔辛基宣言》确定的伦理准则，应当经临床试验机构伦理委员会审查并同意，临床试验机构不具备伦理审查条件的，应由区域伦理委员会审查并同意。

研究者需考虑临床试验样品，如血液、尿液、羊水、胸腔积液、腹腔积液、组织液、组织切片、骨髓等的获得或试验结果对受试者的风险性，应提请伦理委员会的审查，并获得审查批准意见及受试者的知情同意书。对于例外情况，如客观上不可能获得受试者的知情同意或该临床试验对受试者几乎没有风险，可经伦理委员会审查和批准后免于受试者的知情同意。受试者的权益、安全和健康必须高于科学和社会利益，为受试者保密，尊重个人隐私，防止受试者因检测结果而受到歧视或伤害，确保临床试验不会将受试者置于不合理的风险之中，在整个研究过程中，始终遵循自愿参加原则、对参加者无害原则、匿名和保密原则，以及普遍性道德行为准则。另外，临床前研究结果支持进行临床试验，伦理委员会可根据项目实际情况给予最终审查意见。

2017 年 10 月中共中央办公厅、国务院办公厅印发《关于深化审评审批制度改革鼓励药品医疗器械创新的意见》，其中在我国境内开展多中心临床试验的，经临床试验组长单位伦理审查后，其他成员单位应认可组长单位的审查结论，不再重复审查。各地可根据需要设立区域伦理委员会，指导临床试验机构伦理审查工作，可接受不具备伦理审查条件的机构或注册申办者委托对临床试验方案进行伦理审查，并监督临床试验开展情况。

5.1.2 依法原则

本共识是在以《医疗器械临床试验质量管理规范》（国家食品药品监督管理总

局、中华人民共和国国家卫生和计划生育委员会令第 25 号)、《体外诊断试剂注册管理办法》(国家食品药品监督管理总局令第 5 号),以及《体外诊断试剂临床试验技术指导原则》(2014 年)等为基础的法规框架下制定的。体外诊断试剂临床试验的开展应符合相关法规条款的要求。

5.1.3 科学原则

临床试验是根据(抽样得到的)有限的受试者样本得出研究结果,对未来具有类似情况的受试者总体做出统计学推断的过程。因此在临床试验设计时,需要应用统计学原理,对试验相关因素做出合理、有效的安排,并对试验结果进行科学合理的分析。

研究者应根据产品临床预期用途、相关疾病的流行病学背景和统计学要求等,对临床试验进行科学的设计,同时最大限度控制试验误差、提高试验质量并对试验结果进行科学合理的分析。

真实性是科学原则的前提,指人们对于事物的本质的正确反映,排除主观意识,而以客观存在为依据。临床试验必须正确反映试验用产品在临床应用中的安全性和有效性,是通过对一定数量样本的研究得出的对试验用产品的总体评价。在体外诊断试剂临床试验中,临床试验方案设计、实施及结果分析时,如果存在有关影响因素所致的系统误差,则将致使对试验用体外诊断试剂安全有效性的评价偏离真值。为避免、排除、防止这些因素对临床研究的干扰,确保研究结果的可靠性及结论的准确性和科学性,在临床试验中要应用一些重要的方法和原则,如同步检测、随机化和盲法等。

5.2 临床试验设计

临床试验设计首先应根据国家药品监督管理局等机构发布的相关法规、指导原则等文件要求,按照产品预期用途、适用人群、被测物特点和产品使用方法(如使用者、结果解释、样品类型)等进行科学的设计,包括选择适当的临床试验方法、确定适合的受试者、选择合理的统计方法和临床评价标准等。临床试验结论应能够证明产品的临床性能满足预期用途的要求,并支持说明书中所描述的相关内容。

在进行临床试验之前,可考虑设计一个小样本的预试验,特别是对于全新的体外诊断试剂,或相比已上市同类产品在检测原理、诊断效能等方面有重大差异的产品,预试验可用来确定可能的预期用途、适用人群、临床评价指标等,对可能导致偏倚的因素进行有限的评价，并有助于减少非预期的结果导致临床试验方案设计需要修改的可能性。一般而言，为了做出科学有效的确证推理，预实验数据不可与临床试验阶段的研究数据合并。

临床试验开始前，申办者应与各临床试验机构研究者一起制定科学合理的临床试验方案，经伦理委员会批准，临床试验方案一经批准不得随意改动，在临床试验全过程中严格遵循。临床试验方案的内容要求参见附录1。各临床试验机构执行统一的临床试验方案，包括临床试验方法，受试者选择，评价指标，预估样本总量，样品收集，运送和保存方法，试验材料设备的接收、保管与使用，统计分析方法和质量控制要求等。方案中根据各机构情况确定样本量的分配计划。

临床试验结束后各临床试验机构研究者应分别总结各自的临床试验数据，出具临床试验小结，并附临床试验数据表等资料。临床试验小结及其附件的内容要求参见附录 2。

根据现行法规要求，由相关单位对所有临床试验数据进行汇总，完成数据统计分析，出具临床试验报告。临床试验报告的格式和内容要求参见附录 3。

临床试验全部原始记录保存于各临床试验机构，保存至规定年限备查。

5.2.1 临床试验方法

临床试验方法的选择应根据产品预期用途、检测结果的性质(定性或定量等)，以及临床参考标准和参比试剂的可获得性等因素进行综合考虑，临床试验结论应能够支持预期用途描述的内容。临床试验方案中应针对临床参考标准或参比试剂的选择及依据进行明确描述。

5.2.1.1 “已有同品种批准上市”产品的临床试验

对于已有同品种产品上市的体外诊断试剂，临床试验可用试验用体外诊断试剂与已上市同品种产品（参比试剂）对同一组临床样品进行检测，对结果进行比较研究，证明两者等效，从而间接证明试验用体外诊断试剂临床性能满足预期用途的要求。参比试剂在预期用途、适用人群、样品类型、检测性能等方面应与试验用体外诊断试剂具有较好的可比性。

选择目前临床普遍认为质量较好的产品作为参比试剂，同时应充分了解所选择产品的技术信息，包括方法学、临床预期用途、样品类型、主要性能指标（如准确性、精密度、线性范围等）、校准品的溯源情况、推荐的阳性判断值或参考区间等，以便对试验结果进行科学的分析。在选择已上市的同品种产品（参比试剂）时应重点考虑的因素见表 10.5.1。

表 10.5.1　选择已上市的同品种产品时重点考虑的因素

考虑因素	解读内容
方法学	A. 应选择与试验用试剂方法学原理相同或相似的参比试剂 B. 参比试剂方法学分析性能应近似于或优于试验用试剂
临床预期用途	A. 两试剂的临床预期用途应一致 B. 参比试剂的预期用途至少应涵盖试验用试剂预期用途
样品类型	A. 试验用试剂与参比试剂的样品类型应一致，具有可比性的样品类型，如血清、血浆，应以一种样品类型为主 B. 试验用试剂样品类型多于参比试剂，且不具可比性，应分别对比，同时样品量满足相关要求
主要性能指标（如准确性、精密度、线性范围）	A. 试验用试剂和参比试剂主要性能指标基本一致，甚至具有比试验用试剂更好的精密度 B. 线性范围：参比试剂的范围至少与试验用试剂的线性范围相同或相近，以便在线性范围内可比较
校准品的溯源	参比试剂和试验用试剂的校准品溯源应一致
推荐的阳性判断值或参考区间	参比试剂和试验用试剂推荐的阳性判断值或参考区间应一致或接近
配套仪器	A. 参比系统的试剂、仪器、校准品均应已取得医疗器械注册证 B. 试验用系统的仪器、校准品应已取得医疗器械注册证或与试验用试剂同步注册，且进度基本一致
临床用户反馈	联系一定数量该产品的使用单位，了解临床实际使用情况和普及情况等

为了更加全面地评价体外诊断试剂的临床性能，临床试验中亦可将与临床参考标准的比较研究和与已上市同类产品的比较研究相结合，对产品的预期用途和被测物检测准确性等性能进行综合评价。

5.2.1.2　新研制体外诊断试剂的临床试验

一般情形下，新研制体外诊断试剂的临床试验应采用试验用体外诊断试剂诊断性能与临床参考标准进行比较研究的方法，评价试验用体外诊断试剂的临床诊断敏感性和特异性，从而证明其临床诊断性能满足预期用途的要求。临床参考标准是指现有条件下临床上可获得的能够用来确定受试者目标状态（健康状态、疾病状态、疾病进程、指导临床处置的疾病或健康状态等）的最佳方法，通常来自临床和实验室的医学实践，包括现有条件下公认的、可靠的、权威的疾病诊断标准（如组织病理学检查、影像学检查、病原体分离培养鉴定、长期随访所得的结论等），疾病诊疗指南中明确的疾病诊断方法，行业内的专家共识或临床上公认的、合理的参考方法等。临床参考标准可能是一种方法，也可能是多种方法相结合。

对于某些目前临床上尚不存在明确的临床参考标准、亦无同类产品上市的情况，临床试验研究者应依据现有临床实践和理论基础，建立目前公认、合理的方法进行比较研究。另外，对于风险较高的产品，建议优先选择与临床参考标准进行比较研究。对用于早期诊断、疗效监测、预后判断等用途的体外诊断试剂，在与临床参考标准进行比较研究的同时，还必须对受试者进行跟踪研究。研究者应明确受试者的入选标准、随访标准和随访时间。

5.2.1.3 变更申请中涉及的产品临床试验

体外诊断试剂变更注册的临床试验一般采用变更后产品与变更前产品进行检测性能比较研究；对于变更前后产品性能发生显著变化的或增加临床适应证等情形，亦可采用对其临床诊断性能与临床参考标准或已上市同类产品的临床诊断性能进行比较研究的方法，证明变更后产品的临床性能。

5.2.1.4 其他特殊情形的临床试验

对于某些体外诊断试剂，临床试验中可能遇到需要特殊考虑的情形，例如：

（1）由消费者个人自行使用的体外诊断试剂，临床试验中除需评价检测试剂临床性能以外，还需评价无医学背景使用者对产品说明书的认知能力，并证明无医学背景使用者与专业检验人员检测结果的一致性。

（2）与指导用药相关的产品的临床试验，除需进行被测物检测准确性评价以外，还需评价检测结果对临床用药和患者管理的指导效果，以证明检测试剂可以使患者临床获益。

（3）用于疗效监测、预测、预后判断等用途的体外诊断试剂的临床试验，应对受试者进行多个时间点的重复观测（随访），以证明其预期用途和适用人群等。研究者应根据疾病病程明确受试者随访时间、评价指标等。

（4）疾病筛查类产品（如用于胎儿染色体非整倍体疾病产前筛查的检测试剂等）应进行前瞻性的临床试验，针对筛查人群纳入受试者，以相关疾病的临床诊断标准（包括受试者随访结果）为对照，证明产品的灵敏度、特异性、阳性/阴性预期值、似然比、相对风险值等临床性能指标满足要求。

（5）某些情况下，试验用体外诊断试剂与参比试剂由于标本采集、处理、保存等差异，导致不能使用同一份标本进行检测（例如，适用标本为拭子标本，但两种方法适用的拭子材质和保存液不同的情况），此时可针对每位受试者分别采集标本并进行试验用试剂和参比试剂的检测，两次采集标本的顺序应遵循随机原则。需要注意的是，一般仅在一次标本采集不会影响下一次标本采集时才考虑采用此种试验方法。

5.2.2 偏倚的控制

偏倚是指在临床试验方案设计、实施及结果分析时，有关影响因素所致的系统误差，致使对试验用体外诊断试剂安全有效性的评价偏离真值。在临床试验设计、临床试验过程和数据分析过程中均可能会引入偏倚，偏倚干扰临床试验得出正确的结论，在临床试验的全过程中均需防范其发生。

5.2.2.1 盲法和随机化

为了控制临床试验过程中及对结果进行解释时产生有意或无意的偏倚，建议采用盲法比对。盲法是控制临床试验中因“知晓分组信息”而产生偏倚的重要措施之一，目的是临床试验中的各方人员对分组信息的不可知。根据设盲程度的不同，盲法可分为完整设盲、不完整设盲和不设盲。在完整设盲的临床试验中，受试者、研究者和评价者等相关人员均要对分组信息处于盲态。试验方案中需要对采用不完整设盲或者不设盲试验设计的理由进行论述。

随机化被认为是保证临床试验科学性的重要原则之一，在体外诊断试剂的临床试验中，应采取随机抽样和样本比对的顺序随机化。随机抽样即在符合入组标准、排除标准要求的前提下，按照时间顺序采用随机的方式抽样至达到所需样本量。

体外诊断试剂的比较研究试验中应对受试者样本设盲，并使检测顺序随机，以避免因操作者和检测结果的评价者知晓受试者的疾病诊断或对比试剂检测结果等信息而引入偏倚。表 10.5.2 中列举了利用 EXCEL 表格中的“rand ( )”函数进行编盲：首先对每个入组的样本进行数字编号，用样本编号替代受试者的姓名等关键身份信息和疾病诊断等样本信息。然后通过“rand ( )”函数生成的随机数排序将样本编号随机化，将随机化后的样本编号与参比系统编盲号（按顺序，方便在试验仪器中编号）对应，重复该操作完成试验用系统的编盲。编盲过程由不参与试验操作的研究者进行，并将编盲后的样本分别交给两个系统的试验操作者进行比对测试。试验完成后，记录测试结果，并由研究者根据编盲表进行揭盲。

表 10.5.2　编盲表

样本编号	随机数	参比系统编盲号	样本编号	试验用系统编盲号	样本编号
6	0.839975	4001	6	5001	7
7	0.807083	4002	7	5002	1
5	0.405339	4003	5	5003	4
2	0.073455	4004	2	5004	2
4	0.442754	4005	4	5005	10

续表

样本编号	随机数	参比系统编盲号	样本编号	试验用系统编盲号	样本编号
3	0.893195	4006	3	5006	8
10	0.588161	4007	10	5007	5
8	0.334237	4008	8	5008	9
1	0.806032	4009	1	5009	3
9	0.384819	4010	9	5010	6

5.2.2.2 同步比对

为避免因疾病进程不同或样品保存时间不同而造成临床试验结果偏离真值，在试验过程中试验系统和参比系统的检测同步进行。为满足同步比对的要求，在样品的体积满足测试要求的情况下，样品收集时可以将样品分成两等份，测试由两位操作人员同时进行。在排除携带污染、保证样品稳定性满足要求等情况下，比对样品的类型不同时（如试验用体外诊断试剂与临床参考标准对比），虽然不能满足同一时间点的比对，但也应当在相同的时间段完成。

5.2.2.3 试验过程控制

为减少偏倚对试验结果的干扰，还需在以下方面进行控制：各临床试验单位选择相同的仪器型号以减少变量；试验前按照统一的标准对研究者进行培训；样本入组严格按照本临床试验方案规定的入排标准和样品保存运输方法，并覆盖预期适用人群；结果的判读按照统一标准等。

5.2.2.4 中心效应

各家临床试验机构应按照统一的临床试验方案同期开展临床试验。应该注意，尽管使用了统一的研究方案，各临床试验机构的临床数据进行合并统计时，仍有可能出现中心效应，即各中心试验结果出现显著差异。中心效应可能反映了各中心之间受试者入组、临床试验操作等方面的差异，中心效应的产生可能影响研究结果的解释。临床试验方案设计时应考虑如何排除由于中心效应所带来的潜在的偏倚。申办者需保证各临床试验机构的研究者遵从试验方案，临床试验方案制定后，各机构应按照方案制定标准操作规程，标准操作规程中的相关规定应与体外诊断试剂产品说明书中的内容一致。试验前申办者应组织参与临床试验的相关人员进行临床试验方案和试验操作的培训，以确保临床试验操作的一致性，最大限度地控制试验误差。试验实施过程中要有监查及质控措施，建议各中心采用统一的质控物和质控方案；各临床试验机构之间试验样本量应尽量均衡。同时，对于各中心试验结果出现显著差异的情况，应具体分析原因，并视情况考虑采用适宜的统计方法对多中心数据进行分析评价。

5.2.3 受试者选择

临床试验方案中应根据试验用体外诊断试剂的预期用途、适用人群和检测要求等合理确定临床试验受试者选择要求，包括受试者入组/排除标准，受试者纳入方法，标本采集、保存和运输方法，以及样本剔除标准等，并在临床试验过程中严格遵循。非适用范围的人群入组将引入偏倚，导致临床试验结果不能反映产品的真实情况。

5.2.3.1 临床试验的受试人群

（1）临床试验受试者应来自产品预期用途所声称的适用人群（目标人群），如具有某种症状、体征、生理、病理状态或某种流行病学背景等情况的人。

（2）受试者应包括经临床参考标准确定具有某种目标状态的病例组和不具有目标状态的对照组。病例组纳入标准应能够反映目标状态的全部特征，如用于疾病辅助诊断的产品，需考虑症状典型和非典型，疾病的分型、分期，病程的长短，病情的轻重等。对照组需考虑纳入可能对检测产生干扰的受试者、易与目标状态相混淆的疾病病例，以及一定数量的表观健康者，以评价产品的检测特异性。此外，受试者纳入标准还需考虑其他影响因素，如不同性别、不同年龄层次、不同民族、不同种族、不同地域的影响等。

（3）定量检测试剂临床试验时，入组样本检测结果应尽量覆盖检测范围内的各个浓度水平，并要求在医学决定水平及参考区间附近浓度。定性检测试剂临床试验时，入组样本检测结果应覆盖低中高浓度水平，且在阳性判断值附近入组一定比例样本。

（4）当采用境外临床试验数据时，应考虑受试人群是否能够充分反映中国目标人群的全部特征。

5.2.3.2 受试者纳入方法

通常，如体外诊断试剂在不同亚组的人群中具有相似的临床性能，则纳入受试者时可仅根据预先设定的纳入/排除标准，而不考虑特定的基线特征或分层。若体外诊断试剂临床性能预期在不同亚组的人群中有差异，或在某些重要的亚组中需要得到特别的关注时，建议采用分层入组的方式。

分层入组是将目标人群划分为预先指定的非重叠的不同亚组，针对每个亚组分别入组受试者，每个亚组的样本量应分别满足统计学要求。例如，可以按性别

（男性、女性）和年龄组（低于或高于特定年龄）对目标人群进行分层。分层入组方式不仅确保了对重要亚组的充分评价，还有利于获得更准确的性能结果。

5.2.3.3　样本要求

（1）前瞻性样本和回顾性样本：如果受试者纳入及标本采集是按照该临床试验规定的受试者选择要求进行的，则该临床样本为前瞻性样本；如受试者标本的采集是基于其他临床研究的受试者选择要求，或并未依据任何临床研究的规定，则该样本对于本次临床试验为回顾性样本，如来自某些样本库的样本。

体外诊断试剂的临床试验应尽量采用前瞻性样本，并尽量立即检测，如需在采集后保存一段时间集中检测，样本的储存条件和储存时间应符合说明书规定的条件。

当受试人群包括具有罕见状况的受试者，且回顾性样本符合临床性能评价要求时，申办者可适当纳入回顾性样本，需要注意：①回顾性样本可能仅包括最为典型或极端的病例，不能全面地代表适用人群，因此入组回顾性样本时，需考虑样本对产品适用人群的代表性，应满足上述对受试者纳入标准的要求；②试验过程中，经过编盲后，对于试验操作者和结果判读、解释者，应不能区分回顾性样本和前瞻性样本；③回顾性样本的储存、处理等对试验用体外诊断试剂和参比试剂的检测不一定完全适合，可能引入新的变量，因此应确认样本储存、处理等操作是否符合检测要求，是否可能造成被测物降解等。此外，由于选择性入组回顾性样本，导致具有罕见状况的受试者在临床试验受试人群中的比例显著高于自然状态下的适用人群总体中的比例，这可能使整体性能有偏倚（如预测值偏倚）。这个潜在偏倚应在统计分析中加以考虑。

（2）样本的剔除：纳入临床试验的样本不应随意剔除，应在临床试验方案中设定样本剔除标准，不应以试验结果不符合预期为由随意剔除样本。

（3）样本类型：临床试验样本种类多，包括血液、尿液、羊水、胸腔积液、腹腔积液、组织液、组织切片、骨髓、腔道拭子等，不同样本的采集、保存和运送等过程应符合产品说明书要求，并在临床试验方案中明确。

5.2.4　临床试验机构和研究者

5.2.4.1　对临床试验机构和研究者选择的要求

根据中共中央办公厅、国务院办公厅印发《关于深化审评审批制度改革鼓励药品医疗器械创新的意见》（厅字〔2017〕42 号）和《国务院关于修改〈医疗器械监督管理条例〉的决定》（中华人民共和国国务院令第 680 号）规定，医疗器械临床试验机构由资质认定改为备案管理。

临床试验申办者应选择已按照《国家食品药品监督管理总局 国家卫生和计划生育委员会关于发布医疗器械临床试验机构条件和备案管理办法的公告》（2017年第145号）要求在“医疗器械临床试验机构备案管理信息系统”备案的医疗器械临床试验机构开展临床试验。自2019年1月1日起，医疗器械（包括体外诊断试剂）临床试验申办者应当选取已经在备案系统备案的医疗器械临床试验机构，按照《医疗器械临床试验质量管理规范》（国家食品药品监督管理总局 国家卫生计生委令第25号）和《体外诊断试剂注册管理办法》（国家食品药品监督管理总局令第5号）的有关要求开展临床试验。另外，申办者应根据产品特点及预期用途，综合不同地区人群差异、流行病学背景、病原微生物的特性等因素选择具有相关学科优势的机构开展临床试验。临床试验机构应能够代表该产品预期使用机构的类型。

体外诊断试剂临床试验机构应当具备临床试验所需的专业技术水平、组织管理能力、伦理审查能力，以及与所开展临床试验相适应的试验条件、设施设备等。具体包括但不限于：常规开展相关检测项目和疾病诊疗项目，具有相关诊断结果解读及疾病处置的能力，具有防范和处理临床试验中突发事件和严重不良事件的应急机制及处置能力；具有能够满足临床试验需要的受试人群；具有必备的实验室检测条件及设施设备，满足相关的检测实验室资质认定要求（如有）等。

临床试验研究者应了解必要的临床试验法规要求。临床试验机构应能够确保相关临床试验严格按照预定方案实施，并能够配合产品注册申报过程，包括进行必要的补充试验、配合临床试验真实性核查等。临床试验研究者和参与临床试验的人员应具有设计并实施相关临床试验的能力，熟悉相关检测技术，能够对检测结果进行正确判读。临床试验统计学负责人应为有相关专业背景和专业能力的从业人员。

5.2.4.2　临床试验机构数量的要求

（1）依据2014年9月11日国家食品药品监督管理总局发布的《体外诊断试剂临床试验技术指导原则》：第三类体外诊断试剂申请人应当选定不少于3家（含3家）、第二类体外诊断试剂申请人应当选定不少于2家（含2家）临床试验机构。涉及产品检测条件优化、增加与原样品类型具有可比性的其他样品类型等变更事项相关的临床试验，至少2家（含2家）临床试验机构开展临床试验。

（2）2018年11月22日国家药品监督管理总局发布关于公开征求《体外诊断试剂临床试验指导原则（征求意见稿）》中要求：体外诊断试剂临床试验应在多家临床试验机构同期开展，并确定一家临床试验机构为牵头单位，牵头单位研究者为协调研究者，负责临床试验过程中各临床试验机构间的工作协调，在临床试验前期、中期和后期组织研究者会议，并与申办者共同对整个试验的实施负责。需要进行临床试验的体外诊断试剂，应选择三家及以上符合要求的临床试验机构开展临床试验，需进行变更注册临床试验的，一般可选择两家及以上符合要求的临床试验机构开展临床试验。

临床试验机构的数量应当根据现行法规、指导原则的要求进行选择。

5.2.5　临床评价指标的选择

临床评价指标应在临床试验的设计阶段确定，并在临床试验方案中予以明确。对于定量检测的体外诊断试剂评价指标一般涉及相关系数、回归方程、医学决定水平处的偏倚、ROC 曲线下面积等。对于定性检测的体外诊断试剂分两种情况：对于与临床参考标准进行比对的定性试剂主要的评价指标包括灵敏度、特异度、总符合率及其 95%CI、Kappa 值及其 95%CI 等；对于选择已上市同类产品为参比试剂的评价方法主要的评价指标包括阳性符合率、阴性符合率、总符合率及其 95%CI、Kappa 值及其 95%CI 等。

另外，诊断试验评价指标分为两类，即先验诊断概率指标和后验诊断概率指标，前者系在已知受试者为患病或非患病的条件下，推断诊断结果为阳性或阴性的概率，如灵敏度和特异度、诊断符合率、比数积（或称诊断优势比）、Kappa 系数、诊断似然比、约登指数等；后者系在已知诊断结果为阳性或阴性的条件下，推断受试者患病或非患病的概率，如阳性预测值和阴性预测值、信息量等。先验诊断概率指标多用于选择人群的研究；后验诊断概率指标则多用于随机人群的研究。但后验指标涉及难以获得的人群患病率指标，因此大大限制了应用。

5.2.6　样本量要求与估算

在保证研究结论具有一定可靠性（精度和检验效能）的前提下，常需要在设计阶段估计所需的最少试验单位数，在临床研究过程中盲目增加研究样本量会增加实际工作的困难，从而导致人力、物力和时间的浪费，同时增加研究样本量，会使实验条件更难控制，也将使样本人群中包含较多的混杂因素，对研究结果可能造成一定的影响。另外，当研究工作假设检验的结果没有显著性时（$P>0.05$），也应该考虑是否没有采用足够的样本量以致检验效能偏低。因此确定合适的样本量应该是临床研究中首先考虑的重要问题。

体外诊断试剂临床试验的样本量与多种因素相关，如检测的可重复性、干扰因素、亚组间的差异性，以及被测物特点等。临床试验方案中应对临床试验需要的最低样本量进行估算，并说明依据。

5.2.6.1 法规和指导原则的样本量要求

（1）依据 2014 年 9 月 11 日国家食品药品监督管理总局发布的《体外诊断试剂临床试验技术指导原则》

1）一般要求。第三类产品：临床试验的总样本量至少为 1000 例；第二类产品：临床试验的总样本量至少为 200 例。

2）特殊要求

A. 采用核酸扩增方法进行病原体检测的体外诊断试剂：临床试验总样本量至少为 500 例。

B. 与麻醉药品、精神药品、医疗用毒性药品检测相关的体外诊断试剂：临床试验总样本量至少为 500 例。

C. 流式细胞仪配套用体外诊断试剂：临床试验总样本量至少为 500 例。

D. 免疫组织化学抗体试剂及检测试剂盒：与临床治疗、用药密切相关的标志物及其他具有新的临床意义的全新标志物，临床试验总样本量至少为 1000 例；临床使用多个指标综合诊治的标志物之一，与辅助诊断、鉴别诊断、病情监测、预后相关的标志物，临床试验总样本量至少为 500 例。

E. 用于血型检测的体外诊断试剂：临床试验总样本量至少为 3000 例。

F. 新研制体外诊断试剂产品的临床试验样本量至少为 1000 例。

G. 变更事项相关的临床试验：涉及产品检测条件优化、增加与原样本类型具有可比性的其他样本类型等变更事项，第三类产品临床试验总样本量至少为 200 例，第二类产品临床试验总样本量至少为 100 例，并在至少 2 家（含 2 家）临床试验机构开展临床试验；变更抗原、抗体等主要原材料的供应商，阳性判断值或参考区间的变化及增加临床适应证等变更事项，应根据产品具体变更情况，酌情增加临床试验总样本量。

H. 国家药品监督管理局制定发布的《体外诊断试剂临床试验技术指导原则》对临床试验例数有规定的，应参照相应指导原则确定样本量。

（2）2018 年 11 月 22 日，国家药品监督管理局关于公开征求《体外诊断试剂临床试验指导原则（征求意见稿）》中提到：体外诊断试剂临床试验的样本量与多种因素相关，如检测的可重复性、干扰因素、亚组间的差异性及被测物特点等。临床试验方案中应对临床试验需要的最低样本量进行估算，并说明依据。

针对临床试验样本量应当满足现行法规、指导原则的要求，还应通过统计学进行样本量估算，并同时满足两者的最低样本量要求。

5.2.6.2 通过统计学进行样本量估算的基本考虑

（1）临床试验样本量应满足统计学要求，可采用适当的统计学方法进行估算。

（2）临床试验样本量的确定需结合诊断试剂的具体情况，保证临床性能得以充分验证，如需要对不同亚组人群分别进行评价的情况、产品检测多种被测物（或多种亚型）的情况等。有必要在估算最低总样本量的基础上，进一步细化各种组别/类型样本的例数要求。

（3）如临床试验包含不同的临床性能评价目的，需分别进行统计学分析，则针对每种情况均应有足够的样本量。例如，临床试验目的包括：①评价试验用体外诊断试剂与同类产品的等效性；②评价试验用体外诊断试剂用于疾病鉴别诊断的敏感性和特异性，则临床试验样本量需满足上述两项临床性能评价的要求。

（4）对于定量检测试剂，检测结果的浓度在检测范围内及医学决定水平处均应有一定量的样本例数；对于定性检测试剂，临床试验样品检测结果在阳性判断值附近或灰区内应有一定量的样本例数。

5.2.6.3　估算样本量的决定因素

样本量估算需要考虑的因素主要有资料性质、统计分布、检验水准、检验效能、单双侧检验和平衡与否等。

（1）资料性质：选择定量设计还是定性设计。

（2）统计分布：不同的检测结果可能具有不同的统计分布，而不同的统计分布所采用的统计推断方法不同，样本量估算方法的选择应与检测结果的统计推断方法保持一致。例如，计划对检测结果采用卡方检验时应基于卡方检验进行样本量估算，而计划采用 Fisher 确切概率进行检验时则不应基于卡方检验进行样本量估算。

（3）检验水准：即假设检验第Ⅰ类（α）错误出现的概率，为假阳性错误出现的概率。α 越小，所需的样本量越大，反之就越小，常取双侧 α=0.05 的水准。

（4）检验效能：又称把握度，为 1–β，即假设检验第Ⅱ类（β）错误出现的概率，为假阴性错误出现的概率。β 越小，检验效能越高，所需的样本量越大，反之就越小。检验效能通常不得低于 80%，也就是说把握度至少为 80%。

（5）单双侧检验侧：医学研究领域的统计检验通常使用双侧检验，单侧检验的样本量会明显小于双侧检验的样本量。如果采用单侧检验，需要给出充足的理由。

（6）平衡或非平衡设计：平衡设计即每组的样本量相同，在其他条件不变时，各组样本量相同时平衡设计效率最高，即试验所需总样本量最小。非平衡设计是指比较组间的样本量有明显差别，习惯上这种差别成倍数关系。

（7）总体的相关信息如均数比较时需要了解个体变异大小即总体标准差 σ，率的比较需要了解总体率 π 的大小，相关分析时需要了解总体相关系数 ρ 的大小。σ 越大，所需要样本量越大；总体率 π 越接近于 0.50，所需要样本量越大；ρ 越小，所需要样本量越大。σ、π、ρ 一般未知，通常以样本的 s、p、r 作为估计值，多由预实验、查阅文献、经验估计而获得。

（8）处理组间差别 δ 的估计，即确定容许误差。如 $\delta=\pi1-\pi2$ 或 $\delta=\mu2-\mu1$，若研究者无法得到总体参数的信息，可以通过预试验来估计，也可以根据专业要求由研究者规定。用样本指标估计总体指标常有一定的误差，故要确定一个样本指标与总体指标相差所容许的限度。δ 值越小，样本量则越大。

5.2.6.4 常用的样本量估算方法

样本量估算可以通过统计学公式，也可以通过专用软件进行，但首先仍需要确定研究背景、研究假设、主要评价指标和设计模型。

目前常用的样本量估算软件有 nQuery Advisor+nTerim、MedCalc、PASS、SAS、Stata、R 语言等。

采用统计学公式进行样本量估算的相关要素一般包括临床试验的设计类型、评价指标的期望值、Ⅰ类和Ⅱ类错误率，以及预期的受试者脱落的比例等。

评价指标的期望值根据（基于目标人群样本的）已有临床数据和小样本预试验（如有）的结果来估算，应在临床试验方案中明确这些参数的确定依据。

（1）单组目标值法：临床试验的参数估计中，评价指标有确定的估计目标，临床试验目的需通过参数估计（含相应置信区间估计）的方法证明评价指标不低于目标值时，可根据单组目标值法样本量公式（10.5.1）计算。

$$n=\frac{\left[Z_{1-\alpha/2}\sqrt{P_0\left(1-P_0\right)}+Z_{1-\beta}\sqrt{P_T\left(1-P_T\right)}\right]^2}{\left(P_T-P_0\right)^2} \quad (10.5.1)$$

式中：n 为样本量；$Z_{1-\alpha/2}$、$Z_{1-\beta}$ 为标准正态分布的分数位，P_0 为评价指标的目标值，P_T 为试验用体外诊断试剂评价指标预期值。

根据灵敏度或特异度的目标值可分别计算阳性组（病例组）或阴性组（对照组）的样本量。

举例：HBsAg 检测试剂临床试验中，采用试验用体外诊断试剂与已上市同类产品进行比较研究，总符合率目标值为 95.0%，根据预试验结果，试验用体外诊断试剂与参比试剂符合率预期可达到 98.0%，则估计最低总样本量为

$$n=\frac{\left[1.96\sqrt{0.950(1-0.950)}+0.84\sqrt{0.980(1-0.980)}\right]^2}{(0.980-0.950)^2}=331$$

另外考虑样本被排除、剔除等因素（剔除率不超过 5%），最终本临床试验所需总样本量不低于 348 例。

（2）预期值法：对于临床试验的参数估计中只保证评价指标置信区间的宽度

满足期望值，而无目标值的情况，可采用如下公式：

$$n = \frac{\left[Z_{1-\alpha/2}\right]^2 P(1-P)}{\Delta^2} \qquad (10.5.2)$$

公式（10.5.2）中 n 为样本量，$Z_{1-\alpha/2}$ 为标准正态分布的分位数，P 为评价指标预期值，Δ 为 P 的允许误差大小，一般取 P 的 95%置信区间宽度的一半，常用的取值为 0.05～0.1。

根据灵敏度或特异度的预期值可分别计算阳性组（病例组）或阴性组（对照组）的样本量。

举例：流感病毒 H1N1 核酸检测试剂临床试验，采用试验用体外诊断试剂与临床参考标准或已上市同类产品进行比较研究，根据预实验结果，预期阳性符合率可达到 90%，允许误差 Δ 取值 0.05，则阳性组（$n1$）最低样本量估计为：

$$n1 = \frac{1.96^2 \times 0.9 \times (1-0.9)}{0.05^2} = 138$$

临床试验样本量估算的方法有很多，申办者应结合产品的具体特点、统计学分析模型等因素选择适当的方法。同时应充分考虑可能的受试者脱落、样本剔除等情况，合理设定样本量要求。临床试验样本量的估算应以临床性能得到充分评价为目标。

5.3　临床试验质量管理

体外诊断试剂临床试验的开展应具有规范的质量管理，维护受试者权益，保证临床试验过程规范，结果真实、科学、可靠和可追溯。临床试验质量管理应涵盖临床试验的全过程，包括临床试验的方案设计、实施、监查、核查、检查，以及数据的采集、记录，分析总结和报告等。

5.3.1　临床试验前管理

（1）临床试验申请前，申办者应完成试验用体外诊断试剂的设计开发、分析性能评估、阳性判断值或参考区间研究、质量检验及风险分析等，且结果应能够支持该项临床试验。

（2）试验用体外诊断试剂的生产应当符合相关质量管理体系的要求。

（3）临床试验前，申办者与临床试验机构和研究者应就试验方案设计、试验质量控制、试验参与成员职责分工、申办者承担的临床试验相关费用，以及试验中可能发生的伤害处理原则等达成书面协议。

（4）临床试验方案应当获得伦理委员会批准。

（5）临床试验实施前，申办者应向所在地省、自治区、直辖市药监部门备案。

（6）为保证临床试验的顺利进行，临床试验前应按照临床试验方案制定标准操作规程，并进行临床试验培训，保存培训计划与培训记录。

5.3.2 受试者权益保障

医疗器械临床试验应当遵循《世界医学大会赫尔辛基宣言》确定的伦理准则。

伦理审查与知情同意是保障受试者权益的主要措施。参与临床试验的各方应按照试验方案中各自的职责承担相应的伦理责任。

有关受试者权益保障的其他要求可参照《医疗器械临床试验质量管理规范》（国家食品药品监督管理总局 卫计委令第25号）中的相关条款。

5.3.3 临床试验方案

5.3.3.1 临床试验方案质量管理的要求

（1）临床试验方案由申办者组织，并经各临床试验机构及研究者共同讨论确定。临床试验中，各临床试验机构应执行统一的临床试验方案。

（2）临床试验方案经伦理委员会批准不得随意改动，如遇确需修改的情况，应再次提请伦理委员会批准或备案。方案中应明确说明方案修订、试验中止等异常情况的处理方式和要求。

（3）临床试验方案中应规定试验选择的参比检测系统品牌或临床诊断标准、样本入选排除原则和保存运输要求、数据记录表单、结果统计方法（包括采用公式）和判断标准。

（4）临床试验方案中应明确临床试验前培训和试验过程质量控制的要求，临床试验操作需严格按照标准操作规程执行。

（5）在方案的设计和实施过程中应建立试验数据传递、管理、核查与查询程序。

5.3.3.2 临床试验方案修订的参考流程

（1）申办者与主要研究者沟通确定修改的内容、方案修改定稿，同时生成方案变更对比表（如涉及知情同意书和数据对照表等的修改，需要同时提交变更后的文件及变更对比表），申办者盖章后，由主要研究者和统计人员在方案上签字。

（2）填写修正案伦理审查申请表，由主要研究者签字。

（3）将临床试验方案、方案变更对比表、修正案伦理审查申请表及其他文件递交至伦理委员会（一般会同时向机构办提交试验方案和变更对比表），根据修改内容的不同，可以进行备案、快审或上会审查。

（4）临床试验方案修订后，申办者应向所在地省、自治区、直辖市药监部门备案。

5.3.4　各方职责

伦理委员会、申办者、临床试验机构和研究者应在临床试验中明确并承担起各自的职责。

5.3.4.1　伦理委员会

伦理委员会是一个负责监督涉及人体受试者的研究活动的独立团体，其责任就是确保参加临床试验的受试者的权益得到保护。应当至少由五名委员组成，包括医学专业人员、非医学专业人员，其中应当有不同性别的委员。非医学专业委员中至少有一名为法律工作者，一名为该临床试验机构以外的人员。伦理委员会主要职责：

（1）遵守《世界医学大会赫尔辛基宣言》伦理准则和药监部门的规定，建立相应的工作程序并形成文件，按照工作程序履行职责。

（2）秉承伦理和科学的原则，审查和批准研究机构提交的临床试验方案、知情同意书模板、研究者资质及其他研究资料。

（3）发放伦理批件：若需要知情同意书，则确定知情同意书版本；或者免知情同意书意见。

（4）定期审阅临床试验材料，监督临床试验是否按照伦理审查的方案执行，是否获得受试者的知情同意书等。

5.3.4.2　申办者

申办者是指负责发起、管理和跟进试验的个人、公司、研究所或组织。从临床试验质量管理规范的角度，申办者的主要职责如下：

（1）临床试验的质量保证和控制：申报者跟进整个临床试验过程，保证临床试验过程和结果顺利，协助解决临床试验过程中遇到的各种问题。

（2）临床试验设计和管理：申报者负责与主要研究者商讨临床方案的建立，评价临床试验设计的合理性，试验过程中严格执行临床方案，不能轻易修改，若方案发生变动，需经过伦理委员会的同意，获得修改准许。

（3）研究者选择：申报者负责审核研究者的资质，保证试验能科学严谨地进行，同时保证研究者所在的科室开展的项目满足临床试验的样本需求。

（4）试验试剂的安全性评价：申报者保证提供的试剂符合质量管理规范的要求，满足临床试验的要求，同时对试剂可能造成的污染或者风险提前预知并告知实施临床试验相关人员。

（5）独立伦理审查委员会的审批确认：申办者确保在正式临床试验开展之前已经经过伦理委员会的审查，获得准许批件，在伦理委员会的免知情同意授权下，可以免除样本提供者的知情同意书。

（6）进行临床备案：申办者负责在临床试验协议签署完毕后，立即到所在地药监部门办理临床备案手续。

（7）提供临床试验试剂及相关试验材料：申办者提供临床试验过程中的一切试剂及耗材，保证试验正常进行。

（8）临床试验的监查和核查：申办者负责临床试验过程中的监查工作，对试验人员的不合理行为进行阻止，有责任和义务对其进行培训和改进，若阻止无效，上报给主要研究者，并有权利暂停临床试验。

（9）协调临床分机构的试验进度：申办者负责对多中心的临床试验情况进行统筹安排，及时沟通和确认各分中心的进度，确保试验有序进行。

（10）跟进临床报告的撰写：临床试验完毕后，申办者协助统计学负责人进行临床试验数据的统计，协助主要研究者完成临床报告撰写，负责审核临床数据的真实性。

5.3.4.3 临床试验机构办公室

在 2019 年 1 月 1 日之前，国内医疗器械临床试验（包括体外诊断试剂临床试验）基本委托药物临床试验机构开展。自 2019 年 1 月 1 日起，医疗器械（包括体外诊断试剂）临床试验申办者应当选取已经在备案系统备案的医疗器械临床试验机构，按照《医疗器械临床试验质量管理规范》（国家食品药品监督管理总局 国家卫生计生委令第 25 号）和《体外诊断试剂注册管理办法》（国家食品药品监督管理总局令第 5 号）的有关要求开展临床试验。

临床试验机构办公室的主要职责是对临床试验实施全过程的监督管理，包括临床试验前进行试验筹备、项目立项、伦理审查、临床试验协议签署、临床试验启动；试验中进行监查随访、机构质控、跟踪审查试验后进行研究完成报告和总结报告审查、结题检查、项目核查。清晰的组织管理架构和人员、规范的机构管理文件包括制度、标准操作规程（SOP）和设计规范等，定期或不定期的药物临床试验质量管理规范知识培训、机构办公室的专业质控等一系列环节的良好运行，可保证临床试验的科学、伦理，以及数据真实、完整、准确和可靠（李文适，2019）。

5.3.4.4 研究者

研究者是指负责在一个临床试验机构中实施临床试验的人，在临床试验机构中一般是由一组人员实施试验的，这个组的负责人也称主要研究者，其他研究者称为一般研究者。研究者的主要职责如下：

（1）获得所在医疗机构或主管单位的同意，保证在规定时间内完成临床试验。

（2）确保有足够数量的临床样本符合入选条件。

（3）良好的实验室设备配备和人员配备，具体处理紧急情况的设施设备，试验过程中同时开展质量控制，检验结果准确可靠。

（4）向受试者说明经伦理委员会同意的有关临床试验的详细情况，获得受试者知情同意书（需要时）；或者根据伦理委员会的免除知情同意情况进行试验。

（5）详细阅读并严格按照临床试验方案执行：主要研究者需遵从经伦理委员会同意的方案实施临床试验，主要研究者及申办者在方案上签字，不可随意更改方案。

（6）及时报告不良事件，并采取适当措施。

（7）接受申办者派遣的监查员、稽查员、研究机构办成员及药监部门的临床核查，确保临床试验质量。

（8）在试验资料和试验报告上签字，确保试验数据准确完整；按单位机构办规定保存或上交试验相关文件、记录和报告，避免损毁遗失。

5.3.5 记录与报告

（1）在临床试验中，研究者应当确保将任何观察与发现均正确完整地予以记录。临床试验的原始记录至少应当包括：

1）所使用的试剂和仪器的信息，包括名称、规格/型号、批号/系列号、数量、接收日期、储存使用情况及剩余试剂的处理等。

2）受试者筛选入选记录、受试者基本信息（如性别、年龄、入组时间等）、临床诊疗信息、样品检验记录及不良反应记录等。

3）临床试验用样品来源、编号、保存、使用、留存、销毁等各环节的完整记录。

4）试验操作者和复核者的签名及日期。

（2）临床试验原始记录不得随意更改；确需更改时应当说明理由，签名并注明日期。

（3）样品管理及溯源：临床试验样品应由开展试验的临床试验机构提供，应具有唯一的可溯源编号，每一份样品应可溯源至唯一受试者（如有特殊情况应在方案和报告中说明），为满足样品复测、确认的需要，在符合样品保存条件下，样品应根据相关要求留存。

（4）临床试验数据

1）临床试验数据应具有可追溯性。临床试验报告、病例报告表（如有）、临床试验数据汇总表及临床试验中的检验报告（如有）等文件中的数据均应一致且可以追溯至原始检验记录。

2）检测结果必须真实且可溯源。对于无法保存的数据结果，需要其他能证明真实性的证据，比如拍照、保留复印件等。如果试验仪器没有接入 Lis 系统，则要保留影印资料，比如仪器打印的纸版数据，并拍照存档。若仪器由于容量关系，定期覆盖之前的检测数据，这种情况下一定要有证明实验真实性的记录或文件，比如纸质的仪器使用记录，以及相应的仪器校准、质控和维护记录，并将试验结果打印存档，由研究者签字确认。

3）对显著偏离临床试验方案或者在临床可接受范围以外的数据应当加以核实，由研究者作必要的说明。

（5）申办者应当准确、完整地记录与临床试验相关的信息，内容包括：

1）所使用试剂和仪器的运送、接收和处理记录，包括名称、规格、型号、批号或者序列号、数量、接收人的姓名、地址、运送日期，以及临床试验后剩余试剂和仪器的回收与处置日期、原因和处理方法等。

2）与临床试验机构签订的协议、监查报告、核查报告、有关不良事件和试验中所发现产品缺陷的记录与报告。

（6）各临床试验机构完成临床试验后应形成临床试验小结，按要求签章，并提交临床试验牵头单位。

（7）牵头单位或申办者汇总各家机构临床试验数据，并完成临床试验报告，各机构的临床试验小结（原件）作为报告附件。

（8）临床试验中产生的全部记录在试验结束时，交临床试验机构保存至规定期限。

5.3.6　临床试验所需试剂和设备管理

临床试验中使用的试剂由申办者提供，试验用试剂生产过程符合质量管理规范，试验用体外诊断试剂与注册检测用体外诊断试剂可以为不同批次，且整个临床试验过程可以为不同的批次，但产品必须能提供合格的检测报告或者自检报告。临床试验使用的产品批号和有效期应该与检测报告及临床报告中的批号和有效期信息一致，并确认试剂的运输条件、储存条件、储存时间、有效期等是否符合要求。需保留交接单，储存、使用和销毁记录，试剂运输需提供温度记录及其他条件记录。检测系统追求实现可追溯性对样品的检验，必须使用仪器、试剂、校准品和操作程序组合的检测系统。

申办者应参照国家药品监督管理局有关医疗器械说明书和标签管理的规定，对试验用体外诊断试剂作适当的标识。

临床试验用的设备使用环境满足说明书要求，参比系统的设备已取得食药监注册证，试验用系统设备已取得医疗器械注册证或与试验用试剂同步注册，且进度基本一致。所有设备专人管理，研究者经培训熟悉 SOP，能正确操作。

临床试验中体外诊断试剂的使用由临床试验机构和研究者负责，研究者应当保证相关体外诊断试剂仅用于该临床试验的受试者，在试验期间按照要求储存和保管试验用体外诊断试剂，在临床试验后按照国家有关规定和与申办者的协议对试验用体外诊断试剂进行处理。上述过程需由专人负责并记录。研究者不得把试验用体外诊断试剂转交任何非临床试验参加者。

5.3.7　文件管理

在临床试验中，研究者应当确保将任何观察与发现均正确完整形成文件记录。临床试验研究要求所有文件记录真实、合规和可追溯。

文件资料主要包括：临床试验方案、临床试验报告；试剂交接记录，试剂运输、使用和销毁记录；样品收集、使用、保存和销毁记录；仪器使用、维护记录；仪器打印出的结果或其他方式（如影印）记录等。文件资料管理应由主要研究者负责，原始记录文件保管在临床试验机构，申办者可以要求保存副本。

临床试验机构应当保存临床试验资料至临床试验结束后 10 年。申办者应当保存临床试验资料至无该医疗器械使用时。临床试验文件可以用于评价申办者、临床试验机构和研究者对体外诊断试剂临床试验有关要求的执行情况。药品监督管理部门可以对临床试验基本文件进行检查。

5.4　临床试验的统计学分析

在体外诊断试剂临床试验的全过程中，统计学发挥着不可或缺的重要作用，同时也要充分考虑到临床诊疗对于体外诊断试剂的需求，只有当研究结果既具有临床意义，又具有统计学意义时，该产品的临床安全有效性才能得到认可。临床试验结果的统计分析应建立在正确、完整的数据基础上，按照临床试验方案规定的临床评价指标，采用规定的统计学方法对数据进行分析，从而评价体外诊断试剂的临床性能。

体外诊断试剂的统计分析一般包括统计描述和统计推断，其中统计推断又分为参数估计（含95%置信区间估计）和假设检验。参数估计是在保证评价指标95%置信区间的宽度满足期望值的前提下，证明灵敏度、特异度、相关系数、回归方程等评价指标的水平。假设检验则需对统计学指标提出无效假设及备择假设，通过假设检验确认产品临床性能。统计分析之前需根据产品的具体情况，考虑对不同的指标采用不同的描述方法以正确反映其数量特征，并对统计推断的应用条件进行验证，合理选择参数估计和假设检验方法。如有必要，应对获得的数据集进行分层统计。

对于有确定估计目标的研究，可采用参数估计（含95%置信区间估计）的方法证明临床评价指标不低于目标值。目标值应为行业广泛认可的评价标准，一般依据相关检测试剂的风险判定和临床需求等因素进行设定。应在临床试验方案中明确临床性能评价的可接受标准。

对于定性检测试剂临床试验，试验用体外诊断试剂与参比试剂检测结果不一致的样品，应选择临床参考标准或其他合理的方法进行确认。研究者应对不符合的情况进行综合分析，说明是否影响对产品临床性能的判定，但确认结果不应纳入原有的统计。

对于定量检测试剂临床试验，按照预设的统计学分析标准，可能出现离群值，应在统计分析时进行敏感性分析，即对包括和不包括离群值的两种情况进行比较分析，研究不同情况下的结果是否不一致及产生不一致的直接原因。

5.4.1 描述性分析

描述性分析主要是对所收集的数据进行分析，得出反映客观现象的各种数量特征的一种分析方法，它包括数据的集中趋势分析、数据离散程度分析、数据的频数分布分析等，描述性分析是对数据进一步分析的基础。

对于连续型变量，将列出未缺失的受试者例数、均数、标准差、中位数、最小值和最大值。对于分类变量，通常以频数和百分数列出。受试者分布情况描述：人口学信息分析，其中连续型变量如年龄（岁）、身高（cm）、体重（kg）等会列出均值、标准差、中位数、最小值和最大值等描述性统计，而对分类型变量如性别、民族等会用到频数和百分比。另外，对入组人数、完成试验的人数及未完成试验的人数，甚至参加各个访视的人数加以总结。另外，对未完成试验的受试者的原因进行总结。为使结果描述更加清晰、直观，经常会采用统计图表予以展示，注意统计图表应具有较好的自明性。

5.4.2　离群值

离群值是指样本中的观察值，其值与其余值相差甚远，以表明它可能来自不同的总体，或测量误差的结果。当试验结果数据中出现离群值时，应先对离群值进行复核以确定是否为随机误差。另外，从干扰、人为错误、仪器故障等多方面考虑查因，根据复核结果进行相应的处理。若原因可以被查明并予以纠正，可以纠正后的数据代替原有离群值；若原因不能被查明，或可以查明但不能被纠正，则该离群值不纳入定量的统计分析，但可以纳入定性的统计分析。需要注意，对离群值的处理应持慎重态度，不可随意去除离群值进行分析，必要时应进行敏感性分析，以考察离群值对结果的影响。以下分别根据 EP9-A2 和 EP9-A3 进行离群值的统计学检验判断。

（1）根据 EP9-A2 建议判断离群值

具体步骤：对试验用系统的测定值（y_i）和参比系统的测定值（x_i）按以下方法进行方法间离群值检验，见表 10.5.3。

表 10.5.3　离群值检验

样本编号	方法间绝对差值（E_i）	方法间相对差值（E_i'）
1		
2		
3		
…		
n		
均值	$\bar{E}$	$\bar{E}'$

计算两种方法的绝对差值及其平均值（i=样本号 1，…，n），即

$$E_i = |y_i - x_i|$$

$$\bar{E} = \frac{1}{n}\sum_{i=1}^{n} E_i$$

计算检测限（TL_E），即 $4 \cdot \bar{E}$，四舍五入到报告值的前一位。把每一个 E_i 与 TL_E 值比较，并标记超出 TL_E 值的点。

计算两种方法的相对差值及其平均值（i=样本号 1，…，n），即

$$E_i' = \frac{|y_i - x_i|}{x_i}$$

$$\bar{E}' = \frac{1}{n}\sum_{i=1}^{n} E_i'$$

计算相对检测限值为$4 \cdot \bar{E}'$，把每一个E_i'与此检测限值比较（不用四舍五入），并标记超出检测限值的点。

任何一点（x_i，y_i）如未通过上述两种检验方法，则判断为离群点。每组数据中被删除的离群值不能超过 2.5%。任何需要删除的数据均应仔细形成文件并保留，记录发现的原因和问题。

（2）根据 EP9-A3 建议判断离群值：可使用广义极端学生化偏差（ESD）方法判断离群值，其检验服从近似正态分布的一个单变量数据集中的 1 个或多个离群值。令参比系统的检测结果为 x，试验用系统的检测结果为 y，具体步骤如下：

1）设定用于检测离群值的显著性水准（α），通常取 0.05 或 0.01。

2）可根据数据的分布图或直观判断等方式确定是否有可疑的离群值。通常，一组数据中可以判断为离群值的数值不应超过 5%，因此设定可能离群值的数量（h）的上限为 5%，可按 5%计算后舍入小数取整数（例如，样本数为 44 时，h 为 2；样本数为 112 时，h 为 5）。

3）计算（y–x）/x 的平均值（$\bar{d}$）和标准差（s）。

4）根据上述结果，采用公式（10.5.3）计算出每一样本对应的 ESD 并找到其中最大的一个：

$$\text{ESD}_i = \max(|d_j - \bar{d}|)/s \qquad (10.5.3)$$

式中：j=1，2，…，N，N 为包括可能离群值的样本数量，i=1，2，…，h。

确定第一个最大的 ESD 后，如果该样本结果对应的数值被识别为离群值，则将其从数据集中剔除，然后重复以上计算直至没有可识别的离群值或者达到最大的可能离群值上限 h。注意，计算过程中，当有离群值时，每次重复计算后，数据集都会减少一例，然后再次计算新的$\bar{d}$、s 及 ESD_i（例如，第一个离群值确定后，为了识别是否存在第二个离群值，剩余样本的数量为 N–1）。

5）采用公式（10.5.4）计算临界值（λ_i）以从统计学上判断是否为离群值：

$$\lambda_i = \frac{t_{v,p}(N-i)}{\sqrt{(N-i+1)(v+t_{v,p}^2)}} \qquad (10.5.4)$$

式中：N 为包括可能离群值的总样本量；i=1，2，…，h；自由度 v=N–i–1；$t_{v,p}$ 为自由度 v 下的 t 分布的 p 分位数，p 由下式计算：

$$p = 1 - \frac{\alpha}{2(N-i+1)}$$

6）若 $\text{ESD}_i > \lambda_i$，则认为该例检测结果是离群值。经过逐个识别，则可判定出哪些样本的检测结果是离群值，剩余的样本即可认为是不含离群值的样本。

通过检验离群值，定量分析时将离群值剔除，但剔除的例数不应超过数据总数的 5%（当然也可严格要求设定为 2.5%），若未超限，可补充相应数量的样本，重新检测后替换原有离群值数据，并再次执行离群值判定。若超限，则应扩大调查范围，查找出现较多离群值的原因。如能找出问题并追踪到相应的样本，仍可补充样本进行替换；如无法找出问题，则重新收集样本进行分析。多次出现离群值超限的情况，比如样本替换后的再次判定或重新收集样本分析后仍发现离群值超限，则应停止试验并通知申请人，对临床试验设计的合理性进行全方位的审查。当然，由于上述离群值的判定方法是基于检测结果符合正态分布的条件，如果检测结果本来就不符合正态分布，则需要考虑其他不要求正态分布的统计学分析方法。

5.4.3 相关系数分析

相关分析以参比系统测定值为 x 轴、试验系统测定值为 y 轴作散点图，根据散点图判断两者的相关程度，计算样本相关系数 r。r 反映了具有直线关系的两个变量间的相关关系密切程度和相关方向，在定量体外诊断试剂临床试验中，变量一般为正相关，r 越接近 1，说明两个变量相关程度越强；越接近 0，相关程度越弱。如果两个变量都符合正态分布，采用 Pearson 相关系数；如两个变量为非正态分布，应通过对数转换等方法使之符合正态分布，再根据变换值计算相关系数，或者直接采用 Spearman 相关系数。

（1）Pearson 相关系数：是最常用的相关系数，又称简单相关系数，取值–1 到 1，绝对值越大，说明相关性越强。相关系数大于 0 表示正相关，小于 0 表示负相关，等于 0 表示不相关。适用条件如下：

1）两变量呈直线相关关系，如果是曲线相关可能不准确。

2）极端值会对结果造成较大的影响。

3）两变量符合双变量联合正态分布。

Pearson 相关系数 r 的计算公式如下：

$$r=\frac{\sum(x_i-\overline{x})(y_i-\overline{y})}{\sqrt{\sum(x_i-\overline{x})^2\sum(y_i-\overline{y})^2}} \tag{10.5.5}$$

（2）Spearman 等级相关系数：对原始变量的分布不做要求，适用范围较 Pearson 相关系数广，即使是等级资料，也可适用。但其属于非参数方法，检验效能较 Pearson 相关系数低。

Spearman 等级相关系数 r_s 的计算按公式（10.5.6），公式中 R_x 和 R_y 分别表示检测结果 x 和 y 按照从小到大的顺序进行编秩后的秩次。事实上，该相关系数就是两种检测结果进行秩次转换后的 Pearson 相关系数。

$$r_s = \frac{\sum(R_{x_i} - \bar{R}_x)(R_{y_i} - \bar{R}_y)}{\sqrt{\sum(R_{x_i} - \bar{R}_x)^2 \sum(R_{y_i} - \bar{R}_y)^2}} \quad (10.5.6)$$

简单相关系数对随机误差敏感，但不能同时兼顾系统误差。样本相关系数 r 的大小与样本量有关，不能仅凭样本相关系数的大小判断两个变量是否存在相关，而应根据假设检验的结果做出判断。要检验 r 是否来自总体相关系数 $\rho \neq 0$ 的总体，即计算出 r 值后，需要进行 $\rho=0$ 的假设检验，常用 t 检验，检验统计量计算公式如下：

$$t = \frac{r}{\sqrt{\frac{(1-r^2)}{(n-2)}}} \quad v = n-2 \quad (10.5.7)$$

对于秩相关系数的假设检验，如果样本量较小（$n \leqslant 50$），可以查 Spearman r_s 界值表；如果样本量较大（$n>50$），则可以用下列公式进行计算：

$$t_{rs} = \frac{r_s}{\sqrt{1-r_s^2} / \sqrt{n-2}} \quad v = n-2 \quad (10.5.8)$$

5.4.4　偏差图分析

（1）数值偏差图：主要是观察两种方法测定结果的差异分布。

（2）排序偏差图：在比对试验过程中，会遇到方法间差值呈比例变化，且个别高浓度样品的变化很大，给差异评估带来难度，排序偏差图较好地解决了这个问题。

（3）当对比方法是临床参考标准时，偏差图的 x 轴为参考标准的结果；当对比方法是两种同品种试剂测定结果时，偏差图的 x 轴为两者均值的结果。

偏差图的绘制规则见表 10.5.4：

表 10.5.4　偏差图绘制规则

水平轴 x（z）		垂直轴 y	
		差值（d）恒定变化（恒定 s）	差值（d）与浓度呈比例变化（恒定 CV）
数值偏差图	参考标准结果	z_i=浓度=x_i d_i=差值=y_i−x_i	z_i=x_i d_i=（y_i−x_i）/x_i
	两种试剂结果的平均值	z_i=（x_i+y_i）/2 d_i=y_i−x_i	z_i=（x_i+y_i）/2 d_i=（y_i−x_i）/[（x_i+y_i）/2]

续表

水平轴 x（z）		垂直轴 y	
		差值（d）恒定变化（恒定 s）	差值（d）与浓度呈比例变化（恒定 CV）
排序偏差图	根据参考标准结果排序	z_k=排序（x_i） $d_k=y_k-x_k$	z_k=排序（x_i） d_k=（y_k-x_k）$/x_k$
	根据试验用系统和参比系统结果的平均值排序	z_k=排序[（x_i+y_i）/2] $d_k=y_k-x_k$	z_k=排序[（x_i+y_i）/2] d_k=（y_k-x_k）/[（x_k+y_k）/2]

注：s，标准差；CV，变异系数；x_i，对比方法样品 i 的结果；y_i，待试验用方法样品 i 的结果；k，按样品浓度排序后的序号。

5.4.5　回归分析

根据试验用系统和参比系统检测结果差值偏差图、百分比差值偏差图、浓度差值排序偏差图和百分比差值排序偏差图，分析潜在特征并选择最佳回归模型（OLR、WLS、Deming、Passing-Bablok）。

（1）恒定 s：如果各数据点差值变化相对一致，相关系数 $r^2>0.95$，则采用普通线性回归（OLR）进行回归分析；否则采用其他回归分析方法，如 Deming 回归分析。

（2）恒定 CV：加权最小二乘法（WLS）可用于此类数据计算，但其与 OLR 具有同样的特征，如各数据点变化较大，应采用恒定 CV Deming 回归方法或 Passing-Bablok 回归方法分析。

（3）混合变化（s 和 CV）：Deming 和 Passing-Bablok 方法均可用于混合变化的回归分析，但 Deming 方法有时不能消除一些高值样本差异变化较大时的影响，Passing-Bablok 方法更适合此类变化回归分析。

（4）非线性分布：不适用于回归方法，可采用偏差图分析。

以试验用系统每个样本测定值与相对应的参比系统测定值作散点图（以试验用系统作 y 轴，参比系统作 x 轴）。

回归方程：$y=bx+a$，斜率 b、截距 a 和相关系数 r^2。对斜率 b 和截距 a 进行假设检验，报告 95%的置信区间。

5.4.6　Bland-Altman 一致性分析

以试验用系统和参比系统测定值计算出一致性界限 LoA（均值±1.96 标准差）。作 Bland-Altman 图，观察并分析各点的偏倚分布情况。为了考虑 LoA 的抽样误差，可对 LoA 范围进行置信区间估计，LoA 需要覆盖多大的范围需要事先确定，通常用 95%范围。置信区间自然也需要事先确定可信度大小，通常也用 95%。通俗地讲，就是在 95%的可信任度下做出的决策能够满足总体上 95%的要求。另外，MOVER 法用于方法对比研究重复测量设计的 LoA 置信区间估计时具有很好的统计学性能。LoA 应在临床认可的界值之内，方可认为两种方法的定量测定结果一致性好，可以替代使用。

当对比方法是临床参考标准时，Bland-Altman 图的 x 轴为参考标准的结果；当对比方法是两种同品种试剂测定结果时，Bland-Altman 图的 x 轴为两者均值的结果。

作试验用系统测定值与参比系统测定值的差值对均值的散点图，根据数据行为构造 95%LoA。若数据行为良好，即差值的偏倚服从正态分布、为固定偏倚且差值的方差齐同，则进行经典的 Bland-Altman 95%LoA 的构造。若存在比例偏倚但方差齐同，可围绕差值对均值的最小二乘回归的最优拟合线构造对称的 95%LoA。若差值的方差不齐，可进行数据转换，包括对原始值进行对数转换，或者采用两测量方法的比值，或者将差值转换成差值/均值的百分比，达到数据行为的要求后，再构造经典的 Bland-Altman 95%LoA；或者借助回归分析技术构建水平 V 形 95%一致限的方法。数据行为分析方法如下：

（1）差值的正态性判定：可首先对差值绘制直方图进行目测直观评估，如果分布出现偏斜或拖尾，则可能不服从正态分布。也可通过对差值绘制 Q-Q 图、P-P 图进行直观评估，如果图中散点紧密分布在对角斜线的附近，则可考虑服从正态分布。另外，还可借助假设检验的方法进行客观定量的正态性检验。常见的正态性检验方法有 Kolmogorov-Smirnov 检验、Shapiro-Wilk 检验，以及偏态系数和峰度系数结合的检验方法等。对于正态性检验，通常用 0.10 的检验水准，当检验结果不拒绝无效假设时，可认为差值服从正态分布。

（2）差值比例偏倚判定：令 $D=y-x$、$A=(y+x)/2$，进行差值对均值的最小二乘回归分析，得到斜率 b[公式（10.5.9）]和截距 a[公式（10.5.10）]：

$$b=\frac{\sum_{i=1}^{n}(D_i-\overline{D})(A_i-\overline{A})}{\sum_{i=1}^{n}(D_i-\overline{D})^2} \tag{10.5.9}$$

$$a=\overline{A}-b\overline{D} \tag{10.5.10}$$

D 可用公式（10.5.11）表示：

$$\hat{D}=a+bA \tag{10.5.11}$$

作线性回归方程的斜率 b 与 0 假设检验，若 $P>0.05$，即斜率与 0 的差异无统计学意义，则认为差值的偏倚为固定偏倚，否则认为差值存在比例偏倚。

（3）差值方差齐性判定：在差值对均值的一般最小二乘回归得到的线性回归

方程 $\hat{D}=a+bA$ 的基础上，提取差值与差值的回归预测值的差值作为残差[公式（10.5.12）]，将所有残差绝对值化[公式（10.5.13）]，即

$$Re_i = D_i - \hat{D}_i \quad (10.5.12)$$

$$Re_i' = |Re_i| \quad (10.5.13)$$

进行绝对值化残差对均值的最小二乘回归分析，得到回归方程的斜率 b'[公式（10.5.14）]和截距 a'[公式（10.5.15）]：

$$b' = \frac{\sum_{i=1}^{n}(Re_i' - \overline{R}e')(A_i - \overline{A})}{\sum_{i=1}^{n}(Re_i' - \overline{R}e')^2} \quad (10.5.14)$$

$$a' = \overline{A} - b'\overline{R}e' \quad (10.5.15)$$

可用公式（10.5.16）表示：

$$\widehat{Re'} = a' + b'A \quad (10.5.16)$$

作线性回归方程的斜率 b'与 0 的假设检验，若 $P>0.05$，即斜率与 0 的差异无统计学意义，则认为差值的方差齐同，否则认为差值的方差不齐。

还需说明的是，无论是两种检测结果的差值均数，还是差值的 95%LoA，都只是样本统计量，并不是对总体一致性的统计推断。因此，近年来不少学者强烈呼吁要进行一致性的正确评价必须考虑样本抽样误差的问题，建议计算差值的均数及 95%LoA 的 95%置信区间，并依此与临床允许的误差界值进行对比作出一致性的评价结论。

5.4.7　医学决定水平处预期偏倚分析

对于任何给定的 x 值，y 的估计值（$\hat{y}$）按如下公式计算：

$$\hat{y} = bx + a \quad (10.5.17)$$

在 y 轴方向上试剂的测定值与估计值（$\hat{y}$）数据点和回归线之差称为此点的残差（Re），对于任何一点（x_i，y_i）的残差计算公式为

$$Re_i = y_i - \hat{y} = y_i - (a + bx_i) \quad (10.5.18)$$

对于单个 y_i 来说，估计值的标准误（$S_{y\cdot x}$）计算公式为

$$S_{y\cdot x} = \sqrt{\frac{\sum(y_i - \hat{y}_i)^2}{N-2}} \quad (10.5.19)$$

在给定的医学决定水平或者参考值（x_c）处的预期偏倚（$\hat{B}_c$）的估计值，按以下公式计算：

$$\hat{B}_c = a + (b-1)x_c \quad (10.5.20)$$

$\hat{B}_c$ 的 95%置信区间（在 x_c 处的真正偏倚）按以下公式计算：

$$\left[\hat{B}_{c,\text{low}},\hat{B}_{c,\text{high}}\right]=\hat{B}_c\pm 2S_{y\cdot x}\sqrt{\frac{1}{N}+\frac{(x_c-\overline{x})^2}{\sum(x_i-\overline{x})^2}} \tag{10.5.21}$$

一般将医学决定水平处的预期偏倚及其95%置信区间与申请人声称的可接受偏倚的限值进行比较。可接受偏倚的限值或者由申请人咨询临床机构后根据临床需求设定，或者参考相关的国内外标准等设定[可以参照《美国临床实验室改进修正法案 88》（CLIA'88）、卫生部临床检验中心室间质量评价标准、来源于生物变异的总允许误差、卫生行业标准等相关要求设定允许误差等]，如达到相关标准，判定两检测系统等效，如未达到该标准，两检测系统不等效，需进一步临床验证。如果预期偏倚的95%置信区间未超出申请人声称的可接受偏倚的限值，说明试验用体外诊断试剂与参比试剂的检测结果没有显著的偏倚，两者等效。

5.4.8 ROC 分析

受试者工作特征曲线（receiver operator characteristic curve，ROC 曲线），又称为接收者操作特性曲线，是以真阳性率（灵敏度）为纵坐标，假阳性率（1–特异度）为横坐标，通过设定不同的临界值（cutoff point/cutoff value），获得相应的多对坐标点，然后连接各点而绘制的曲线。ROC 曲线下面积（AUC）可用于判定诊断的性能，面积越大，判定价值越高。按照 Swets 标准，AUC 在 0.5 以下时，说明该检查方法没有诊断价值；AUC 在 0.5～0.7 时，有较低的诊断准确性；AUC 在 0.7～0.9 时有一定的诊断准确性；AUC 在 0.9 以上时有较高的诊断准确性。从更为严格的意义上考虑，最好是按照 AUC 的 95%置信区间的下限值进行性能判定。

对于试验用体外诊断试剂与临床参考标准判断结果或者比较两种同品种试剂的诊断价值，也可采用 ROC 曲线的方法计算 AUC 并对 AUC 做检验。假设两种检测方法的 AUC 分别为 A_1 和 A_2，则假设检验为：H_0，$A_1=A_2$；H_1，$A_1\neq A_2$；$\alpha=0.05$。

对于配对比较的设计类型，即配对比较是指在对两种方法进行比较时，两种方法所用的为同一样本，每一观察对象同时进行两种方式的检测，欲对它们的诊断效果作比较，其检验公式为

$$Z=\frac{A_1-A_2}{\sqrt{\mathrm{SE}^2(A_1)+\mathrm{SE}^2(A_2)-2\mathrm{Cov}(A_1,\ A_2)}} \tag{10.5.22}$$

式中：Cov（A_1，A_2）为两种方法下面积估计的协方差，由于曲线下面积 A 及其标准误差 SE、假设检验的 Z 值等计算较为复杂，通常采用计算机程序实现。在检验水准 α 下，若 $Z>Z_{\alpha/2}$，则可以认为两种方法的诊断价值差别具有统计学意义，否则尚不能认为两种方法的诊断价值有差别。

对于某一试剂盒或检测系统，其 ROC 曲线最靠近左上角的点为最佳临界点，

该点对应的临界值为最佳临界值，即在这一临界值下试剂盒或检测系统具有较高的特异度和灵敏度。在实际运用过程中，可根据项目需要选择合适的灵敏度和特异度，即在 ROC 曲线中选择适当的最佳临界值。为了综合评估试剂盒的特异度和灵敏度，可以采用约登指数这一概念。该指数是一种常用的 ROC 曲线的综合衡量指标，是灵敏度与特异度之和减去 1。约登指数的取值范围在 0 到 1 之间，值越大表明诊断价值越高。最大约登指数处所对应的值作为最佳临界值，能够保证试剂盒或检测系统的特异度和灵敏度最优。

5.4.9　符合率分析

5.4.9.1　与临床参考标准对比

以临床参考标准判断结果为标准，计算试验用试剂的假阳性（b）、假阴性（c）、真阳性（a）和真阴性（d）的例数，填写到表 10.5.5 中。

表 10.5.5　试验用试剂与临床参考标准结果定性分析四格表

试验用试剂	临床参考标准		合计
	阳性（+）	阴性（–）	
阳性（+）	真阳性（a）	假阳性（b）	$a+b$
阴性（–）	假阴性（c）	真阴性（d）	$c+d$
合计	$a+c$	$b+d$	$a+b+c+d$

$$灵敏度=a/(a+c)\times100\%$$
$$特异度=d/(b+d)\times100\%$$
$$总符合率=(a+d)/(a+b+c+d)\times100\%$$
$$阳性结果预测值=a/(a+b)\times100\%$$
$$阴性结果预测值=d/(c+d)\times100\%$$

95%置信区间的计算公式：$p\pm Z_{1-\alpha/2}\times\sqrt{p(1-p)/n}$，$p$ 为灵敏度、特异度或总符合率，n 为样本数量，$Z_{1-\alpha/2}=1.96$。对于 p 值为 100%或接近 100%的情形，95%置信区间的计算推荐采用 Wilson 计分区间法。

对于上述采用总符合率和灵敏度、特异度进行性能分析的情形，通常需要在试验方案中就设定评价标准，例如可规定总符合率＞85%，且灵敏度＞85%、特异度＞80%，方可认为试验用试剂具有较好的检测性能。从较为严格的意义上考虑，最好是按照各个率的 95%置信区间的下限值进行性能判定。

5.4.9.2　与已上市同类产品对比

以参比试剂检测结果的判定结果为标准，计算试验用试剂检测结果的判定结果阳性不符合（*b*）、阴性不符合（*c*）、同为阳性（*a*）和同为阴性（*d*）的例数，填写到表 10.5.6 中。

表 10.5.6　试验用试剂结果和参比试剂结果定性分析四格表

试验用试剂结果	参比试剂结果		合计
	阳性（+）	阴性（–）	
阳性（+）	*a*	*b*	*a*+*b*
阴性（–）	*c*	*d*	*c*+*d*
合计	*a*+*c*	*b*+*d*	*a*+*b*+*c*+*d*

阳性符合率=*a*/（*a*+*c*）×100%

阴性符合率=*d*/（*b*+*d*）×100%

总符合率=（*a*+*d*）/（*a*+*b*+*c*+*d*）×100%

95%置信区间的计算公式：$p \pm 1.96 \times Z_{1-a/2} \times \sqrt{p(1-p)/n}$，*p* 为阳性符合率、阴性符合率或总符合率，*n* 为样本数量，$Z_{1-\alpha/2}$=1.96。对于 *p* 值为 100%或接近 100%的情形，95%置信区间的计算推荐采用 Wilson 计分区间法。

对于上述采用符合率进行性能分析的情形，通常需要在试验方案中就设定评价标准，例如，可规定总符合率＞85%，且阳性符合率＞85%、阴性符合率＞80%，方可认为试验用试剂具有较好的检测性能。从较为严格的意义上考虑，最好是按照各符合率的 95%置信区间的下限值进行性能判定。

5.4.10　Kappa 一致性检验

Kappa 一致性检验根据定性分析四格表结果，具体方法如下：

$$K = Kappa = \frac{Pa - Pe}{1 - Pe} \tag{10.5.23}$$

其中，*Pa* 为“实际一致率”，*Pe* 为“理论一致率”；

$$Pa = \frac{a+d}{n} \tag{10.5.24}$$

$$Pe = \frac{\frac{(a+c)(a+b)}{n} + \frac{(b+d)(c+d)}{n}}{n} \tag{10.5.25}$$

n 为 *a*+*b*+*c*+*d*。

Kappa 值的假设检验：

$$Z=\frac{K}{S_K} \quad (10.5.26)$$

$$S_K=\sqrt{Pa(1-Pa)/[N(1-Pe)^2]} \quad (10.5.27)$$

检验统计量 Z 服从标准正态分位数。N 为观察总例数，S_K 为 K 的标准误，K 除以 S_K 构造出 Z 统计量，进而可对一致性进行假设检验。K 的 95%置信区间为（$K-1.960\,S_K$，$K+1.960\,S_K$）。

采用 Kappa 一致性检验时，通常需要在试验方案中就设定评价标准，例如，可规定 $K>0.8$ 为高度一致，0.4～0.8 为一致，<0.4 为不一致。从较为严格的意义上考虑，最好是按照 K 的 95%置信区间的下限值进行一致性判定。

5.4.11　配对四格表资料的 χ^2 检验

对同一批观察对象或检测样品进行两种方法处理，结果以分类变量如阴性、阳性表示，可以采用配对四格表资料的 χ^2 检验，是对配对四格表资料的结果有无差异的检验（杨友业等，2008）。

举例：某实验室分别用化学发光法和酶联免疫法试剂对 120 例可疑的系统性红斑狼疮患者血清中抗核抗体进行检测，结果见表 10.5.7，请比较两种试剂的检测结果有无差别。

表 10.5.7　两种试剂的检测结果

酶联免疫法结果	化学发光法结果		合计
	阳性（+）	阴性（-）	
阳性（+）	a（64）	b（2）	$a+b$（66）
阴性（-）	c（13）	d（41）	$c+d$（54）
合计	$a+c$（77）	$b+d$（43）	$a+b+c+d$（120）

其中，a 和 d 是两种试剂检测结果一致的情况，b 和 c 是两种试剂检测结果不一致的情况。为了比较两种试剂检测结果有无差别，只需比较检测结果不一致的 b 和 c。

如果 $b=c$，那么两种试剂的检测结果相同。如果 $b\neq c$，需要进行建设检验，检验统计量 χ^2 的计算公式，如下：

$$\chi^2=\frac{(b-c)^2}{b+c} \quad v=1 \quad (10.5.28)$$

公式 10.5.28 用于 $b+c\geqslant 40$，若 $b+c<40$，可采用以下校正公式：

$$\chi_c^2=\frac{(|b-c|-1)^2}{b+c} \quad v=1 \quad (10.5.29)$$

本例的检验步骤如下：

H_0：$b=c$，即两种方法试剂的总体检测结果相同；H_1：$b\neq c$，即两种方法试剂的总体检测结果不同；$\alpha=0.05$；$b+c=2+13=15<40$，用校正公式计算：

$$\chi_c^2=\frac{(|b-c|-1)^2}{b+c}=\frac{(|2-13|-1)^2}{2+13}=6.67$$

确定 P 值，作出推断结论：$\chi_c^2=6.67>\chi_{0.05,1}^2=3.84$（查表），$P=0.0098<0.05$，按照 $\alpha=0.05$ 的水准，拒绝 H_0，接受 H_1，可认为两种方法试剂的检测结果不同，其中化学发光法试剂的阳性检出率高于酶联免疫法试剂。

需要说明的是，上述配对四格表资料的 χ^2 检验一般适用于 $b+c\geqslant 20$ 的情形，当 $b+c<20$ 时，宜采用配对四格表资料的精确概率法。事实上，该精确概率法适应于所有配对四格表资料，只是 $b+c$ 较大时计算量较大，目前许多统计软件已可实现精确概率的计算。上例若采用配对四格表资料的精确概率法可得到 $P=0.0074$，结论与 χ^2 检验相同。

5.4.12　预测值分析

（1）阳性预测值：又称预测阳性结果的正确率，是指诊断试验结果判为阳性的例数中，真正患病的例数所占的比例，即从阳性结果中能预测真正患病的百分数。

$$\text{阳性预测值}=\frac{\text{真阳性}}{\text{真阳性}+\text{假阳性}}\times 100\%=\frac{a}{a+b}\times 100\%$$

阳性预测值的高低主要受流行率的影响，流行率越高，则阳性预测值也高；当流行率一定时，诊断试验的特异度越高，阳性预测值越准确。因此，临床实验诊断研究的阳性预测值能在不同的流行率情况下指导临床医师合理运用实验诊断项目。

（2）阴性预测值：又称预测阴性结果的正确率，是指诊断试验结果判为阴性的例数中，真正没有患病的例数所占的比例。

$$\text{阴性预测值}=\frac{\text{真阴性}}{\text{真阴性}+\text{假阴性}}\times 100\%=\frac{d}{c+d}\times 100\%$$

当流行率一定时，诊断试验的灵敏度越高，则阴性预测值越高；相反，特异度越高，阳性预测值越高。

（3）流行率：表示在受检对象的总人数中，真正患病者所占的百分率，也称患病的试验前可能性或患病率。

$$\text{流行率}=\frac{\text{真阳性}+\text{假阴性}}{\text{真阳性}+\text{假阳性}+\text{真阴性}+\text{假阴性}}\times 100\%=\frac{a+c}{a+b+c+d}\times 100\%$$

不同医院、不同地区的流行率不同，可以从流行病学调查资料，也可以从长期的医疗实践获取。临床医师需要根据具体情况确定流行率，才能得出较为准确的阳性预测值。

而根据某试验的灵敏度、特异度和群体中研究疾病的流行率，预测值也可以用 Bayes 理论公式估计：

$$阳性预测值=\frac{流行率\times 灵敏度}{流行率\times 灵敏度+(1-流行率)\times(1-特异度)}\times 100\%$$

$$阴性预测值=\frac{(1-流行率)\times 特异度}{(1-流行率)\times 特异度+流行率\times(1-灵敏度)}\times 100\%$$

5.4.13　似然比分析

预测值和流行率随检查人群的不同而改变，诊断灵敏度和特异度虽不随被检对象中患病者与非患病者的比例而改变，但灵敏度和特异度难以帮助医生直接判断就诊者的患病可能性，因而引进似然比的概念。似然比又称拟然比，是诊断试验结果的某一特定水平在患病者中出现的可能性与在未患病者中出现的可能性之比。似然比包括阳性似然比和阴性似然比。似然比性质稳定，不因流行率的改变而改变。

（1）阳性似然比[LR（+）]：是指用诊断试验检测患病人群的阳性率与非患病人群的阳性率之间的比值，即真阳性率与假阳性率之比。可用以描述诊断试验阳性时，患病与不患病的机会比。

$$阳性似然比=\frac{灵敏度}{1-特异度}=\frac{真阳性率}{假阳性率}=\frac{a}{a+c}\div\frac{b}{b+d}$$

LR（+）提示正确判断为阳性的可能性是错误判断为阳性的可能性的倍数。LR（+）数值越大，提示能够确诊患有该病的可能性越大。因真阳性率为灵敏度，假阳性率与特异度成互补关系，也可表示为灵敏度与（1–特异度）之比。

（2）阴性似然比[LR（–）]：是指用诊断试验检测患病人群的阴性率与非患病人群的阴性率之间的比值，即假阴性率与真阴性率之比。可用以描述诊断试验阴性时，患病与不患病的机会比。

$$阴性似然比=\frac{1-灵敏度}{特异度}=\frac{假阴性率}{真阴性率}=\frac{c}{a+c}\div\frac{d}{b+d}$$

LR（–）提示错误判断为阴性的可能性是正确判断为阴性的可能性的倍数。LR（–）数值越大，提示能够否定患有该病的可能性越大，也可表示为（1–灵敏度）与特异度之比。

6

编写说明与讨论

6.1 编写说明

体外诊断试剂的临床试验是指在相应的临床环境中，对体外诊断试剂的临床性能进行的系统性研究。作为体外诊断试剂批准上市前重要的验证及评价工作之一，体外诊断试剂临床试验的质量直接关系到产品在注册审评过程中管理部门对产品的印象和态度，因此体外诊断试剂临床试验方案设计显得格外重要。申办者应在符合要求的临床单位，在满足临床试验最低样本量要求的前提下，根据产品临床预期用途、相关疾病的流行率和统计学要求，制定能够证明其临床性能的临床试验方案，同时最大限度地控制试验误差、提高试验质量，并对试验结果进行科学合理的分析。临床试验报告是对临床试验过程、结果的总结，是评价拟上市产品有效性和安全性的重要依据，是产品注册所需的重要文件之一。

本部分共识的主要内容包括目的、规范性引用文件、范围、术语与定义、共识、编写说明与讨论、应用实例等。共识部分的主要内容包括：基本原则、临床试验设计、临床试验质量管理、临床试验的统计学分析。在临床试验设计部分主要介绍了临床试验方法的选择、偏倚的控制、受试者的选择、临床试验机构的研究者要求、临床评价指标的选择及样本量要求与估算。临床试验质量管理部分首先介绍了临床试验前管理和受试者权益保障，其次针对临床试验方案、各方职责、记录与报告、试剂与设备，以及文件的管理要求分别进行阐述。

在临床试验数据统计学分析部分针对常用的分析方法进行了介绍：对人口信息学部分进行描述性分析、相关系数分析、偏差图分析、离群值的判断与处理、回归分析、Bland-Altman 一致性分析、医学决定水平处预期偏倚分析和 ROC 分析；有关定性分析的方法有符合率分析、Kappa 一致性检验、配对四格表资料的 χ^2 检验、预测值分析和似然比分析等。每一种统计分析方法均有对应的适用条件和局限性，如选用统计方法不当则可能得出错误的结论；在统计分析时应先对试验数据进行初步分析，判定是否符合所选择的分析方法，以确保正确选用分析方法；另外，临床试验是抽样检验，在设计临床试验方案时需兼顾系统误差和随机误差，且有些统计分析方法需要对结果进行假设检验。

另外，在附录部分列举了临床试验方案的内容要求、临床试验小结内容要求和临床试验报告的格式及内容要求。

本部分的主要依据是国家药品监督管理局、国家卫生和计划生育委员会、国家卫生健康委员会等相关部门发布的法律法规文件，如《体外诊断试剂临床试验技术指导原则》《体外诊断试剂注册管理办法》《医疗器械临床试验质量管理规范》《医疗器械临床试验机构条件和备案管理办法》等。

6.2　讨论

（1）体外诊断试剂的临床试验入组病例样本的要求：临床试验中的临床样本是指按照临床试验方案入组的病例，所有入组病例应唯一且可溯源，病例入组应涵盖产品预期用途及干扰因素，充分考虑产品临床使用过程中声称的适应证及可能存在的干扰因素。临床样本应尽可能使用前瞻性样本，如有必要可使用部分回顾性样本，但同样应能够对病例进行溯源，并建议在临床试验方案中说明使用回顾性样本的理由。

（2）在临床试验中，局限于免疫检测技术的发展，不同方法学之间的比较也较为常见，化学发光免疫分析技术是否可以和酶联免疫技术比对：在采用已上市产品作为参比试剂的前提下，选择目前临床普遍认为质量较好的产品。同时应充分了解所选择产品的技术信息，包括方法学、临床预期用途、主要性能指标、校准品的溯源情况、推荐的阳性判断值或参考区间等。在临床试验中，不同方法学之间比对[如酶联免疫吸附试验法（ELISA 法）和化学发光免疫分析法（CLIA 法）进行比对]也比较常见，但其方法学分析性能应优于或近似于试验用试剂。

（3）如遇临床阳性病例极少的状况该如何设计临床方案？部分产品的阳性样本在临床上比较少，收集时间比较长，能否根据发生率适当减少一些阳性样本的要求数量：确定样本量时应根据该产品临床使用目的与相关疾病的临床发生率及检测的把握度，确定临床研究的样本量，在符合法规及相关指导原则有关最低样本量要求的前提下，还应符合统计学要求；罕见病、特殊病种及特殊情况可酌减样本量，如某些项目在临床上阳性样本很难收集，应提供相关的文献，并对该疾病的流行病学进行充分的研究，酌情减少阳性样本的例数。

（4）新研制试剂的配套专用仪器尚未取得注册证，是否可以申请试剂注册：对于新研制体外诊断试剂及其配套专用仪器，由于分属不同的法规管理，因此需分别提交注册申请。但试剂及其专用仪器检测性能的验证和确认是密不可分的整体验证过程，因此，在试剂和仪器均已定型的情况下，并不限定试剂和其配套专用仪器的上市顺序。但试剂注册申请时，应能够确保配套仪器及检测系统定型，如使用非本企业生产的仪器，则所使用配套仪器应已作为医疗器械在中国境内上市，并能够对其在配套仪器上的性能进行全面验证和确认。

（5）定性 IVD 产品临床试验对阳性率（阳性样本占总样本的比例）有无要求：应根据产品情况，充分考虑样本分布、性别信息、年龄层次等因素，根据产品特点建立样本入选标准，如覆盖低中高滴度的样本，注重临界值（cut-off 值）处样本的选择，一般情况下阳性样本例数应不低于样本总量的 30%（罕见病、特殊病种及特殊情况根据实际情况减少阳性例数），不同性别及年龄临界值存在差异的，应写明不同性别及年龄阶段的最低样本量。应尽量使用新鲜样品，并对冻存样品的使用进行说明（冻存的条件和样品稳定性）。

7

应用实例

7.1 已有同类产品上市的临床试验数据统计分析（定量分析）

采用A公司研制的待试验用试剂乳酸脱氢酶同工酶1（LDH1）测定试剂盒（化学抑制-乳酸底物法）与B公司同类已上市的乳酸脱氢酶同工酶1测定试剂盒（化学抑制-乳酸底物法）进行同步盲法对比试验，考察待试验用试剂与已上市同类产品的等效性。

试验用试剂线性区间为15～1000U/L，参比试剂线性范围为0～1000U/L，对同时满足试验用试剂和参比试剂线性范围的样本纳入定量统计分析，两种试剂的测定结果见表10.7.1。本次临床评价共有120例样本入组，其中有1例样本的测定结果不满足定量分析范围，故有119例样本纳入定量统计分析。

表10.7.1 同品种比对试剂检测LDH1结果

样品编号	参比试剂结果（U/L）	试验用试剂结果（U/L）	样品编号	参比试剂结果（U/L）	试验用试剂结果（U/L）
1	142	137.74	12	55	61.11
2	44	40.39	13	740	709.66
3	507	523.73	14	74	74.00
4	35	29.23	15	29	28.80
5	47	48.74	16	35	28.21
6	115	130.64	17	40	46.04
7	366	375.52	18	693	696.47
8	42	34.65	19	361	327.07
9	36	41.72	20	481	451.66
10	226	248.15	21	26	26.55
11	38	39.44	22	17	18.89

续表

样品编号	参比试剂结果（U/L）	试验用试剂结果（U/L）	样品编号	参比试剂结果（U/L）	试验用试剂结果（U/L）
23	80	74.80	55	783	770.47
24	33	29.80	56	373	361.06
25	74	68.97	57	616	633.21
26	20	17.52	58	125	136.88
27	36	38.16	59	191	176.48
28	245	256.76	60	855	879.80
29	26	26.29	61	427	431.20
30	205	219.15	62	629	602.58
31	177	181.25	63	57	61.39
32	313	327.71	64	59	62.56
33	25	29.55	65	394	363.66
34	23	25.09	66	945	915.71
35	19	17.11	67	413	396.48
36	127	144.53	68	189	175.01
37	29	24.26	69	62	53.57
38	170	171.53	70	394	423.16
39	225	231.53	71	186	177.63
40	253	270.96	72	268	265.14
41	131	143.58	73	528	509.52
42	93	86.96	74	294	313.40
43	814	802.60	75	57	64.52
44	441	427.33	76	972	986.17
45	73	76.50	77	271	252.57
46	893	874.25	78	453	465.23
47	120	128.28	79	809	841.36
48	860	899.56	80	548	537.04
49	678	653.59	81	108	92.12
50	677	691.22	82	197	203.90
51	86	82.65	83	51	57.94
52	475	487.83	84	48	40.99
53	553	574.01	85	106	116.18
54	522	513.65	86	55	62.81

续表

样品编号	参比试剂结果（U/L）	试验用试剂结果（U/L）	样品编号	参比试剂结果（U/L）	试验用试剂结果（U/L）
87	357	378.78	104	41	41.94
88	139	155.26	105	29	27.99
89	61	52.83	106	587	592.28
90	70	77.14	107	38	43.21
91	125	131.75	108	116	130.85
92	170	186.49	109	159	163.29
93	44	49.94	110	74	78.81
94	135	135.81	111	149	129.03
95	143	162.45	112	70	77.21
96	49	43.66	113	17	15.14
97	289	296.23	114	36	29.41
98	69	67.90	115	779	789.91
99	53	48.28	116	37	41.22
100	46	44.57	117	992	959.26
101	153	153.31	118	50	52.65
102	39	37.99	119	682	716.10
103	152	157.17	120	15	13.99

1. 离群值检验

对纳入定量分析的 119 例样本的测定结果进行 ESD 法离群值检验（h=5），结果表明无离群值（表 10.7.2）。

表 10.7.2　ESD 法离群值检验结果（按相对差值）

参数	i=1	i=2	i=3	i=4	i=5
平均值（$\bar{x}$）	1.04%	1.25%	1.45%	1.27%	1.47%
s	8.44%	8.26%	8.10%	7.98%	7.82%
ESD_i	2.40	2.34	2.10	2.32	2.26
λ_i	3.23	3.23	3.23	3.23	3.23
偏倚	−19.40%	−18.31%	18.20%	−17.50%	−16.49%

2. 偏差图

绘制参比试剂与试验用试剂测定结果的浓度差值偏差图（图 10.7.1）、百分比差值偏差图（图 10.7.2）、浓度差值排序偏差图（图 10.7.3）和百分比差值排序偏差图（图 10.7.4），从以上偏差图中可知两种试剂检测 LDH1 结果的差值呈现混合变化。

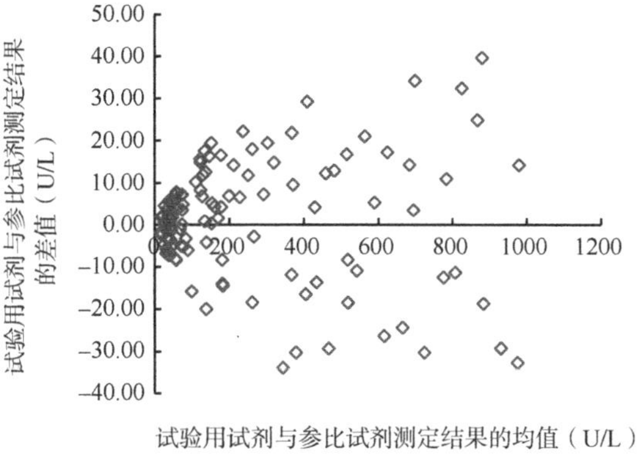

图 10.7.1　浓度差值偏差图

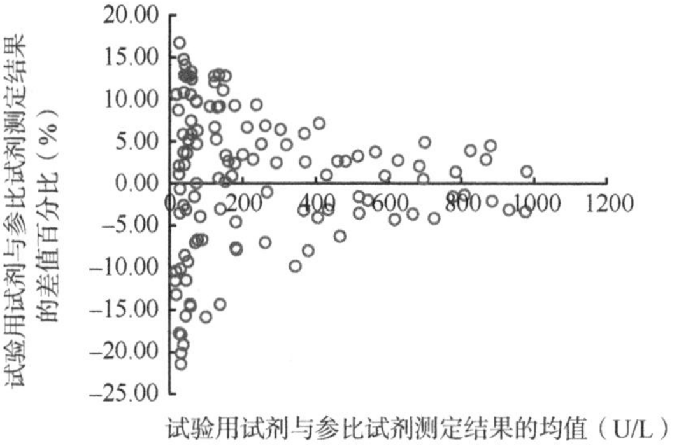

图 10.7.2　百分比差值偏差图

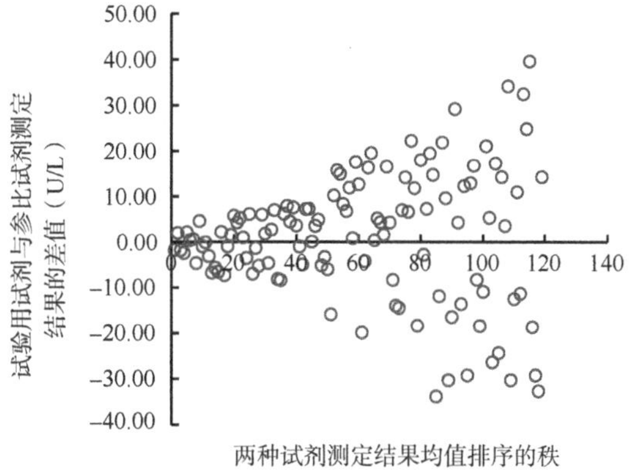

图 10.7.3　浓度差值排序偏差图

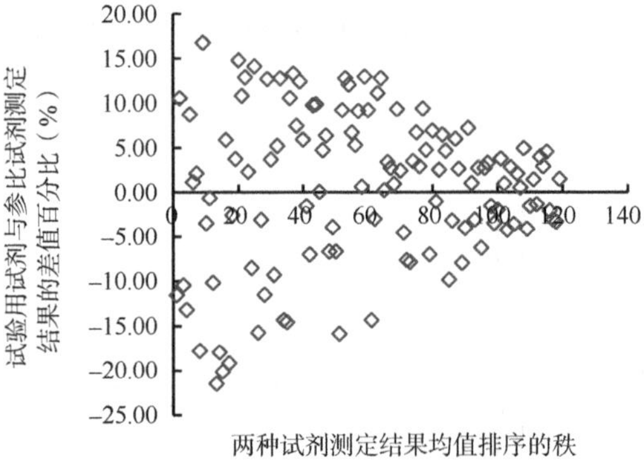

图 10.7.4 百分比差值排序偏差图

3. 回归分析

根据上述偏差图分析，差值呈现混合变化，因此选择 Passing-Bablok 回归模型进行拟合（统计分析软件 Medcalc 版本 18.11.3）。以参比试剂的测定结果为 x 轴，以试验用试剂的测定结果为 y 轴作散点图（图 10.7.5）。从回归线的散点图中可以看出，拟合的回归直线与 $y=x$ 的恒等线具有较好的一致性。

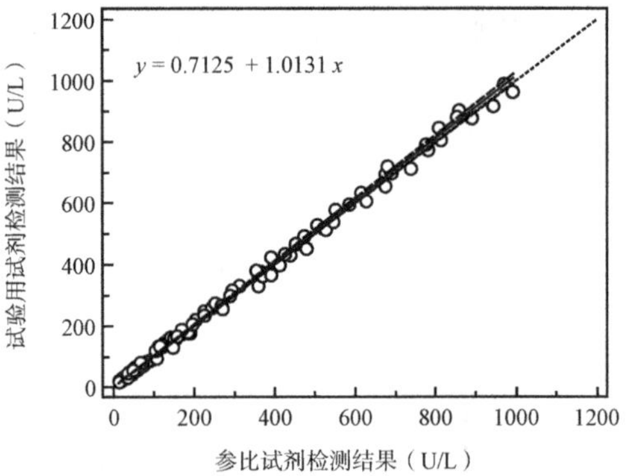

图 10.7.5 试验用试剂和参比试剂测定结果的 Passing-Bablok 回归图

回归模型的假设检验：

对斜率 b 做出检验假设。H_0：b 的 95%置信区间包含 1，即两种方法之间不存在比例差异；检验水准 $\alpha=0.05$。

对截距 a 做出检验假设。H_0：a 的 95%置信区间包含 0，即两种方法之间不存在系统差异；检验水准 $\alpha=0.05$。

回归方程：$\hat{y}=1.0131x+0.7125$；由表 10.7.3 可知，斜率 $b=1.0131$（95%置信区间：0.9966～1.0259），其 95%的置信区间包含 1，接受 H_0，即两种方法之间

不存在比例差异。截距 a=0.7125（95%置信区间：−0.3847～2.1688），其 95%的置信区间包含 0，接受 H_0，即两种方法之间不存在系统差异。

表 10.7.3 参比试剂和试验用试剂测定结果的 Passing-Bablok 回归分析

变量	参数估计	95%置信区间
截距	0.712 5	−0.384 7～2.168 8
斜率	1.013 1	0.996 6～1.025 9

4. Bland-Altman 一致性分析

（1）数据行为分析：对纳入定量分析的 119 例样本，试验用试剂测定值与参比试剂测定值的数据行为分析如下（结果见表 10.7.4）：

1）正态性检验：采用 Kolmogorov-Smirnov（K-S）检验试验用试剂测定值与参比试剂测定值的差值，$P>0.05$，表明差值呈正态分布。

2）比例偏倚检验：以每个样本试验用试剂测定值与参比试剂测定值的平均值为 x 轴，每个样本试验用试剂测定值与参比试剂测定值的差值为 y 轴作散点图，对拟合回归曲线的斜率 b 与 0 作假设检验，$P>0.05$，表明差值无比例偏倚。

3）方差齐性检验：以每个样本试验用试剂测定值与参比试剂测定值的平均值为 x 轴，每个样本试验用试剂测定值与参比试剂测定值的差值对均值的回归的绝对值化残差为 y 轴作散点图，对拟合回归曲线的斜率 b'与 0 作假设检验，$P<0.05$，表明差值的方差不齐。

表 10.7.4 两种试剂测定结果的数据行为分析

数据行为检验	正态性检验（K-S 检验）		比例偏倚检验		方差齐性检验	
	P 值	结果判断	P 值	结果判断	P 值	结果判断
分析结果	>0.10	正态分布	0.7851	无比例偏倚	0	方差不齐

（2）Bland-Altman 图：以上数据行为分析表明，原始数据中两试剂检测结果差值经检验服从正态分布、无比例偏倚，但存在方差不齐行为，无法构造标准的 Bland-Altman 一致性界限。而通过将试验用试剂与参比试剂的差值转换成两者差值除以两者均值得到的百分比作为 y 轴，以两者的均值作为 x 轴，可采用标准的 Bland-Altman 一致性评价方法。有关分析结果见图 10.7.6 和表 10.7.5。

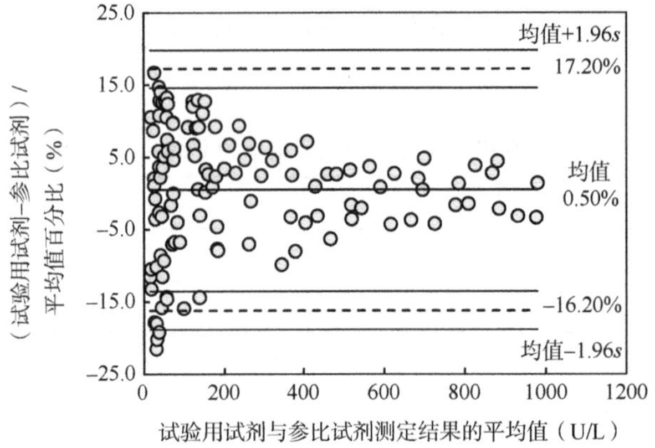

图 10.7.6 试验用试剂和参比试剂测定结果 Bland-Altman 图

由表 10.7.5 可以看出，试验用试剂与参比试剂测定值的差值百分比的 95%一致性界限（LoA）下限及其 95%置信区间为−16.20%（−18.82%～−13.59%），LoA 上限及其 95%置信区间为 17.20%（14.59%～19.82%），在《美国临床实验室改进修正法案 88》（CLIA'88）能力验证（室间质量评价）分析质量要求的可接受范围内（±30%），表明试验用试剂与参比试剂测定结果的一致性较好。

表 10.7.5 试验用试剂和参比试剂测定结果的 Bland-Altman 一致性分析结果

两组差值百分比均数及95%置信区间	LoA 下限及95%置信区间	LoA 上限及95%置信区间
0.50%（−1.05%～2.05%）	−16.20%（−18.82%～−13.59%）	17.20%（14.59%～19.82%）

（3）定性分析结果：在参考区间内的测定结果为阴性结果，在参考区间外的测定结果为阳性结果。对纳入统计分析的 120 例样本根据参比试剂及试验用试剂的参考区间进行以下定性分析。

1）样本检测结果分布：对纳入定性分析的 120 例样本测定结果，经参比试剂检测，79 例样本为阳性，占总例数的 65.83%；41 例样本为阴性，占总例数的 34.17%。

该 120 例样本经试验用试剂检测，81 例样本为阳性，占总例数的 67.50%；39 例样本为阴性，占总例数的 32.50%。具体结果见表 10.7.6：

表 10.7.6 样本检测结果分布

测定试剂	样本分组[例数（%）]		合计[例数（%）]
	阴性样本	阳性样本	
参比试剂	41（34.17）	79（65.83）	120（100.00）
试验用试剂	39（32.50）	81（67.50）	120（100.00）

2）阴阳性符合率：经参比试剂测定并判定为阳性结果的为79例样本，该79例样本经试验用试剂测定并也判定为阳性结果。经参比试剂测定并判定为阴性结果的为41例样本，其中39例样本经试验用试剂测定并也判定为阴性结果，另外2例样本经试验用试剂测定并判定为阳性结果。列出定性分析四格表（表10.7.7）并计算阳性符合率、阴性符合率、总符合率及其95%置信区间（表10.7.8）。

表10.7.7 试验用试剂和参比试剂检测结果定性分析四格表

试验用试剂	参比试剂		合计
	阳性（+）	阴性（-）	
阳性（+）	79	2	81
阴性（-）	0	39	39
合计	79	41	120

表10.7.8 试验用试剂和参比试剂符合率及95%置信区间

	一致例数/参比例数	符合率	95%置信区间*
阳性结果	79/79	100.00%	95.36%～100.00%
阴性结果	39/41	95.12%	83.86%～98.65%
合计	118/120	98.33%	94.13%～99.54%

*采用Wilson计分区间法计算。

计算试验用试剂与参比试剂阳性符合率为100.00%，95%置信区间为95.36%～100.00%；阴性符合率为95.12%，95%置信区间为83.86%～98.65%；总符合率为98.33%，95%置信区间为94.13%～99.54%；以上符合率表明试验用试剂与参比试剂对临床样本的测定具有较高的一致性。

3）Kappa一致性检验：根据试验用试剂和参比试剂检测结果定性分析四格表，按照Kappa一致性检验的公式在EXCEL中计算得出：

$$Pa=0.9833,\ Pe=0.5554,\ K=Kappa=0.9625$$

$$H_0: K=0,\ H_1: K\neq 0,\ \alpha=0.05$$

$$S_K=\sqrt{Pa(1-Pa)/[N(1-Pe)^2]}=0.0263$$

$$Z=\frac{K}{S_K}=36.6164$$

检验统计量Z大于95%标准正态分布位数1.96，故$P<0.05$，拒绝H_0，接受H_1，鉴于$K>0.80$，因此可认为试验用试剂与参比试剂的测定结果具有高度一致性。K的标准误S_K为0.0263，K的95%置信区间为0.9110～1.0140，结果见表10.7.9。

表 10.7.9　Kappa 一致性检验结果

Kappa 值	标准误	95%置信区间	P 值
0.962 5	0.026 3	0.911 0～1.014 0	＜0.05

7.2　与参考方法的比较研究临床试验数据统计分析（定量分析）

串联质谱法检测人血清 25-羟基维生素 D（25OHD），能同时准确测定 $25OHD_2$ 和 $25OHD_3$ 的浓度，且该方法特异性好、抗干扰能力强，被公认为是检测人血清 25OHD 的参考方法。检测 25OHD 的串联质谱方法主要有电喷雾电离源串联质谱法（ESI-LC-MS/MS）和大气压化学电离源串联质谱法（APCI-LC-MS/MS）两种。

某公司研制的待试验用试剂 25-羟基维生素 D 测定试剂盒（化学发光法），用于定量测定人血清中 25OHD 的 D_2 和 D_3 成分的含量。

本应用实例中选择电喷雾电离源串联质谱法和某公司研制的试验用试剂分别检测 69 例样本血清中 25OHD 的浓度。两种方法的测定结果见表 10.7.10。

表 10.7.10　串联质谱法与试验用试剂检测 25OHD 结果

样品编号	串联质谱法结果（ng/mL）	试验用试剂结果（ng/mL）	样品编号	串联质谱法结果（ng/mL）	试验用试剂结果（ng/mL）
1	25.5	21.01	16	10.8	11.58
2	23.9	19.56	17	11.1	9.443
3	17.1	18.08	18	14.1	18.23
4	22.7	23.07	19	15.0	19.24
5	18.7	16.42	20	19.2	14.16
6	14.7	11.47	21	21.2	21.93
7	23.2	17.42	22	23.1	22.45
8	23.4	24.92	23	22.7	21.13
9	12.4	16.06	24	12.9	10.73
10	23.8	18.38	25	15.4	11.64
11	23.3	25.66	26	10.0	8.403
12	16.5	13.90	27	13.0	12.34
13	9.1	8.864	28	18.8	16.34
14	20.3	16.90	29	19.9	14.41
15	14.6	11.18	30	12.8	9.756

续表

样品编号	串联质谱法结果（ng/mL）	试验用试剂结果（ng/mL）	样品编号	串联质谱法结果（ng/mL）	试验用试剂结果（ng/mL）
31	18.6	14.92	51	20.6	18.30
32	16.8	12.41	52	23.7	21.75
33	11.8	12.16	53	16.6	13.97
34	16.8	16.35	54	19.2	17.98
35	12.7	10.73	55	22.6	25.31
36	13.0	14.41	56	19.6	22.07
37	18.2	14.29	57	12.2	13.28
38	27.3	29.42	58	13.8	12.66
39	10.2	7.827	59	14.9	11.56
40	14.4	17.56	60	20.0	19.46
41	25.7	21.56	61	15.4	18.83
42	24.8	27.22	62	19.6	21.26
43	22.1	19.69	63	20.7	21.94
44	16.6	12.68	64	20.5	18.66
45	18.9	19.42	65	29.0	26.82
46	16.8	14.78	66	22.8	18.05
47	22.8	18.48	67	31.4	30.14
48	34.6	31.45	68	17.0	21.51
49	18.6	16.56	69	24.4	21.71
50	12.0	10.72			

1. 离群值检验

对串联质谱法与试验用试剂检测的 69 例血清样品 25OHD 结果进行 ESD 法离群值检验（h=3），检验结果见表 10.7.11，检验结果表明两种方法的检测结果无离群值。

表 10.7.11　ESD 法离群值检验结果（按相对差值）

参数	i=1	i=2	i=3
平均值（$\bar{x}$）	−6.20%	−6.72%	−7.26%
s	15.12%	14.59%	14.00%
ESD_i	2.36	2.47	2.54
λ_i	3.17	3.16	3.16
偏倚	29.53%	29.26%	28.24%

2. 偏差图

绘制串联质谱法与试验用试剂测定结果的浓度差值偏差图（图 10.7.7）、百分比差值偏差图（图 10.7.8）、浓度差值排序偏差图（图 10.7.9）和百分比差值排序偏差图（图 10.7.10），从以上偏差图中可知两种方法检测 25OHD 结果的差值呈现混合变化。

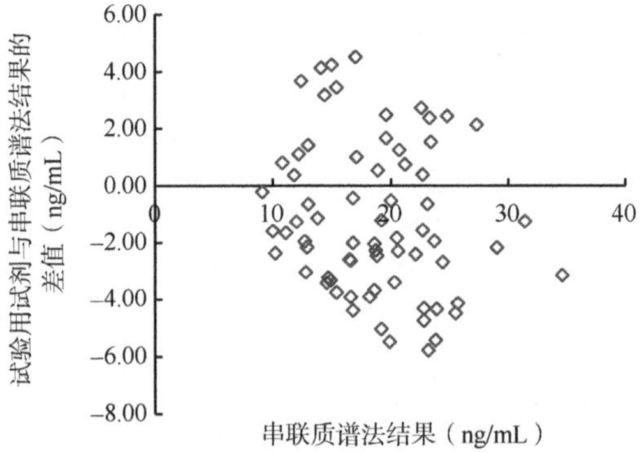

图 10.7.7　浓度差值偏差图

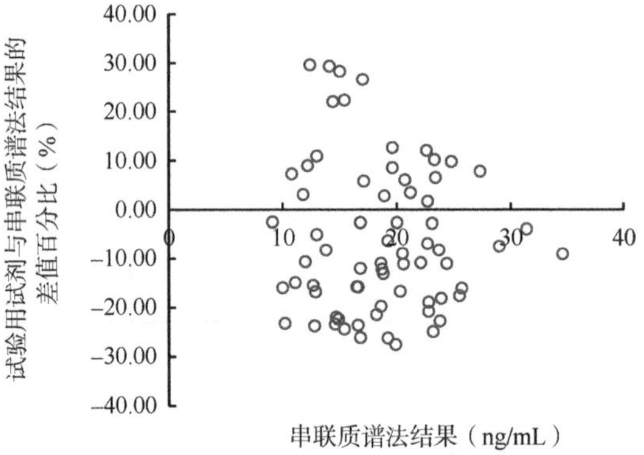

图 10.7.8　百分比差值偏差图

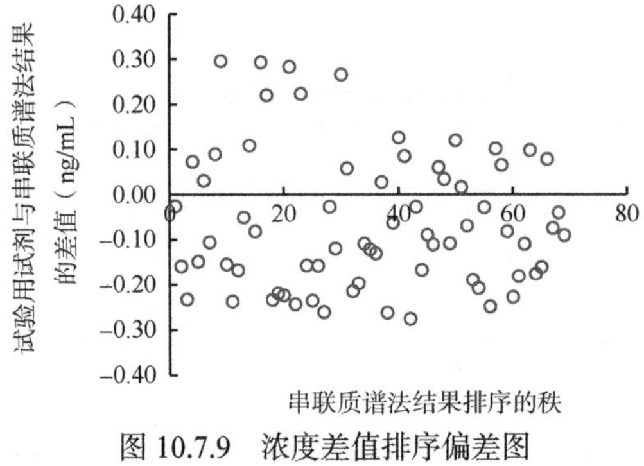

图 10.7.9　浓度差值排序偏差图

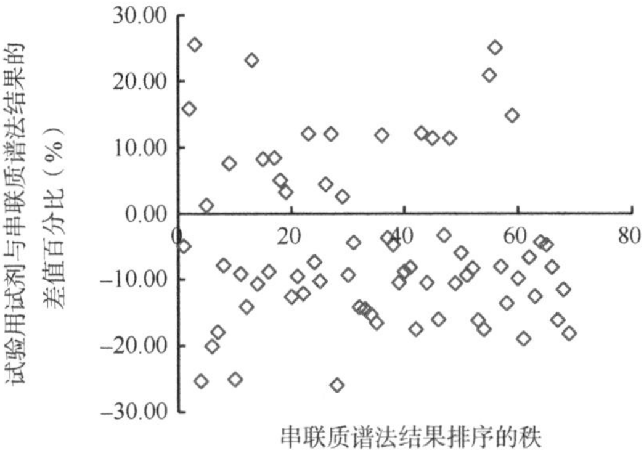

图 10.7.10　百分比差值排序偏差图

3. 回归分析

根据上述偏差图分析，差值呈现混合变化，因此选择 Passing-Bablok 回归模型进行拟合（统计分析软件 Medcalc 版本 18.11.3）。以串联质谱法的测定结果为 x 轴，以试验用试剂的测定结果为 y 轴作散点图（图 10.7.11）。从回归线的散点图中可以看出，拟合的回归直线与 $y=x$ 的恒等线具有较好的一致性。

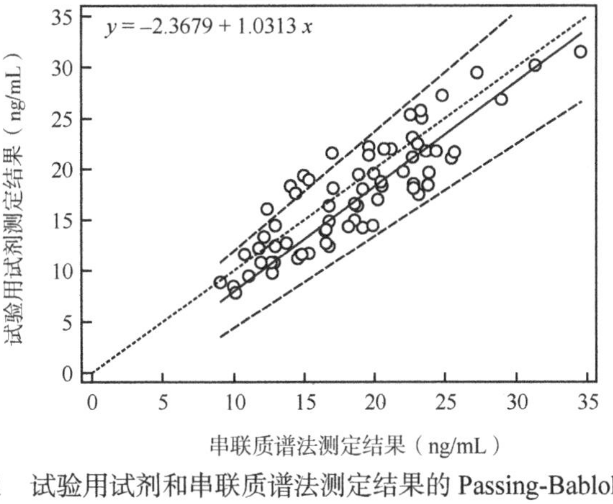

图 10.7.11　试验用试剂和串联质谱法测定结果的 Passing-Bablok 回归图

回归模型的假设检验：

对斜率 b 做出检验假设。H_0：b 的 95%置信区间包含 1，即两种方法之间不存在比例差异；检验水准 $\alpha=0.05$。

对截距 a 做出检验假设。H_0：a 的 95%置信区间包含 0，即两种方法之间不存在系统差异；检验水准 $\alpha=0.05$。

回归方程：$\hat{y}=1.0313x-2.3679$；由表 10.7.12 可知，斜率 $b=1.0313$（95%置信区间：0.9023～1.1747），其 95%置信区间包含 1，接受 H_0，即两种方法之间不存在比例差异。截距 $a=-2.3679$（95%置信区间：−4.6865～0.1626），其 95%置信

区间包含 0，接受 H_0，即两种方法之间不存在系统差异。

表 10.7.12　串联质谱法和试验用试剂测定结果的 Passing-Bablok 回归分析

变量	参数估计	95%置信区间
截距	–2.367 9	–4.686 5～0.162 6
斜率	1.031 3	0.902 3～1.174 7

4. Bland-Altman 一致性分析

（1）数据行为分析：对纳入定量分析的 69 例样本，试验用试剂测定值与串联质谱法测定值的数据行为分析如下（表 10.7.13）：

1）正态性检验：采用 Kolmogorov-Smirnov（K-S）检验试验用试剂测定值与参比试剂测定值的差值，$P>0.05$，表明差值呈正态分布。

2）比例偏倚检验：以串联质谱法测定结果为 x 轴，每个试验用试剂测定值与串联质谱法测定值的差值为 y 轴作散点图，对拟合回归曲线的斜率 b 与 0 作假设检验，$P>0.05$，表明差值无比例偏倚。

3）方差齐性检验：以串联质谱法测定结果为 x 轴，每个样本试验用试剂测定值与串联质谱法测定值的差值对串联质谱法测定结果的回归的绝对值化残差为 y 轴作散点图，对拟合回归曲线的斜率 b' 与 0 作假设检验，$P>0.05$，表明差值的方差齐同。

表 10.7.13　两种方法测定结果的数据行为分析

数据行为检验	正态性检验（K-S 检验）		比例偏倚检验		方差齐性检验	
	P 值	结果判断	P 值	结果判断	P 值	结果判断
分析结果	0.057 6	正态分布	0.121 1	无比例偏倚	0.801 5	方差齐同

（2）Bland-Altman 图：以上数据行为分析表明，原始数据经检验差值服从正态分布、无比例偏倚且方差齐同，可采用标准的 Bland-Altman 一致性分析方法，有关分析结果见图 10.7.12 和表 10.7.14。

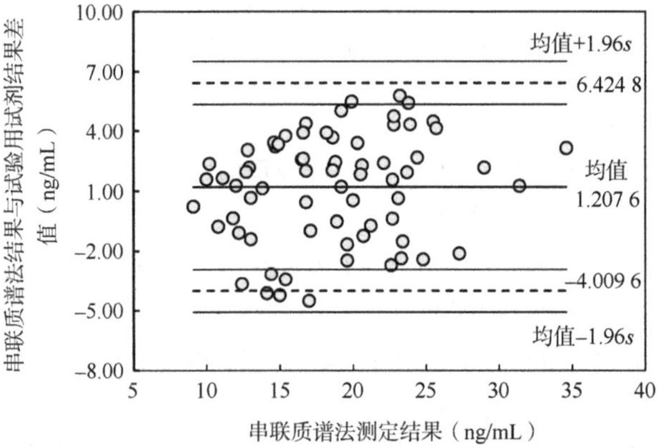

图 10.7.12　试验用试剂和串联质谱法测定结果 Bland-Altman 图

由表 10.7.14 可知，试验用试剂与串联质谱法测定值的 95%一致性界限（LoA）下限及其 95%置信区间为−4.0096（−5.0836，−2.9356），LoA 上限及其 95%置信区间为 6.4248（5.3508，7.4988），但目前尚无临床可接受的允许误差范围相关资料来判定两测量方法间的一致性。

表 10.7.14 试验用试剂和串联质谱法测定结果的 Bland-Altman 一致性分析结果

两组差值均数及95%置信区间	LoA 下限及95%置信区间	LoA 上限及95%置信区间
1.207 6 （0.568 2，1.847 1）	−4.009 6 （−5.083 6，−2.935 6）	6.424 8 （5.350 8，7.498 8）

7.3 与临床参考标准的比较研究临床试验数据统计分析（定性分析）

新型冠状病毒（SARS-CoV-2）是 β 属的冠状病毒，有包膜，颗粒呈圆形或椭圆形，常为多形性，直径 60～140nm。其基因特征与 SARS-CoV 和 MERS-CoV 有明显区别。目前研究显示，其与蝙蝠 SARS 样冠状病毒（bat-SL-CoVZC45）同源性达 85%以上。SARS-CoV-2 主要经呼吸道飞沫传播，亦可通过接触传播。有研究指出，2019 冠状病毒病（COVID-19）病例血清样品中检测到 IgM 和 IgG 抗病毒抗体。人体感染后，其抗原刺激免疫系统产生免疫应答，血清中出现相应抗体，其中 IgM 出现较早，随后 IgM 滴度下降，IgG 效价迅速上升。

2020 年 3 月 4 日国家卫生健康委员会发布《新型冠状病毒肺炎诊疗方案》（试行第七版），疑似病例的诊断标准需结合流行病学史和临床表现综合分析。确诊病例是疑似病例同时具备以下病原学或血清学证据之一者：①实时荧光 RT-PCR 检测新型冠状病毒核酸阳性。②病毒基因测序，与已知的新型冠状病毒高度同源。③血清新型冠状病毒特异性 IgM 抗体和 IgG 抗体阳性；血清新型冠状病毒特异性 IgG 抗体由阴性转为阳性或恢复期较急性期 4 倍及以上升高。排除病例：疑似病例连续两次新型冠状病毒核酸检测阴性（采样时间至少间隔 24h）且发病 7 天后新型冠状病毒特异性抗体 IgM 和 IgG 仍为阴性可排除疑似病例诊断。根据疾病进程，对早期（0～7 天）、中期（8～14 天）、恢复期（15 天后）进行分层统计。

本应用实例中选择经临床诊断标准确认的 500 例确诊病例，其中早期样本 100 例，中期样本 200 例，恢复期样本 200 例。通过某公司研制的待试验用试剂新型冠状病毒 2019-nCoV IgM 抗体检测试剂盒（化学发光免疫分析法）与新型冠状病毒 2019-nCoV IgG 抗体检测试剂盒（化学发光免疫分析法），分别对样本进行检测，两种方法的检测结果见表 10.7.15。

表 10.7.15 临床诊断标准与某公司待试验用试剂分层统计结果

分期	项目	总例数	检出例数	阳性检出率/灵敏度(%)	95%置信区间(%)	
早期	IgM	100	43	43.0	33.3	52.7
	IgG	100	24	24.0	15.6	32.4
	IgM+IgG	100	43	43.0	33.3	52.7
中期	IgM	200	183	91.5	87.6	95.4
	IgG	200	172	86.0	81.2	90.8
	IgM+IgG	200	185	92.5	88.8	96.2
恢复期	IgM	200	142	71.0	64.7	77.3
	IgG	200	199	99.5	97.2	99.9*
	IgM+IgG	200	199	99.5	97.2	99.9*

*采用 Wilson 计分区间法计算。

发病 0～7 天的早期样本 100 例，2019-nCoV IgM 抗体阳性检出率 43.0%，95%置信区间为 33.3%～52.7%；2019-nCoV IgG 抗体阳性检出率 24.0%，95%置信区间为 15.6%～32.4%；2019-nCoV IgM 抗体和 2019-nCoV IgG 抗体联合检测阳性检出率 43.0%，95%置信区间为 33.3%～52.7%。

发病 8～14 天的中期样本 200 例，2019-nCoV IgM 抗体阳性检出率 91.5%，95%置信区间为 87.6%～95.4%；2019-nCoV IgG 抗体阳性检出率 86.0%，95%置信区间为 81.2%～90.8%；2019-nCoV IgM 抗体和 2019-nCoV IgG 抗体联合检测阳性检出率 92.5%，95%置信区间为 88.8%～96.2%。

发病 15 天后的恢复期样本 199 例，2019-nCoV IgM 抗体阳性检出率 71.0%，95%置信区间为 64.7%～77.3%；2019-nCoV IgG 抗体阳性检出率 99.5%，95%置信区间为 97.2%～99.9%；2019-nCoV IgM 抗体和 2019-nCoV IgG 抗体联合检测阳性检出率 99.5%，95%置信区间为 97.2%～99.9%。

参 考 文 献

蔡江波. 2016. 定量检测体外诊断试剂临床试验统计方法常见问题分析. 中国药业，25（24）：7-9

陈平雁. 2010. 关于诊断试验方法的若干问题. 北京大学学报：医学版，42（6）：764-766

陈平雁. 2015. 临床试验中样本量确定的统计学考虑. 中国卫生统计，32（4）：727-731

国家药品监督管理局. 2018. 体外诊断试剂临床试验指导原则（征求意见稿）

国家食品药品监督管理总局. 2014. 体外诊断试剂临床试验技术指导原则

国家食品药品监督管理总局. 2014. 体外诊断试剂注册管理办法

国家食品药品监督管理总局. 2016. 医疗器械临床试验质量管理规范

国家卫生健康委医学伦理专家委员会办公室. 2019. 涉及人的临床研究伦理审查委员会建设指南

蒋海洪等. 2017. 关于医疗器械临床试验管理改革的思考. 中国新药与临床杂志，36（8）：454-459

李文适等. 2019. 国内医疗器械临床试验现状的分析. 中国临床药理学杂志，19：67

刘玉秀. 2015. 临床试验随机化要领. 医学研究生学报，28（2）：113-117

刘玉秀等. 1998. 配对四格表资料差别检验的精确概率方法. 南京大学学报（自然科学），34（5）：627-631

刘玉秀等. 2014. 定量方法对比研究重复测量设计 Bland-Altman 一致限 LoA 的置信区间估计. 中国卫生统计，31（2）：224-229

缪华章等. 2014. 定量方法比较研究一致性评价 Bland-Altman 法 LoA 的置信区间估计. 中国卫生统计，31（1）：64-67

王治国. 2012. 临床检验生物学变异与参考区间. 北京：人民卫生出版社，215-232

吴圣贤等. 2008. 临床研究样本含量估算. 北京：人民卫生出版社，1-2

夏邦世等. 2006. Kappa 一致性检验在检验医学研究中的应用. 中华检验医学杂志，29（1）：83-84

夏宁邵等. 2018. 体外诊断产业技术. 北京：人民卫生出版社，1，305

颜虹等. 2005. 医学统计学. 北京：人民卫生出版社，233

杨有业等. 2008 临床检验方法学评价. 北京：人民卫生出版社，34

中华人民共和国国家质量监督检验检疫总局. 2013. GB/T 29791. 1-2013，体外诊断医疗器械制造商提供的信息（标示）第 1 部分：术语、定义和通用要求

Bland JM，AltmanD. 1986. Statistical methods for assessing agreement between two methods of clinical measurement. The Lancet，327（8476）：307-310

Clinical and Laboratory Standards Institute. 2002. Method Comparison and Bias Estimation Using Patient Samples；Approved Guideline-Second Edition

Clinical and Laboratory Standards Institute. 2013. Measurement Procedure Comparison and Bias

Estimation Using Patient Samples；A-pproved Guideline-Third Edition
LudbrookJ. 2010. Confidence in Altman-Bland plots：A critical review of the method of differences. Clinical and Experimental Pharmacology and Physiology，37（2）：143-149
Swets JA. 1988. Measuring the accuracy of diagnostic systems. Science，240（4857）：1285-1293
Wilson EB. 1927. Probable inference，the law of succession，and statistical inference. Journal of the American Statistical Association，22（158）：209-212

附　录

附录 1　临床试验方案的内容要求

临床试验方案一般应包括以下内容：

（1）一般信息：包括产品信息、临床试验开展的时间和人员等相关信息、申办者相关信息等。

（2）临床试验的背景资料。

（3）临床试验目的。

（4）临床试验设计：包括临床试验方法、临床参考标准的确定或参比试剂的选择、确认方法的选择（如有）、临床试验机构选择、受试者选择标准、样本量估算、样本量分配、临床评价指标等。

（5）临床试验管理：包括临床试验流程、偏倚的控制、临床试验前培训、临床试验质量控制、数据管理、样本管理、不良事件可能性的分析，以及对不良事件和产品缺陷报告的规定等。

（6）统计方法。

（7）对临床试验方案修订的规定。

（8）临床试验涉及的伦理问题和说明以及知情同意书文本（如有）。

（9）数据处理与记录保存。

（10）其他需要说明的内容。

附录 2　临床试验小结的内容要求

1. 临床试验小结应包括的内容

（1）临床试验概述。

（2）临床参考标准/参比试剂及确认方法描述。

（3）受试者入组、排除、剔除情况。

（4）样本量分配。

（5）临床评价指标。

（6）试验数据的初步统计结果。

（7）临床试验操作流程及质量控制情况。

（8）不良事件的发生及处理情况。

（9）方案偏离情况说明等。

2. 临床试验小结的资料

（1）临床试验数据表：内容至少包括唯一且可追溯的受试者编号、人口学信息、受试者临床诊断信息、样本类型、检测结果等。其中受试者临床诊断信息应符合受试者入组标准要求，必要时还应体现疾病分型、分期等结果。

（2）临床试验中所采用的其他试验方法或其他诊断试剂产品的基本信息：如其他试验方法描述及性能数据、体外诊断试剂产品来源、产品说明书及注册批准情况等。

（3）主要参考文献。

（4）主要研究人员简历，包括主要研究者、统计学负责人、主要参与人员等。

附录 3　临床试验报告的格式和内容要求

1. 首篇

（1）封面标题：包括试验用体外诊断试剂的通用名称、试验开始日期、试验完成日期、主要研究者、临床试验机构、统计学负责人及单位、申办者、申办者的联系人及联系方式、报告日期、原始资料保存地点。

（2）目录：列出整个临床试验报告的内容目录和对应页码。

（3）研究摘要：对临床试验情况进行简单的介绍，包括临床试验机构、入组病例情况、结果分析等。

（4）临床试验人员：列出临床试验主要研究人员的姓名、单位、在研究中的职责，主要研究人员包括各单位的主要研究者及主要参加人员、统计学负责人。

（5）缩略语全称：临床试验报告中所用的缩略语的全称。

2. 正文内容和报告格式

（1）基本内容

1）引言：介绍与临床试验产品有关的背景情况。包括：①被测物的来源、生物及理化性质；②临床预期使用目的，所针对的目标适应证人群，目前针对该适应证所采用的临床或实验室诊断方法等；③所采用的方法原理、技术要求等；④国内外已批准上市产品的应用现状等。说明申办者和临床试验机构间的合作关系。

2）研究目的：说明本临床试验所要达到的目的。

3）试验管理：对试验管理结构的描述。

管理结构包括主要研究者、主要参加人员、实验室质量控制情况、统计/数据管理情况、不良事件的发生以及处理情况及其处理措施、方案偏离情况说明等。

4）临床试验方法：应清晰、简洁地描述临床试验的总体设计和方案，必要时采用图表等直观的方式。具体内容应包括：①临床参考标准或参比试剂、确认方法（如有）的确立。②受试者入选、排除和样本剔除标准及具体情况。③样本量及样本量确定的依据；样本量分配情况。④标本采集、保存、运输方法等。⑤临床试验偏倚控制的情况。⑥临床试验用所有产品（如配套校准品、质控品、核酸提取试剂、仪器设备等）的名称、规格、来源、批号、效期及保存条件，参比试剂的注册情况。⑦预试验情况（如有）。⑧临床试验数据的统计分析方法及结果。⑨试验过程中方案的修改。

一般情况下，临床试验方案不宜更改。试验过程中对方案的任何修改均应说明，对更改的时间、理由、更改过程及备案情况进行详细阐述并论证其对整个研究结果评价的影响。

5）讨论和结论。

（2）有关临床试验中特别情况的说明。

（3）附件

1）各临床试验机构临床试验小结。

2）申办者需要说明的其他情况等。